犬と猫の
細菌・真菌感染症診療
抗菌薬適正使用のポイント

編著 **茂木朋貴**

JN225571

緑書房

はじめに

「獣医療における臨床感染症の本がない」。今から 10 年前に筆者が感じたことであり，これが本書を執筆する原動力となった。本書は小動物臨床における感染症について，この 10 年間で問い合わせが多かった内容を中心に，人・獣医療の情報源から厳選した知っておくべき基礎知識を盛り込んでいる。

筆者はもともと公衆衛生と感染症に興味をもって獣医学部へ編入学したが，小動物臨床では細菌性の感染症が軽視されているという実態を目の当たりにしてきた。

「とりあえず前回と同じ抗菌薬を処方しておいて」

「尿が臭かったから，フルオロキノロン系抗菌薬を処方しておいた」

「皮膚が痒そうだから，セフォベシンを注射した」

上記は，臨床獣医師であればどこかで聞いた覚えのある人は多いだろう。また，中には他人事とは思えない人もいるだろう。しかし，これらの状況からは細菌感染どころか感染症であるという診断すらしていないことが推測され，抗菌薬を投与する根拠も見当たらない。このような診察を行っていては，他者への説明や抗菌薬投与の正当性の検証ができず，科学として進歩することはない。この原因の 1 つは，多くの成書が「感染症」か「臨床」の一方の立場から記載されていることにある。「細菌性胆管炎」を例に挙げると，感染症の立場から書かれた本では一般的な診断の手順を飛ばして，突如として細菌性の好中球性胆管炎の起炎菌と抗菌薬投与の解説を始める。一方で，臨床の立場から書かれた本では胆管炎の診断について述べた後，感染体を考慮しない一般論としての抗菌薬投与の解説を始める。実際に臨床現場で遭遇する，元気・食欲低下や黄疸を呈し，胆管が蛇行して胆嚢壁が肥厚した 10 歳齢のポメラニアンでは，感染症の本では「胆管炎」の診断ができず，臨床の本では「感染体」の診断ができない。このような背景から，臨床現場では臨床の本における一般論だけが独り歩きした結果，感染体を考慮しない抗菌薬投与が蔓延していったと考えている。

本書はこれを補うように，まず Chapter1「基礎知識編」では感染症診療において知っておくべき一般的な検査技術と知識を記載し，Chapter2「実践編」では各臓器における疾患を診断するための基礎知識，感染症だと診断するための検査，起炎菌情報がないときに参考となる疫学，そして治療と評価の方法を盛り込んでいる。このため，獣医師・愛玩動物看護師ともに初学者から臨床感染症学とその関連疾患を理解できるように構成されている。また，その根拠となった論文・書籍などの参考文献を可能な限り記載した。

とは言え，本書の執筆には困難が伴い，Chapter2-13「眼科感染症」の担当を快く引き受けていただいた小松紘之先生をはじめとして，人医療の感染症専門医・臨床検査技師，獣医療の一般臨床医・専門家たちに意見をいただき，何とか執筆を終えることができた。しかし，本書は獣医臨床感染症を広めるための小さな一歩にすぎず，今後各臓器のプロフェッショナルの方々にアップデートしていただくことを期待している。最後に，本書の執筆にあたり，様々な要望に応えてくださった緑書房編集部に深謝する。

2025 年 1 月

茂木朋貴

執筆者

茂木朋貴　MOTEGI Tomoki ······················Chapter1，2-1～2-12，2-14，2-15

Boston University Chobanian & Avedisian School of Medicine,
Section of Computational Biomedicine

小松紘之　KOMATSU Hiroyuki ··Chapter2-13

アニマルアイケア・東京動物眼科醫院

（所属は 2024 年 12 月現在）

目次

はじめに …………………………………… 2

執筆者 ……………………………………… 3

略語表 ……………………………………… 7

本書に登場する主な微生物 ………… 7

Introduction ………………………… 8

感染症診療の基本 ………………… 8

感染症診療における原則 ………… 8

Chapter1　基礎知識編 ………… 13

1　検体の採取法 …………………… 14

検査検体の採取の基本 ………… 14

培地の選択と保存 ………………… 14

2　グラム染色の意義と方法 ……… 16

グラム染色の方法 ………………… 17

陽性／陰性の判定 ………………… 18

実際のグラム染色の方法と
ピットフォール …………………… 18

3　光学顕微鏡による観察方法 …… 21

顕微鏡で検体観察をする前に …… 21

顕微鏡での観察手順 ……………… 21

サンプルの観察 …………………… 24

4　獣医療でよくみられる
細菌・真菌 ……………………… 27

獣医療において重要な細菌 ……… 27

グラム陽性球菌の鑑別方法 ……… 27

グラム陰性桿菌の鑑別方法 ……… 31

その他のマイナーな菌 …………… 32

5　獣医療でよく使用される
抗菌薬・抗真菌薬 ……………… 36

抗菌薬投与の考え方 ……………… 36

抗菌薬 ……………………………… 36

抗真菌薬 …………………………… 44

抗ウイルス薬 ……………………… 46

6　手指衛生と環境衛生 …………… 50

手指衛生 …………………………… 50

環境衛生 …………………………… 50

感染動物の管理 …………………… 52

飼い主へのインフォーム ………… 53

7　細菌培養検査・
薬剤感受性試験 ………………… 56

細菌培養検査 ……………………… 56

薬剤感受性試験 …………………… 57

アンチバイオグラム ……………… 60

8　薬剤耐性菌 ……………………… 62

薬剤耐性菌の発生メカニズム …… 62

抗菌薬の適正な使用 ……………… 62

獣医療で遭遇する
代表的な耐性菌 …………………… 64

Chapter2　実践編……………… 69

1　皮膚感染症………… 70
皮膚病変の採取方法と検査……… 70
膿皮症 ………………… 72
マラセチア皮膚炎 ……………… 79
皮膚糸状菌症 ……………… 81

2　皮下の膨隆・腫瘤 ……………… 88
一般的な蜂窩織炎・脂肪織炎・
膿瘍 ……………… 88
その他の特殊な蜂窩織炎・
脂肪織炎・膿瘍の対応 ……… 90

3　外耳炎・中耳炎 ………… 93
耳の解剖 ………… 93
耳垢の採取 ………… 94
外耳炎 ………… 94
中耳炎 ………… 98

4　上気道感染症 ……………… 102
呼吸器感染症における
検体の採取 ……………… 102
上気道疾患における臨床症状…… 103
上気道感染症の診断 ………… 104
犬ジステンパー ……………… 104
犬感染性呼吸器疾患（CIRD）…… 104
猫ヘルペスウイルス 1 型感染症
（FHV-1 感染症） ………… 105
猫カリシウイルス感染症
（FCV 感染症） ………… 106
クラミジア症 ………… 107
鼻炎 ………… 107
喉頭炎 ………… 112

5　下気道感染症 ………… 116
下気道疾患における臨床症状…… 116
気管支炎 ………… 119
肺炎 ………… 120
膿胸 ………… 123

6　口腔内感染症 ………… 125
歯式 ………… 125
歯肉炎・歯周病 ………… 126
根尖周囲膿瘍 ………… 129
口内炎 ………… 130
猫の口腔顔面痛症候群 ………… 131

7　下痢 ………… 133
下痢の分類 ………… 133
糞便検査 ………… 135
急性下痢 ………… 139
慢性下痢 ………… 141
コラム：*Helicobacter* 属菌 ……… 142

8　肛門周囲の感染症 ………… 144
肛門嚢 ………… 144
肛門嚢炎・肛門嚢膿瘍 ………… 145
肛門周囲瘻
（肛門周囲フィステル）………… 146

9　肝臓・胆嚢・膵臓疾患 ………… 148
胆汁検査 ………… 148
胆嚢炎 ………… 149
胆管炎 ………… 150
膵炎 ………… 152
肝膿瘍 ………… 153

10　泌尿器感染症 ···················· 156

尿検査 ························ 156

腎盂腎炎 ······················ 160

膀胱炎 ························ 162

前立腺炎 ······················ 166

11　生殖器感染症 ···················· 170

子宮蓄膿症 ···················· 170

膣炎 ·························· 172

産後子宮炎 ···················· 173

精巣炎／精巣上体炎 ············ 173

亀頭包皮炎 ···················· 174

12　神経・運動器疾患 ············ 176

髄膜炎 ························ 176

椎間板脊椎炎 ·················· 178

骨髄炎 ························ 179

化膿性関節炎 ·················· 180

13　眼科感染症 ······················ 184

感染性角膜炎 ·················· 184

感染性結膜炎 ·················· 190

感染性眼瞼炎 ·················· 193

麦粒腫 ························ 194

14　手術部位感染 ···················· 198

概要 ·························· 198

周術期抗菌薬の位置付け ········ 199

手術区分における
抗菌薬の使用 ················ 200

15　抗がん剤治療中の感染症 ········ 206

抗がん剤投与時における
予防的抗菌薬 ················ 206

血液培養 ······················ 207

発熱性好中球減少症（FN）の
治療 ························ 208

索引 ··························· 211

〈ご注意〉

略語表

※本文（図表含む）に使用されている主な用語を対象とする

BAL	気管支肺胞洗浄	FIV	猫免疫不全ウイルス
CIRD	犬感染性呼吸器疾患	FN	発熱性好中球減少症
CKD	慢性腎臓病	MIC	最小発育阻止濃度
CPV-2	犬パルボウイルス2型	MRS	メチシリン耐性ブドウ球菌
CSF	脳脊髄液	MRSA	メチシリン耐性黄色ブドウ球菌
ESBL	基質特異性拡張型β-ラクタマーゼ	NSAIDs	非ステロイド性抗炎症薬
FCV	猫カリシウイルス	PCR	ポリメラーゼ連鎖反応
FeLV	猫白血病ウイルス	q●h	●時間ごと
FHV-1	猫ヘルペスウイルス1型	SSI	手術部位感染
FIP	猫伝染性腹膜炎		

本書に登場する主な微生物

属名	和名	主な細菌
Aspergillus	アスペルギルス	*A. fumigatus*
Bordetella	ボルデテラ	*B. bronchiseptica*
Campylobacter	カンピロバクター	
Candida	カンジダ	*C. albicans*, *C. glabrata*, *C. tropicalis*
Chlamydia	クラミジア	*C. felis*, *C. psittaci*
Clostridioides	クロストリジオイデス	*C. difficile*
Clostridium	クロストリジウム	*C. perfringens*（ウェルシュ菌）
Cryptococcus	クリプトコッカス	
Enterococcus	腸球菌	*E. faecalis*, *E. faecium*
Escherichia	エスケリキア	*E. coli*（大腸菌）
Helicobacter	ヘリコバクター	*H. pylori*（ピロリ菌）
Klebsiella	クレブシエラ	*K. oxytoca*, *K. pneumoniae*
Leptospira	レプトスピラ	
Malassezia	マラセチア	*M. pachydermatis*
Microsporum	ミクロスポルム	*M. canis*（皮膚糸状菌）, *M. gypseum*, *M. persicolor*
Mycoplasma	マイコプラズマ	*M. felis*
Pasteurella	パスツレラ	*P. multocida*
Proteus	プロテウス	*P. mirabilis*, *P. vulgaris*
Pseudomonas	シュードモナス	*P. aeruginosa*（緑膿菌）
Salmonella	サルモネラ	
Staphylococcus	ブドウ球菌	*S. aureus*（黄色ブドウ球菌）, *S. pseudintermedius*, *S. schleiferi*
Streptococcus	レンサ球菌	*S. dysgalactiae*, *S. pyogenes*, *Streptococcus* spp. viridans group

感染症診療の基本

感染症診療における原則

　感染症診療では，細菌やウイルスに代表される感染体以外にも，原虫・外部寄生虫などによるすべての感染症を診療対象としている。このため診断範囲は全身にわたり，集学的な治療が必要となる。また，検出系の不足や感度などの問題により確定診断に至らないことが多い。しかし，システマティックな臨床推論がなされており，確定できずとも，かなりのレベルまで推定可能となる。慣れるまではやや煩雑に感じるかもしれないが，原則を知れば難しいものではない。感染症診療における原則とは，①症例背景の理解，②感染臓器の特定，③原因微生物の特定，④抗菌薬の選択，⑤適切な経過観察の5つであり，これらを逆走せずに進めていくことである[1]（図1）。

①症例背景の理解

　一般的な診療と同様に，どのような主訴があり，どこにどのような問題があるのかを明らかにしていく。まずは丁寧な問診と身体検査によりプロブレムリストを作成していく。そして，そのプロブレムに対応する臓器を考えていく。例えば痂皮があれば皮膚，下痢であれば消化管，跛行であれば骨・筋・神経を感染臓器として疑うなど，通常の臨床推論を行う。さらに症例に感染症を引き起こしやすい特徴や重症化させる事象（例：糖尿病，術後，抗がん剤投与中）がないかを飼い主から詳しく聞き出していく。このとき，投薬歴と副作用歴を聞くことは忘れないようにしてほしい。投

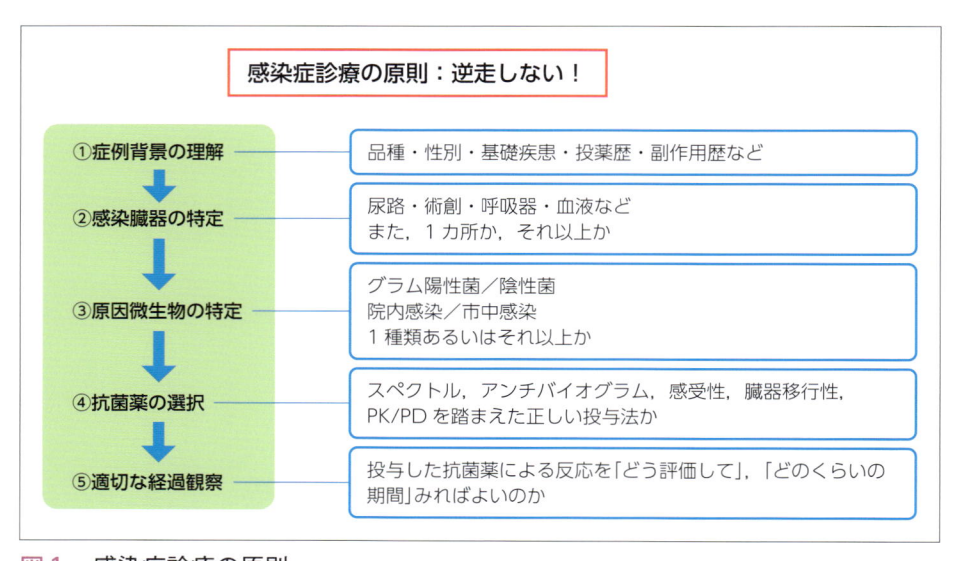

図1　感染症診療の原則
PK：薬物動態　PD：薬力学

薬歴は定期処方されているものだけでなく，かつて体調悪化時に処方されたものを聞くことも大切である。特に抗菌薬は1カ月前に投与されていたものに対して耐性を示すことが多いという報告があるため[2,3]，後の適切な抗菌薬選択のための有益な情報となる。

②感染臓器の特定

続いて，問題があると推察された臓器が真の問題なのかを明らかにしていく。そのために血液化学検査や画像検査，組織学的なアプローチなど，臓器ごとに必要な検査を選択していく。この際に問題がなかった臓器は除外してよいが，無理に原因を1つの臓器に絞らなくてよく，複数の臓器に問題があることも珍しくない。さらに，絞り込まれた臓器に対して感染する可能性の高い微生物を推定していく。例えば，皮膚であればブドウ球菌，膀胱であれば大腸菌の可能性が一番高い。

③原因微生物の特定

「②感染臓器の特定」によりすでに可能性の高い微生物が提示されているので，問題臓器から検体を採取し，感染体の確認や推定した菌の照合作業を行う。この作業にはグラム染色や培養検査が有用である。例えば，細菌尿において遠心分離後の沈渣を未染色で鏡検した場合，感度76%，特異度77%で診断されたと報告されている。これは低くない数字ではあるが，約20%の見落としがある。しかしグラム染色を実施した場合には，感度96%，特異度100%で細菌尿を検出できるとあり，数分の手間でより正確に診断が可能である[4]。また，グラム染色は一部の菌属や菌種を容易に同定することができ，ブドウ球菌や腸球菌，レンサ球菌，腸内細菌群（主に大腸菌・*Klebsiella* 属菌），緑膿菌といった細菌だけでなく，*Candida* 属菌，*Aspergillus* 属菌，マラセチアなどの真菌も十分に鑑別可能である。グラム染色を用いた微生物の特定法は，Chapter1-4「獣医療でよくみられる細菌・真菌」にて詳細に解説する。推定菌体とグラム染色の結果が一致していれば問題ないが，不一致の場合はコンタミネーションなのか真の起炎菌なのかを考えることになる。

④抗菌薬の選択

一番に考えることは，抗菌薬投与が適応になるかどうかである。例えば，浅在性膿皮症であればシャンプーと消毒による局所療法から開始し，膀胱炎では細菌尿であっても臨床症状がなければ原則経過観察が行われる。基本的に抗菌薬が適応になる場合でも，軽症であれば最初は対症療法を行い，薬剤感受性試験の結果を待ってからの抗菌薬投与でも問題ないことが多い。結果が待てない場合でも，グラム染色などで細菌の種類が特定されていれば適切な抗菌薬投与が可能である。

基本方針として，起炎菌だと推定された菌に効く抗菌薬を投与するが，複数菌種いる場合は，好中球に何が貪食されているかで起炎菌を絞り込み，使用できる抗菌薬から決定していく。すべての菌が起炎菌であった場合は，各々に効く抗菌薬を選択し，投与することになる。

また，重症度に応じて投与経路，回数・時間といったパラメータも考える必要が出てくる。例えば，時間依存性抗菌薬は基本的に細胞壁に作用するため，菌の周りに抗菌薬が長時間存在している方がよい。24時間中に血中の抗菌薬濃度が菌の最小発育阻止濃度（MIC）を上回っている時間の割合を time above MIC と呼ぶが，時間依存性抗菌薬は指標として time above MIC が40%を上回ることが推奨されている[5,6]（図2a）。このため時間依存性抗菌薬は基本的には頻回投与を選択するべきである。

逆にフルオロキノロン系抗菌薬のような濃度依存性抗菌薬であれば，細菌内に取り込まれた後に

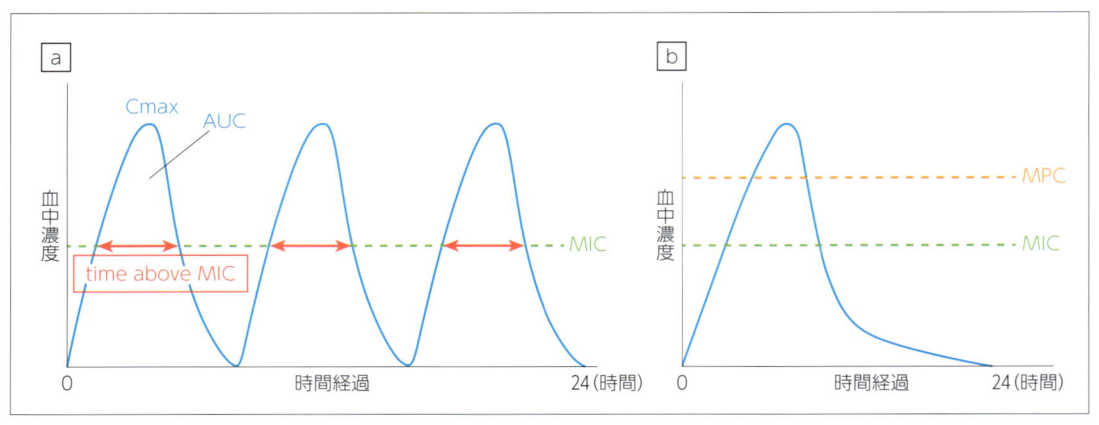

図2　時間依存性抗菌薬と濃度依存性抗菌薬のイメージ

a：時間依存性抗菌薬は time above MIC を長くするように回数を増やす。
b：濃度依存性抗菌薬は MPC を超えるように一回投与量を増やす。
AUC：血中濃度曲線下面積　Cmax：最高血中濃度　MIC：最小発育阻止濃度
MPC：耐性菌出現阻止濃度

作用するため，細菌と抗菌薬が接触する時間を長くするよりも，ある時間に大量に投与し，一気に取り込まれる方が強く抗菌効果を発揮できる。これは耐性菌出現阻止濃度（MPC）があると考えられているためであり，現在の基準では最高血中濃度（Cmax）が MIC を超えている割合（Cmax/MIC）が 8 ～ 10 以上であれば MPC を突破できる可能性が高いと考えられている[7]（**図2b**）。このため，回数よりも一回投与量を上げた方が有効である。

⑤適切な経過観察

　最も大切だが，臨床現場では最もおろそかにされている部分ではないだろうか。その菌に抗菌薬を経口投与した場合，何日程度で良化し，何日間飲みつづければ完治するのかを考える必要がある。しかしガイドラインをひもといてみると，どれにも明確なエビデンスはないと記載されている[8, 9]。したがって，治療反応は特定した感染臓器における固有のパラメータを観察して判断することを推奨したい。そのためには，「②感染臓器の特定」が非常に重要となる。このとき，大切なことは**症例を治療するのであり，CRP や白血球数などのパラメータを治療しないこと**である（**図3**）。

　一般状態の改善はもちろんだが，臓器固有の指標として，肺炎であれば呼吸状態・SpO$_2$・呼吸回数など，皮膚であれば掻痒の改善・痂皮の減少・創傷の治癒度合いなど，膀胱炎であれば排尿回数・疼痛の緩和・色調の改善などが挙げられる。これらを適切に評価し，治療を継続するのか変更するのかを早期に判断する必要がある。

　ちなみに細菌性感染症であれば正しいスペクトルの抗菌薬を投与すれば速やかに一般状態が改善してくるはずであり，間違ったスペクトルの抗菌薬を投与すれば一般状態は悪化してくるはずである。つまり，**抗菌薬を投与後に良化も悪化もしない場合は，感染症以外の疾患を考える**必要がある。このため筆者は基本的に 48 時間以内，少なくとも 72 時間以内には投与した抗菌薬の再評価を行い，奏効しているか否かの判断をしている。

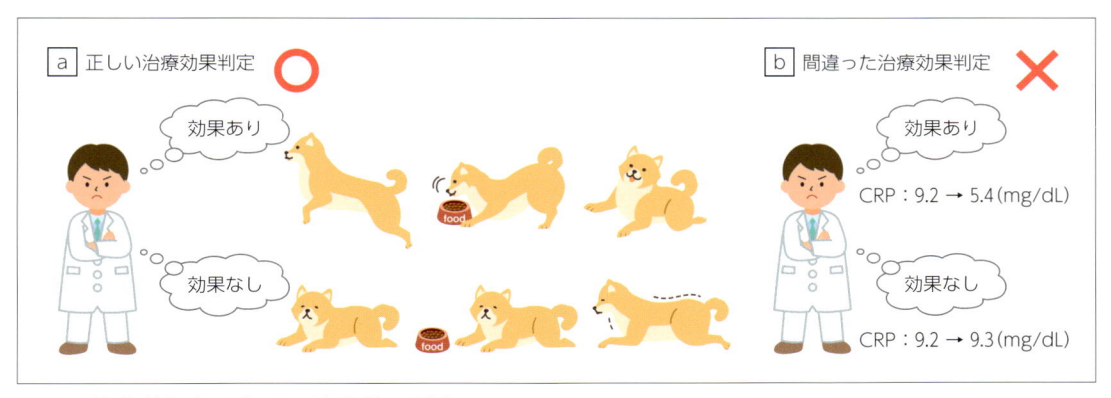

図3 抗菌薬投与における治療効果判定

　臓器固有のパラメータが改善した後，抗菌薬を投与する期間は疾患によって異なるが，例えば散発性細菌性膀胱炎であれば3〜5日投与すれば十分である。この期間投与したにもかかわらず再発する場合は他の基礎疾患がないか精査し，不必要な抗菌薬投与を慎むべきである。これにより不要な抗菌薬投与を防ぐことができ，また薬剤の在庫量も減らせるため病院経営にとっても有益となる[10]。

■ 参考文献

1. Fauci AS, Morens DM. The perpetual challenge of infectious diseases. N Engl J Med. 2012; 366(5): 454-61.
2. Proulx A, Hume DZ, Drobatz KJ, et al. In vitro bacterial isolate susceptibility to empirically selected antimicrobials in 111 dogs with bacterial pneumonia. J Vet Emerg Crit Care (San Antonio). 2014; 24(2): 194-200.
3. Wong C, Epstein SE, Westropp JL. Antimicrobial Susceptibility Patterns in Urinary Tract Infections in Dogs (2010-2013). J Vet Intern Med. 2015; 29(4): 1045-52.
4. Way LI, Sullivan LA, Johnson V, et al. Comparison of routine urinalysis and urine Gram stain for detection of bacteriuria in dogs. J Vet Emerg Crit Care (San Antonio). 2013; 23(1): 23-8.
5. Papich MG. Pharmacokinetic-pharmacodynamic (PK-PD) modeling and the rational selection of dosage regimes for the prudent use of antimicrobial drugs. Vet Microbiol. 2014; 171(3-4): 480-6.
6. Tanigawa M, Sawada T. Exposure time-dependent bactericidal activities of amoxicillin against Actinobacillus pleuropneumoniae; an in vitro and In vivo pharmacodynamic model. J Vet Med B Infect Dis Vet Public Health. 2003; 50(9): 436-42.
7. Turnidge J. Pharmacokinetics and pharmacodynamics of fluoroquinolones. Drugs. 1999; 58 Suppl 2: 29-36.
8. Hillier A, Lloyd DH, Weese JS, et al. Guidelines for the diagnosis and antimicrobial therapy of canine superficial bacterial folliculitis (Antimicrobial Guidelines Working Group of the International Society for Companion Animal Infectious Diseases). Vet Dermatol. 2014; 25(3): 163-e43.
9. Weese JS, Blondeau JM, Boothe D, et al. Antimicrobial use guidelines for treatment of urinary tract disease in dogs and cats: antimicrobial guidelines working group of the international society for companion animal infectious diseases. Vet Med Int. 2011; 2011: 263768.
10. Taniguchi T, Tsuha S, Shiiki S, et al. Gram-stain-based antimicrobial selection reduces cost and overuse compared with Japanese guidelines. BMC Infect Dis. 2015; 15: 458.

Chapter 1
基礎知識編

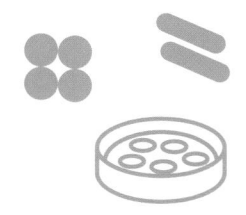

1	検体の採取法	14
2	グラム染色の意義と方法	16
3	光学顕微鏡による観察方法	21
4	獣医療でよくみられる細菌・真菌	27
5	獣医療でよく使用される抗菌薬・抗真菌薬	36
6	手指衛生と環境衛生	50
7	細菌培養検査・薬剤感受性試験	56
8	薬剤耐性菌	62

1 検体の採取法

Point

□ 検体を採取する際には，コンタミネーションを防ぐため可能な限り無菌的に行う。
□ よい検体を得るために，採取箇所の観察をしっかりと行う。

微生物の多くは肉眼で見えず，存在を証明するためには様々な検査が必要になる。この中で主に用いられる方法は，光学顕微鏡による直接観察・染色後の観察，微生物分離培養検査（以下，培養検査），抗原・抗体検出法の3つである。これら以外ではウッド灯を用いた皮膚糸状菌の検出や，ポリメラーゼ連鎖反応（polymerase chain reaction：PCR）を用いた遺伝子検出などがある。いずれの方法にしても，「検出されない＝100％微生物が存在しない」というわけではないということを念頭に置いて，評価する必要がある[1, 2]。

検査検体の採取の基本

微生物検査用の検体を採取する際には，**可能な限り無菌的に採取する**よう注意が必要となる。当然ながらこれは，汚染（コンタミネーション）による誤検出を防ぐためである。例えば，もし肝膿瘍から採取した検体にコンタミネーションによって真菌が混ざり培養検査で検出されてしまえば，ドレナージ後に数カ月にわたる抗真菌薬の投与が必要になり，不必要な投薬，副作用の懸念が発生する他，多大な費用負担を強いることになる。このためコンタミネーションを防ぐことは，単なる誤診だけでなく飼い主・動物の負担を減らすことにつながる。

採取された検体の多くは，培養検査を実施するために速やかかつ無菌的に各種検査のための容器に入れる必要がある。この際，入れる側の容器は汚染されていないものを使うことを忘れないでほしい。また，輸送中に容器から検体が漏れ出してしまうこともあるため，基本的に口をしっかり密閉できる容器に入れて輸送を行う。

培地の選択と保存

培養検査に出す場合は輸送用の培地の付いたスワブ（図1）で検体を採ることがあるが，臨床現場ではどのスワブを使用しても基本的に大きな違いはない（製品によっては対象菌種が設定されている）。培地が透明なものはキャリー・ブレア改良培地，培地が黒いものは変法アミーズ改良培地であることが多く，これには活性炭が入っているため黒く見える。それゆえ微生物の発育に有害な有機酸などを吸着できるため，何か1本だけ院内に置くとなった場合は，黒い培地のものを選ぶとよい。輸送用培地はその性質上，常温・冷蔵における菌の保存性は高いが，冷凍時の保存性はよくないため基本的に冷凍を避けて保存する。いずれの場合でも培養検査に出す検体は基本的に4℃で保管し，24時間以内に検査機関で培養が行われるようにする。血液培養のみ常温で保存する必要がある。

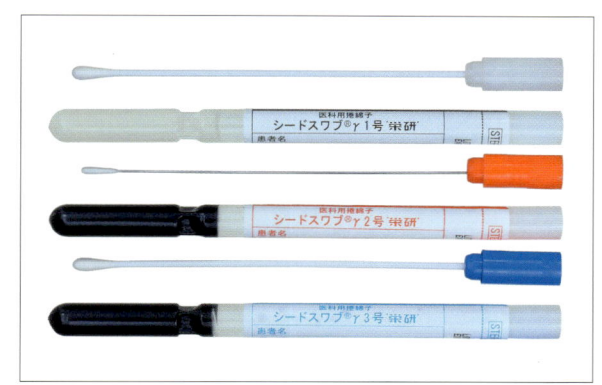

図1　各スワブの外観

基本的な違いは軸と培地であり，軸は太く曲がらないものと細く曲がるものの2種類，培地は透明なものと活性炭が入った黒いものの2種類がある。図のシードスワブγでは検査材料・推定起因菌が設定されているため，対象菌種に応じて選択する。

画像提供：栄研化学（株）

　各検体の採取法や評価の詳細については，Chapter2「実践編」で解説する。

■ **参考文献**

1．Ettinger SJ, Feldman EC, Côté E. Textbook of Veterinary Internal Medicine. 8 ed. Elsevier, 2017, p. 2181-2190.
2．Sykes JE, Greene CE, ed. Infectious Diseases of the Dog and Cat. 4 ed. Saunders, 2012, p. 1354.

2 グラム染色の意義と方法

Point

- □ グラム染色によって起炎菌推定が容易になる。
- □ グラム染色で気を付けることは多くなく，すぐに習熟できる。

　多くの微生物は肉眼で判別することができず，顕微鏡などを用いて観察することが多い。この中で光学顕微鏡を使って見えるのは 0.2 μm 程度までであるが，染色されていない状態では細胞や微生物と，ゴミなどのアーチファクトを区別することが難しい。このため，様々な染色を実施することになる。例えば過去の報告では，細菌尿において遠心分離後の沈渣を未染色で鏡検した場合，感度 76％・特異度 77％で診断されたと述べられている。これは低い数値ではないが，約 20％の見落としがあるということである。しかしグラム染色を実施した場合には，感度 96％・特異度 100％で検出できるとあり，数分の手間でより正確な診断が可能となる[1]。

　臨床現場で実施できる代表的な染色法には，①ディフ・クイック染色（Diff-Quik stain），②ライトギムザ染色，③グラム染色，④ニューメチレンブルー染色の 4 つがあり，多くは簡易染色である。①と②をはじめとするロマノフスキー染色でも多くの微生物が染色されるが，グラム染色ではより正確に微生物の推定が可能となる（図 1）。

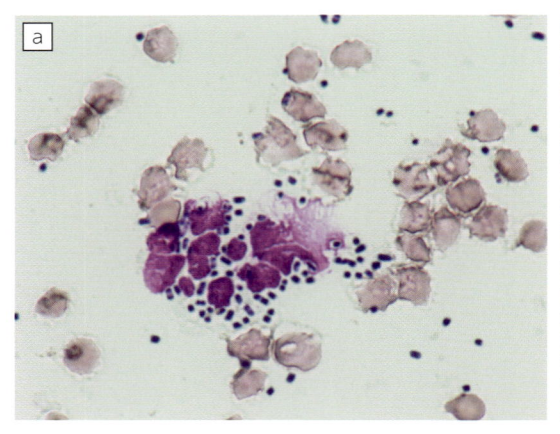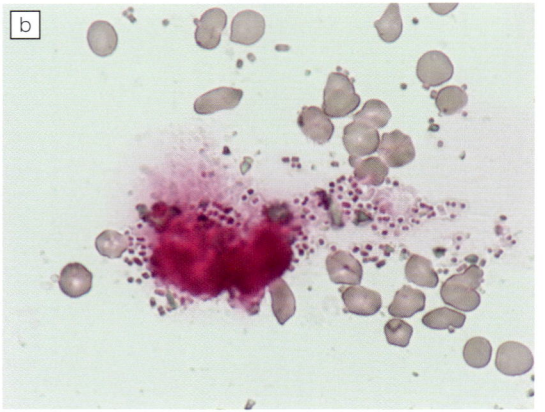

図 1　ライトギムザ染色とグラム染色による菌体のみえ方の違い
a：ライトギムザ染色　b：グラム染色
同じ検体を染色したもの。ライトギムザ染色では球菌と桿菌が混在しているようにみえるが，グラム染色ではどちらも同じようにグラム陰性に染色されているため，球菌様の菌体は増殖直後の桿菌であることが分かる。
※獣医療でよくみられる球菌は通常，グラム陽性に染色される。また，グラム陰性の桿菌は通常，小型である。

グラム染色の方法

　グラム染色は，細菌の細胞壁であるペプチドグリカン層と外膜の存在による色素の抜け方を利用した染色法である（図2）。基本的な染色原理は以下のとおりである[2]。

1．クリスタルバイオレットによって，検体内の細菌細胞壁内を青紫色に染める（青染色）。
2．次にヨウ素液をかけると，細胞壁内でクリスタルバイオレットとヨウ素の複合体が形成され，分子量が大きくなる（媒染）。
3．アセトンやアルコールをかけると外膜が損傷を受け，ペプチドグリカン層が薄い場合には，細胞質内部の不溶化した色素が容易に漏出して脱色される。これに対しペプチドグリカン層が厚い微生物はわずかな損傷しか受けず，細胞表層からクリスタルバイオレットとヨウ素の複合体が流出しない。この時点では，細胞壁の厚い菌は青色に，細胞壁の薄い菌は無色となっている（脱色）。
4．後染色としてフクシンまたはサフラニン液を作用させると，無色となっていた細胞壁の薄い細菌が赤色に染色される（後染色）。

　つまり，最初の青い色素が残れば陽性，残らなければ陰性なのだが，そのままでは観察しづらいため，最後に全般的に染まる赤色の色素を入れている。このため，「グラム陽性菌＝紫色」，「グラム陰性菌＝赤色」となる（図3）。

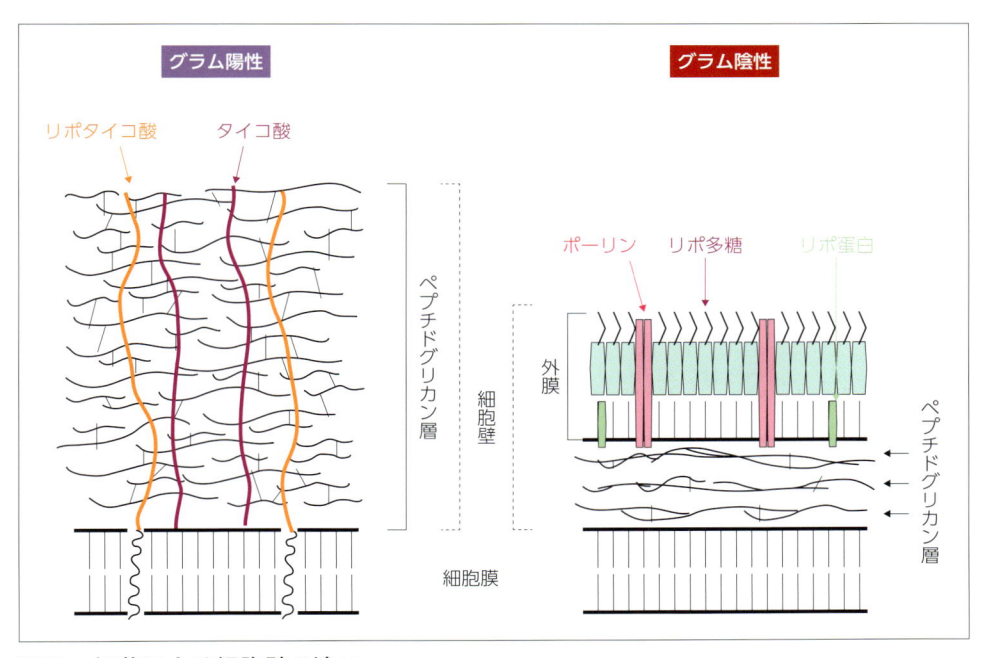

図2　細菌による細胞壁の違い

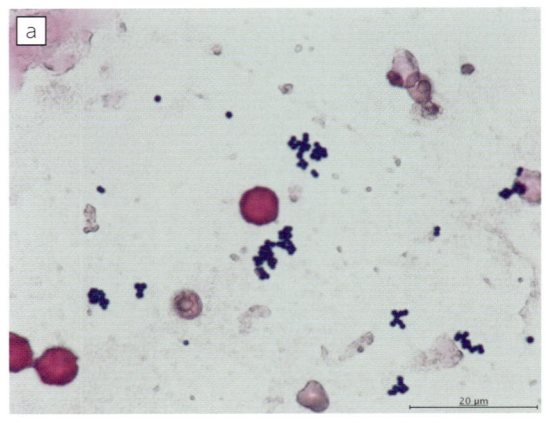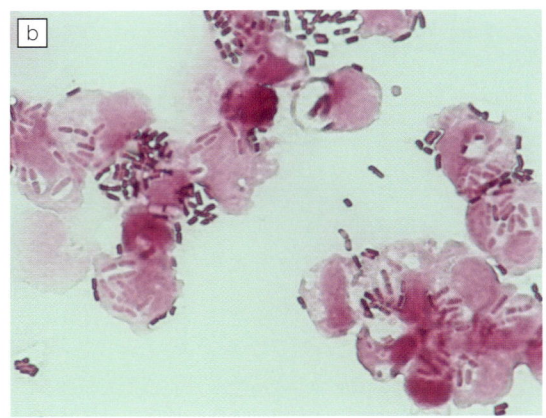

図3　グラム陽性球菌（a）とグラム陰性桿菌（b）

陽性／陰性の判定

　臨床現場で筆者がよく相談されることは，グラム染色による陽性／陰性の判定が難しいという点である。菌体のみで判定する場合は熟練を要するが，近傍に好中球などの細胞が出現していれば，通常グラム染色では細胞の核がグラム陰性（赤色）に染まるため，これを利用して見極めることが可能である。菌体が細胞の核と同じ赤い色調であればグラム陰性菌であり，明らかに青紫色であればグラム陽性菌と判断できる。好中球の核が青紫色に染まっている場合は脱色が不十分なため，標本中のきちんと脱色されている場所を評価する必要がある。

　また原理を考えると，元から細胞壁をもたないマイコプラズマ（*Mycoplasma* 属菌）はグラム陰性に染色され，*Mycobacterium* 属などの抗酸菌は細胞壁にロウ状のミコール酸が多く含まれているため，水溶性色素の浸透が悪く，グラム染色では染色されず透明に抜けてみえる（分類上はグラム陽性菌だが，培養検査では難染色性として処理される）。同じく芽胞をつくる細菌でも芽胞部分は染色されず透明にみえる。ただ，獣医療において重要な菌はグラム陽性球菌とグラム陰性桿菌が大半であり，まずはこれらのうち6種（陽性球菌3種・陰性桿菌3種）のみを覚えれば，臨床上遭遇する菌の80％はカバーできる（Chapter1-4「獣医療でよくみられる細菌・真菌」を参照）。

実際のグラム染色の方法とピットフォール

　グラム染色は作業者の技術によって差が出やすいといわれることが多いが，実は色々な間違いによって染色のミスが発生している。これらを知ることで，適切な染色が行え，質のよいスライド標本を作製できるようになる。

実際の方法

　染色法には，Hucker 変法，neo Bartholomew & Mittwer 変法，西岡法と様々なものがあるが，どの方法でもかまわない。日本で手に入る染色液の多くは西岡法か neo Bartholomew & Mittwer 変法を使用しているが，具体的な違いは最初の青染色の後にピクリン酸による媒染と脱色を同時に行うのが西岡法で，ヨウ素による媒染後に脱色を行うのが neo Bartholomew & Mittwer 変法であ

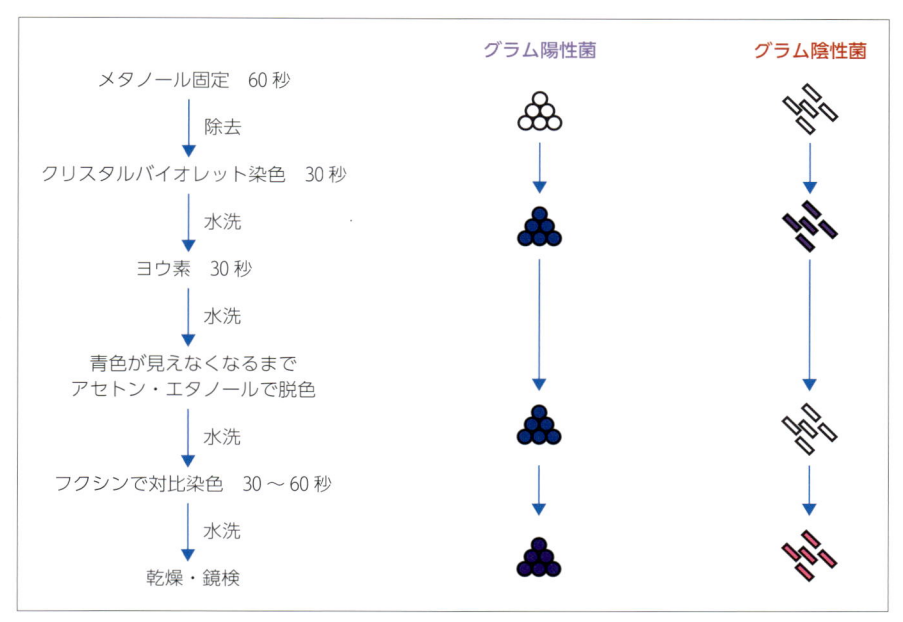

図4　neo Bartholomew & Mittwer 変法
（バーミー M 染色キット，武藤化学）による筆者の染色手順

る。西岡法は工程が1つ少ない分時間が短いが，neo Bartholomew & Mittwer 変法は作業者による染色不良が出づらいため，筆者は neo Bartholomew & Mittwer 変法を愛用している。具体的な手法は図4のとおりである。

染色のミス

染色手順の中で多いミスは①スライド標本の乾燥，②固定不良，③脱色不良，④後染色の不十分である。

①スライド標本の乾燥

グラム染色ではスライド標本が濡れていないと染色ムラができる。このため火炎固定したスライド標本をそのまま使用すると，上手に染まらなくなる。これを防ぐために，スライド標本を火炎固定した後，メタノールに漬けるか水道水で濡らすとよい。

②固定不良

固定をせずに染色を始める人が多いが，固定をしていないサンプルでは適切な判定が行えない。また，固定を行っていても，火炎固定の際に加熱のしすぎにより菌体が完全に破壊されてしまい，グラム陽性菌，特にブドウ球菌が陰性と判定されてしまうことも多い[3]。火炎固定の際には，表面が沸騰するようなことがないように実施する必要がある。このため，**筆者は作業者によって技術差が出づらいことから，メタノール固定を好んで使っている。**

③脱色不良

一番多いミスだと思われるが，**アセトンが混合された脱色液であれば早く脱色され（10秒程度），アルコール系のみであれば比較的ゆっくり脱色される（30秒程度）**ため，事前に自院の脱色液について必要な時間を調べておく必要がある。また，脱色液の量が不足していると，かえって過

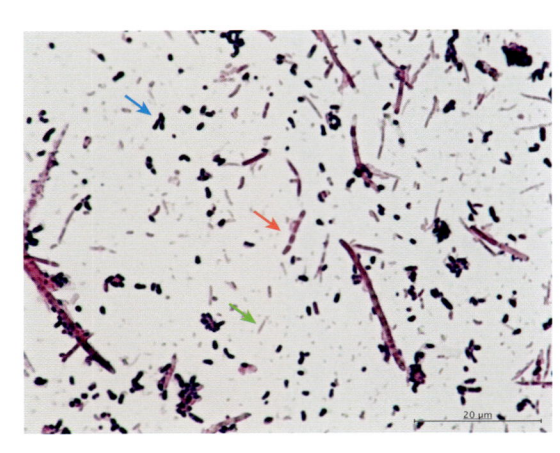

図5　筆者の歯垢のグラム染色像
赤矢印：グラム陰性菌　青矢印：グラム陽性菌
緑矢印：難染色性菌

脱色になる。このため脱色液は満載する（スライドガラス上に染色液などの溶液が満遍なくいきわたるようにする）ことが好ましい。

④後染色の不十分

　後染色はフクシンを使うかサフラニンを使うかによって違いが出てくるが，長く実施したところで染色状態は変わらない。このため，**淡い色調にならないように後染色を長めに実施することが，よいスライド標本をつくるコツの１つである**。

染色技術向上のコツ

　上手に作製されたスライド標本があれば起炎菌特定は容易であり，場合によっては投与すべき抗菌薬の推定も可能である[4]。上手に染色するためには，染まり方の分かっている菌体を載せたコントロールスライド標本を作製して練習することで，自院の採用している手法に対してベストな染色時間をみつけることができる。よい菌体がなければ，自身の歯垢をスライドガラスに塗り，染色してグラム陰性菌・陽性菌・難染色性菌の３種がきちんと出ていることを確認する方法もある（図5）。

　また余談として，高速で染色を行うこともできる。市販のグラム染色試薬には染色時間が記載されているが，実際には各染色液をかけて，そのボトルを置くまでにおおむね染色が完了している[5]。このため，ボトルを置いたら即座に水洗してもかまわず，脱色時間のみを守ることで十分にきれいな染色は可能である。実際に図5はこの方法で染色されており，熟達すれば時間を守った染色と見劣りしない。さらに，この方法で行う際には脱色液がアセトンが混合されたものであれば，満載するより10秒間かけ続けてしまった方が脱色ムラもできず簡便である。

■ 参考文献

1．Way LI, Sullivan LA, Johnson V, et al. Comparison of routine urinalysis and urine Gram stain for detection of bacteriuria in dogs. J Vet Emerg Crit Care (San Antonio). 2013; 23(1): 23-8.
2．Bartholomew JW, Mittwer T. The Gram stain. Bacteriol Rev. 1952; 16(1): 1-29.
3．Magee CM, Rodeheaver G, Edgerton MT, et al. A more reliable gram staining technic for diagnosis of surgical infections. Am J Surg. 1975; 130(3): 341-6.
4．Fukuyama H, Yamashiro S, Kinjo K, et al. Validation of sputum Gram stain for treatment of community-acquired pneumonia and healthcare-associated pneumonia: a prospective observational study. BMC Infect Dis. 2014; 14: 534.
5．Paine TF Jr. Gram staining without the clock. N Engl J Med. 1963; 268: 941.

3　光学顕微鏡による観察方法

Point

- □ 検体観察を行う前に，顕微鏡の調節を行うと，より観察しやすくなる。
- □ 光学顕微鏡の正しい操作によって，正確な菌体評価が可能となる。
- □ 不適切な操作をしている人が院内にいないか調べることで，均質な評価が行える。

　検体を観察するためには，光学顕微鏡（以下，顕微鏡）が必要となる。肉眼では約 100 μm 程度（細めの髪の毛の直径程度）までしか見えないが，顕微鏡であればおよそ 0.2 μm まで観察できる。しかし，正しい顕微鏡の使い方を知らず，その力を発揮しきれていない人が多いため，この節では顕微鏡の基本的な事項について解説する。まず各部位の名称を知らないことには話にならないため，図 1 に顕微鏡の構造と名称を示した。

顕微鏡で検体観察をする前に

　顕微鏡は基本的に双眼で覗くものである。小学校などで単眼の顕微鏡（図 2）を用いた経験のある読者もいるかと思うが，あれは簡易的に観察するためのものであり，17 世紀につくられたレーウェンフックの顕微鏡と同等である。双眼で観察することによって観察者のストレスを減らすとともに，厚み情報などを理解できるようになるため，必ず双眼で観察する。基本的には双眼になっている，透過照明の白色 LED ランプのものを使用することをお勧めする。間違っても安いからといって，照明が付いていない，自然光を反射鏡で調整して観察するタイプの顕微鏡（図 2）や白熱電球のタイプの顕微鏡などを買ってはいけない。なぜなら，光量が不十分な顕微鏡は構造の識別を困難にする他，白熱電球を使用するとその色味が観察視野に重なってしまうためである。

顕微鏡での観察手順

眼幅調整・視度調整

　顕微鏡の観察では，検体からの光が収束する距離（eye relief）が決まっており，この位置に目が来るようにしなくてはいけない。このため，目の位置・幅・ピント合わせが大切になる。

　まず，eye relief は製品によって異なるが顕微鏡のレンズ直上よりもやや後方にあり，接眼レンズに目を付けて観察してもきれいに像は見えない。つまり，接眼レンズから少し目を離して，顕微鏡を覗く必要がある。

　続いて接眼レンズの眼幅調整を行う。双眼の接眼レンズは左右に開くようになっており，視野が 1 つの円に一致するように目の幅を調整する。**日本人の平均的な瞳孔間距離は 64 mm であるため**[1]**，これより大きく逸脱する場合は調整がうまくいっていない可能性がある。**

　また，左右で視力に差がある人が多いため，顕微鏡の接眼レンズは視度調整ができるようになっ

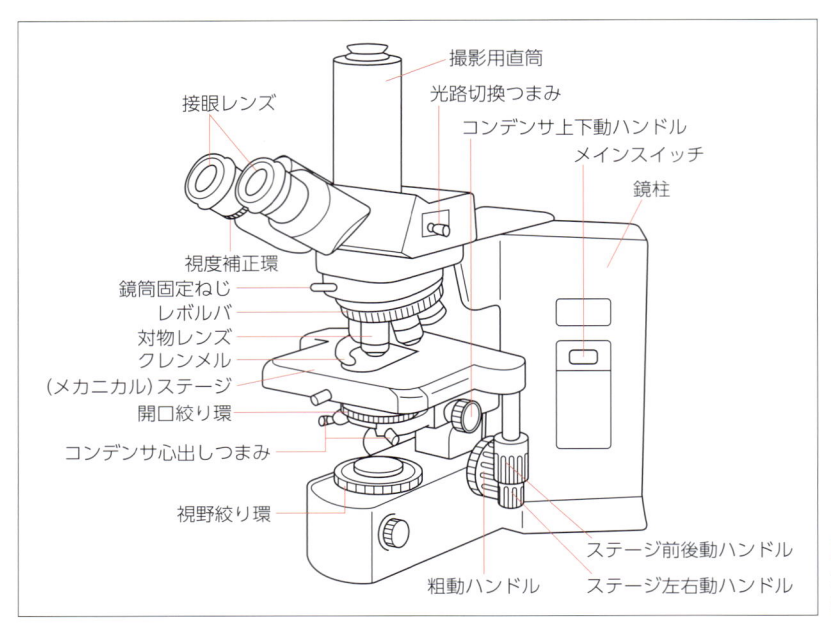

図1
光学顕微鏡（双眼）の
各部位の名称

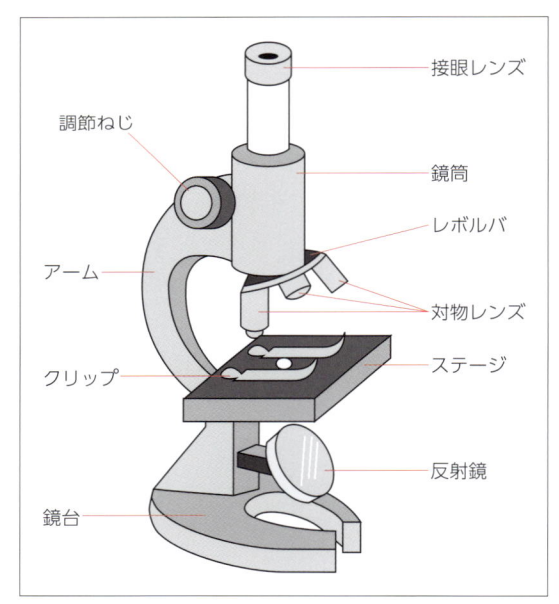

図2　小学校で使用する反射鏡を用いる顕微鏡

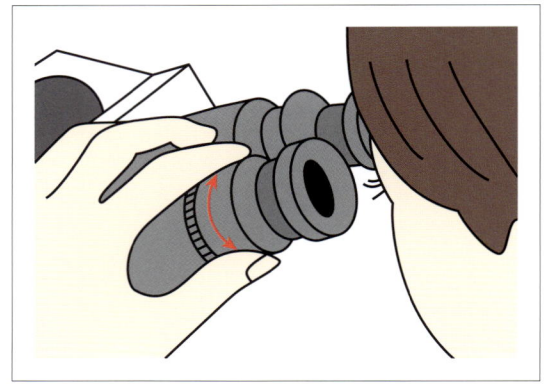

図3　視度調整

ているものが多い（**図3**）。双眼調整できるものもあるが，多くは片眼のみであることが多く，まずは適当なサンプルを置いた状態で「ステージ」を一番上まで上げ，視度調整が付いていない側の接眼レンズ（多くは右側）で一番ピントが合う位置まで「ステージ」を下げる。その後，反対側の接眼レンズを覗き，逆側の見え方と同じようにピントが合うまで「視度補正環」を回す。実施する際には片眼を強くつぶると目を開けた際にしばらくぼやけてしまうため，軽くつぶりながら実施する。

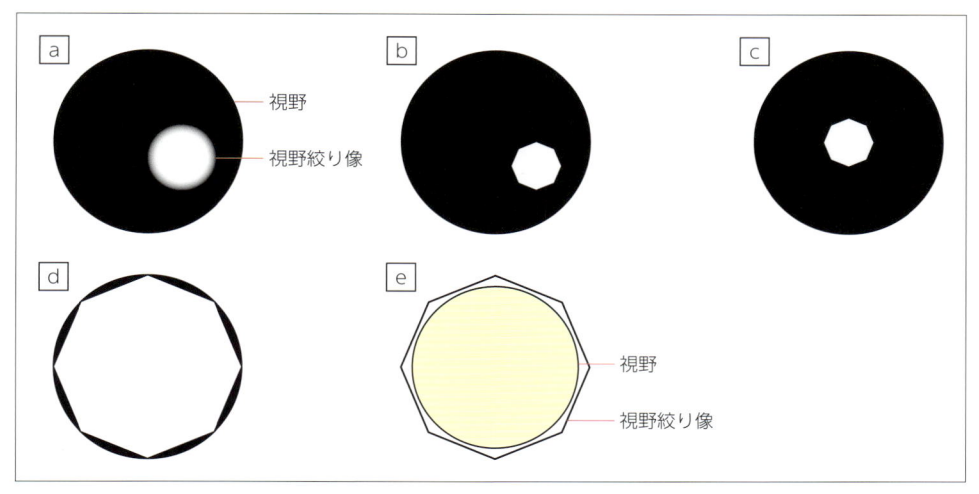

図4　光軸調整の手順
文献2を参考に作成

光量調整

　続いて光量調整を行う。サンプルを見ている際に光が強すぎると，白飛びしてしまい分かりづらい。このため，コントラストがしっかりと分かる程度の光量にする必要がある。同時に，光量を調整すると長時間見ていても疲れにくくなるため，大切な作業である。現在はLEDランプの顕微鏡が主流になってきているが，白熱電球のタイプでは色温度を調整するフィルターを入れなければ，全体的にオレンジ色が強い画面となってしまう。

光軸調整[2]

　ここから光軸調整を行う。これは一度きちんと調整しておけば，毎回行う必要はない。まず「コンデンサ上下動ハンドル」を回して，「コンデンサ」を上限位置まで上げる。そして「開口絞り環」および「視野絞り環」を回して「開口絞り」と「視野絞り」を全開にし，対物レンズを10倍にする。

　次に，サンプルを「ステージ」に載せてセットし，接眼レンズを覗きながら「粗動ハンドル」および「微動ハンドル」を操作して「ステージ」の位置を調整し，そのサンプルにピントを合わせる。続いて「視野絞り環」を回し，全開にしておいた「視野絞り」を絞る（図4a）。そして「コンデンサ上下動ハンドル」を回して「コンデンサ」を少し下げ，視野絞り像（きれいな多角形の像）にピントを合わせる。このとき，視野絞り像がクリアに見えるまでゆっくりと「コンデンサ上下動ハンドル」を回して調整する（図4b）。そして，2つの「コンデンサ心出しつまみ」を両手でゆっくりと回し，視野絞り像が視野の中心に来るようにする（図4c）。ここまで調整が済んだら，「視野絞り環」をゆっくりと開く方に回し，視野絞り像が視野に内接する状態になれば，視野絞り（コンデンサ）の心出しができる（図4d）。実際に使用する際は少し視野絞りを開き，視野絞り像が視野に外接する程度に広げる（図4e）。

調整の注意点

　基本的にコンデンサの「開口絞り」を小さく絞ると，明るさが低下する代わりにコントラストが大きくなり，深い部位までピントが合うようになる。逆に「開口絞り」を大きくすると明るさが増して細部がよく見えるようになるが，コントラストが減少してピントは浅い範囲までしか合わなくなる。基本的にはカバーガラスをかけて観察するようなウェットマウント検体であれば，深部までピントが合うと観察が容易になる。一方で塗抹検体であれば薄層かつ染色されていることもあり，細部の観察を実施できる方がメリットは大きくなる。そのため，実際は検体ごとに微調整を行うことが好ましい。

　「コンデンサ上下動ハンドル」も同様の効果があり，「コンデンサ」を検体に近づけることでコントラストが減少して細部観察が容易になり，検体からの距離が遠くなるとコントラストが増大する。なお，これを動かす際にはステージに近づけすぎて，コンデンサ側のレンズを破壊しないように気を付ける。

サンプルの観察

低倍率での観察

　検体観察の最初にやることは，いきなりスライド標本を顕微鏡で観察するのではなく，染色したスライドガラスをよく光に透かして見て，どこにサンプルがあるのかを確認することである。そして表裏を間違えないようにしてから，必ず低倍レンズ（4倍・10倍）から観察する。低倍観察時にはまずステージを一番上まで上げて，その後下げながらピントが合うところを探す。

　低倍率で端から端までざっくりと観察し，その中で一番観察したい部分に目星を付けておく。

高倍率での観察

　高倍率で観察する際には，低倍率で目星を付けた観察部位が画面の中央に来るように操作し，**ステージを動かさないままレボルバを回して，高倍レンズ（40倍・100倍）に切り替えて観察**を行う。油浸レンズを用いる際には，高倍レンズに切り替えるときに油浸用のオイルを観察視野の上に載せる。慣れてくれば40倍レンズでも細菌をみつけることはできるが，種の同定まで目指すのであれば極力100倍の高倍レンズで確認する必要がある。自分の使っているレンズが油浸レンズなのかどうかは対物レンズに色と文字で記載されており，基本的に油浸レンズであれば黒の線があり，「Oil」の記載がある（図5）[3]。

異常の検出

　さて，ようやく観察できたが，ここから異常を検出することが本来の仕事である。まず直接鏡検で観察するものは，糞便，被毛，皮膚掻爬物，尿が多い（図6）。これらは基本的に低倍観察でみつかることが多い。

　ちなみに皮膚糸状菌を観察する際にはスライドガラスにウッド灯を当てながら見ることで，観察対象の（皮膚糸状菌が感染している）被毛をみつけやすくすることができる。この際に水酸化カリウム（KOH）を使用してしまうと蛍光が消失してしまうため，検体をミネラルオイルで封入する

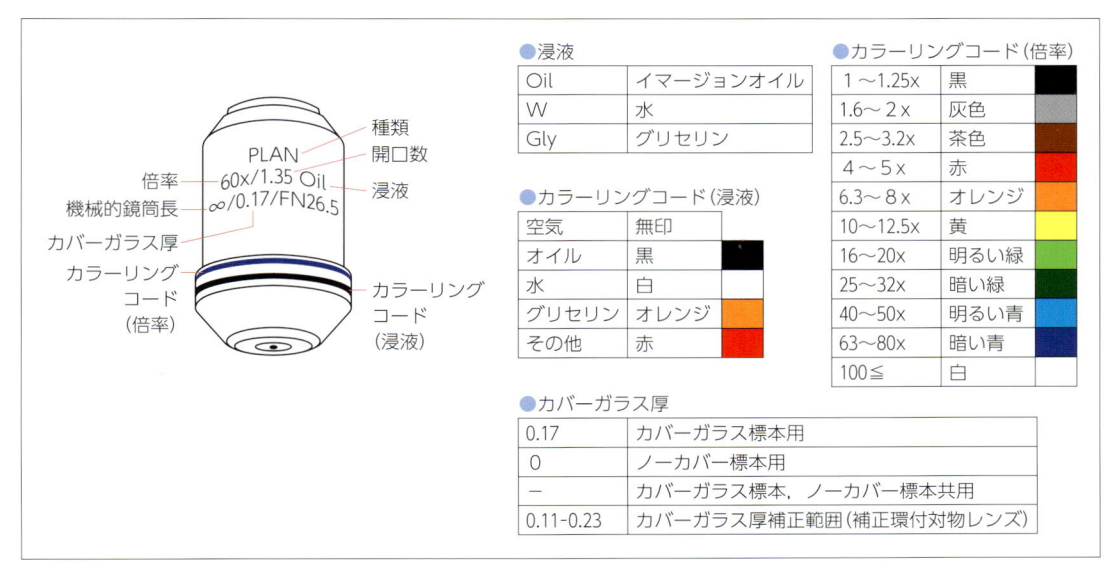

図5　対物レンズの表記
文献3を参考に作成

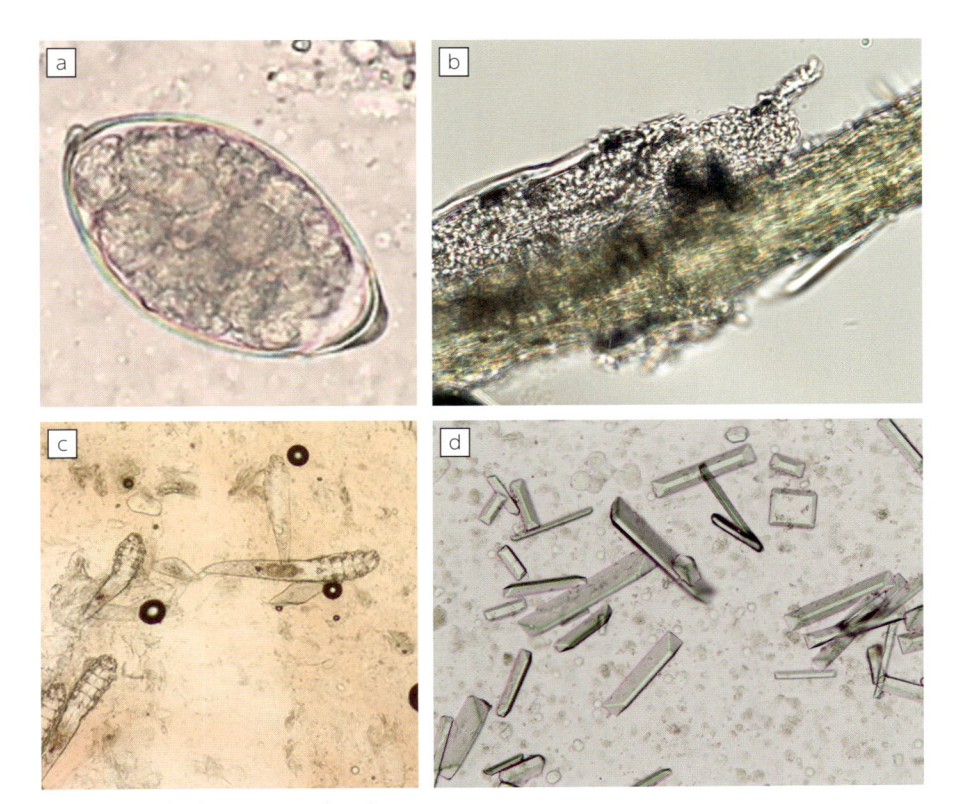

図6　低倍観察で見えてくるもの
糞便中の虫卵（a），被毛の皮膚糸状菌（b），皮膚掻爬物内の毛包虫（c），尿中のストルバイト結晶（d）を示している。

必要がある[4]。

　高倍で観察して区別をつけるものは，細胞や菌体が圧倒的に多い。細胞診については成書を読んで勉強していただきたいが，細菌については獣医療で重要なものを中心に，次節で解説する。

■ **参考文献**

1．人工知能研究センター．日本人頭部寸法データベース 2001．https://www.airc.aist.go.jp/dhrt/head/index.html
2．株式会社エビデント．その機能，使っていますか？〜光軸と絞りの調節〜．https://www.olympus-lifescience.com/ja/support/learn/01/017/
3．株式会社エビデント．顕微鏡の構成と仕様〜対物レンズ〜．https://www.olympus-lifescience.com/ja/support/learn/02/038/
4．Moriello KA, Coyner K, Paterson S, et al. Diagnosis and treatment of dermatophytosis in dogs and cats.: Clinical Consensus Guidelines of the World Association for Veterinary Dermatology. Vet Dermatol. 2017; 28(3): 266-e68.

4　獣医療でよくみられる細菌・真菌

Point

- 獣医療において臨床的に重要な細菌は6種類であり，これらを区別するだけで8割の起炎菌を診断できる。
- グラム染色陽性・陰性とあわせて，形態と大きさから菌種を推定する。

　獣医療において重要な菌はグラム陽性球菌とグラム陰性桿菌が大半であり，まずはこれらのうち6種（陽性球菌3種・陰性桿菌3種）のみ覚えれば，臨床上遭遇する菌の80%はカバーできる（図1，2）。

獣医療において重要な細菌

なぜ菌種の推定が必要なのか？

　なぜ培養検査の結果を待たずに菌種の推定が必要なのか？ それは，この後の治療選択（特に抗菌薬選択）のためである。鑑別診断の中で起炎菌である可能性の高い微生物が提示されているはずだが，推定菌体とグラム染色の結果，培養検査の結果が一致していればまず診断には問題ないし，培養検査の結果のみが不一致であった場合は，コンタミネーションなのか真の起炎菌なのか，考えることができるようになる。

　繰り返しになるが，グラム染色における陽性・陰性とは最初の染色（青）に染まった色が抜けないか抜けるかであり，陽性菌は紫色，陰性菌は赤色にみえる。この際の判定基準は好中球の核の色を参考にすると分かりやすく，**好中球の核とくらべて青紫色であればグラム陽性，同じ色であればグラム陰性と判断する**。逆に好中球の核の色が青紫色である場合，その部位は脱色不十分であり，評価できない可能性が高い（詳細はChapter1-2「グラム染色の意義と方法」を参照）。また，**グラム染色は菌属や菌種の推定も容易であり，ブドウ球菌やレンサ球菌，腸球菌，腸内細菌群（主に大腸菌，*Klebsiella* 属菌），緑膿菌といった細菌だけでなく，カンジダ，アスペルギルス，マラセチア**などの真菌も十分に鑑別可能である。

グラム陽性球菌の鑑別方法

ブドウ球菌

　グラム陽性球菌では，ブドウ球菌（*Staphylococcus* 属）・レンサ球菌・腸球菌が鑑別できれば臨床的に役立つ。まず，形状から集塊状と連鎖状に分け，集塊状のものは大半がブドウ球菌であり，セフェム系抗菌薬が第一選択薬となる。**ブドウ球菌を見極めるコツは，「田」の形になっているところをみつけることである**（図3）。ブドウ球菌は膨大して分裂した後，4つの菌体がくっついた

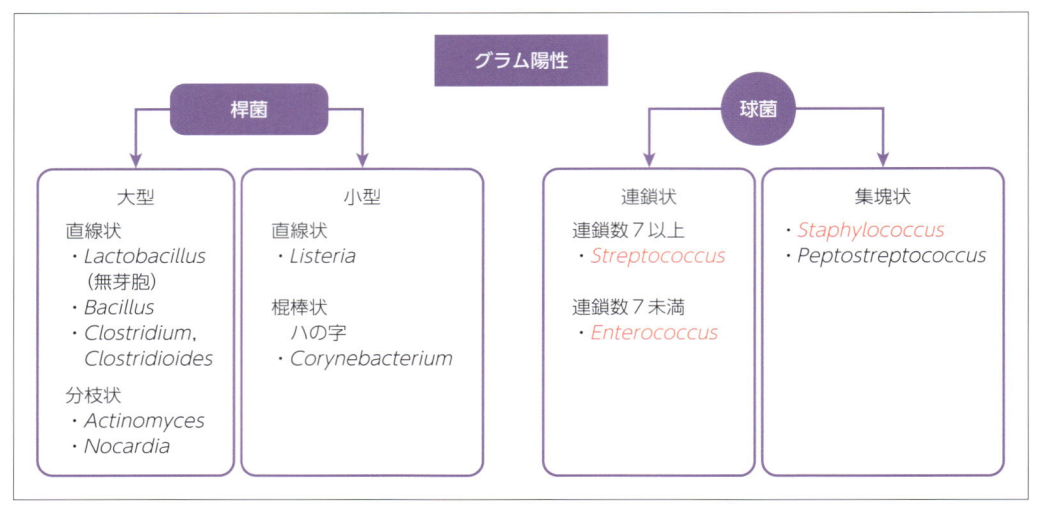

図1　グラム陽性菌の簡易的な診断の仕方

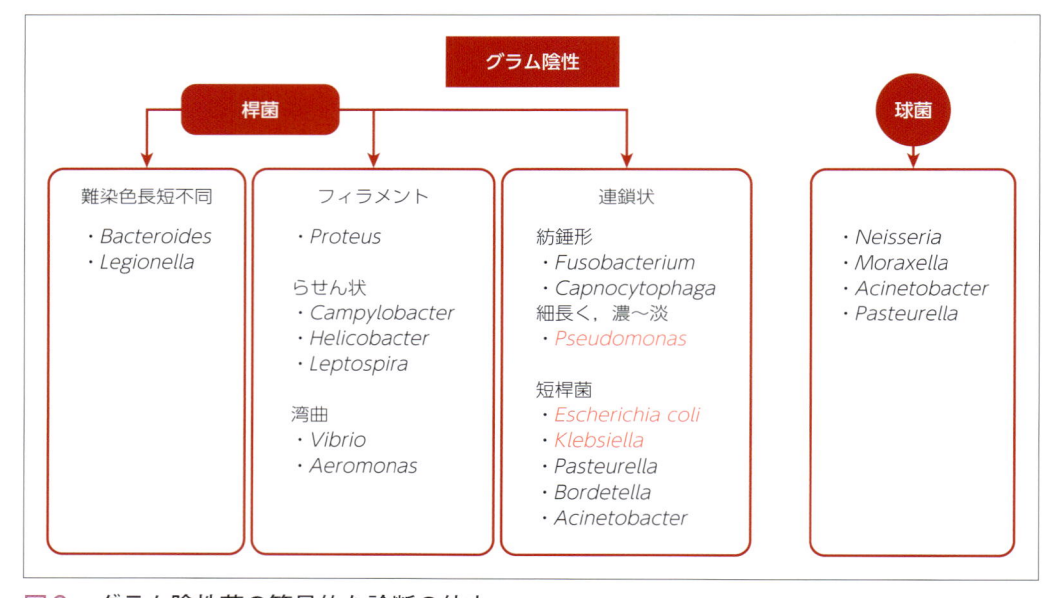

図2　グラム陰性菌の簡易的な診断の仕方

形をとるため，この形であれば基本的にブドウ球菌である確率が圧倒的に高くなる[1]。もちろん他の球菌でも偶然同様の形になることがあるため，平均的にどの形態をとっているかが重要な情報となる。またよくみてみると，ブドウ球菌は分裂前に体積が大きくなってから分裂するため，菌体が丸く，大きさに大小不同がある場合はブドウ球菌の可能性が高くなる。ただし，そのサイズ変化も2倍程度であり，圧倒的にサイズが異なる場合は別のグラム陽性球菌が混じっている可能性を考える。

さらに，ブドウ球菌の中でコアグラーゼ陽性の黄色ブドウ球菌（*S. aureus*）や *S. pseudinterme-*

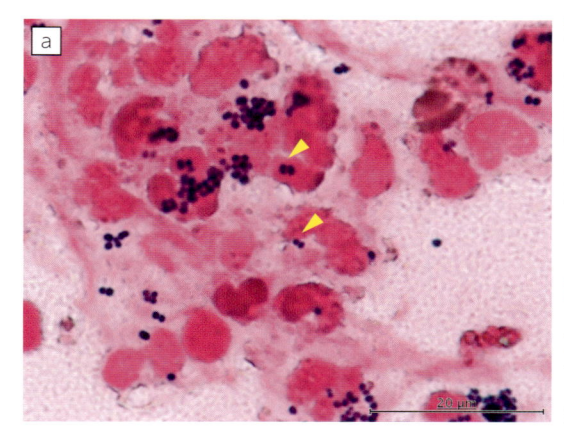

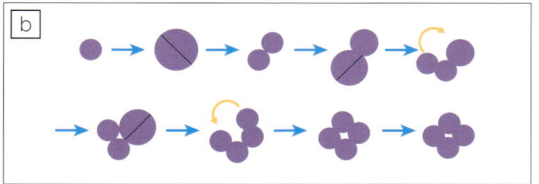

図3　ブドウ球菌の見極め方

上下に分裂するため，bのような「田」のような配座の菌をみつける。また，注意深くみると場所によって球の大きさが異なっていることに気付ける（a矢頭）。

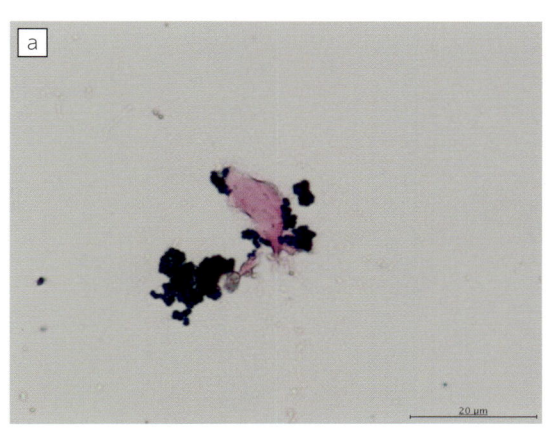

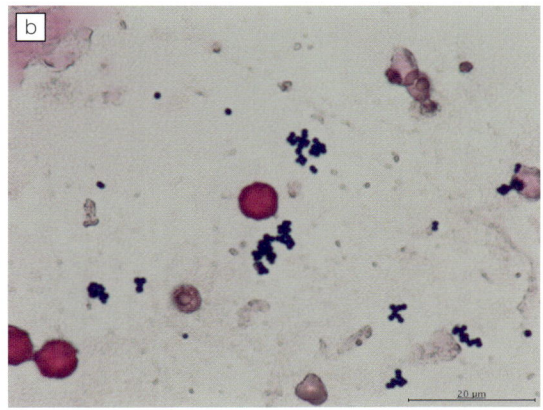

図4　ブドウ球菌属の鑑別

ともに腹水中のブドウ球菌で，*S. pseudintermedius*（a）はコアグラーゼ陽性のため大きく固まり立体的に検出されており，coagulase-negative staphylococci（CNS，b）はコアグラーゼ陰性のため弱く固まり平面的な配座を示している。

dius はフィブリンの存在下で絡まって，より大きな集塊状になりやすく，三次元的な厚みをもった塊を形成することが多い（図4）。この際に周辺が薄ピンク色（グラム陰性）の領域がある場合は析出したフィブリンがみえており，これは oozing sign と呼ばれ，コアグラーゼ陽性ブドウ球菌（特に黄色ブドウ球菌）である確率が高くなる[2]。

レンサ球菌

　横方向のみに連なった球菌で平均連鎖数が7以上のものはレンサ球菌（*Streptococcus* 属）であることが多く，ペニシリン系抗菌薬が第一選択薬となる（図5）。**連鎖数は一個体を考えるのではなく，全体の平均連鎖数を考える**。さらに連鎖数とパターンで種を推定することも可能であり，viridans group は直鎖で一番長い連鎖数を示し，*S. pyogenes* は比較的短めの連鎖数を示し，中心部の球菌が1～2個染色されないことも多い。これらの中間程度の長さで分枝が多ければ *S. dysgalactiae* が代表的となる。しかしどの種のレンサ球菌であっても，獣医療において基本的な治療法は変わらない。

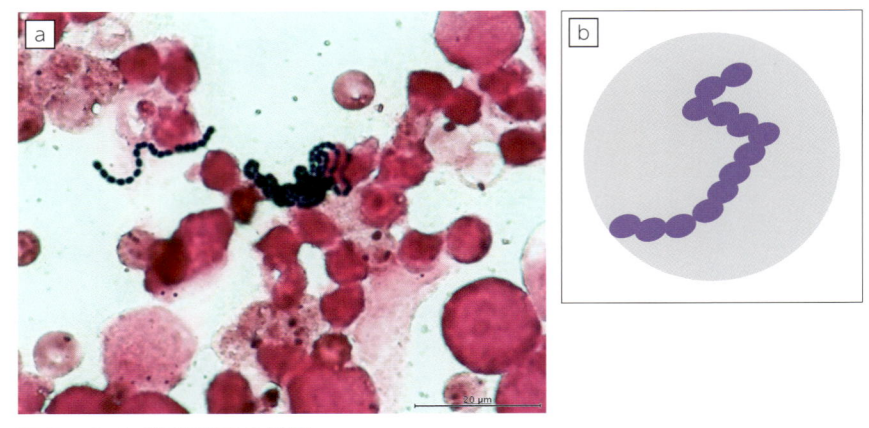

図5　レンサ球菌属の鑑別

本菌は *Streptococcus* spp. viridans group（緑色レンサ球菌）であった。横方向にのみ連鎖し，連鎖数が7以上であることが多い。

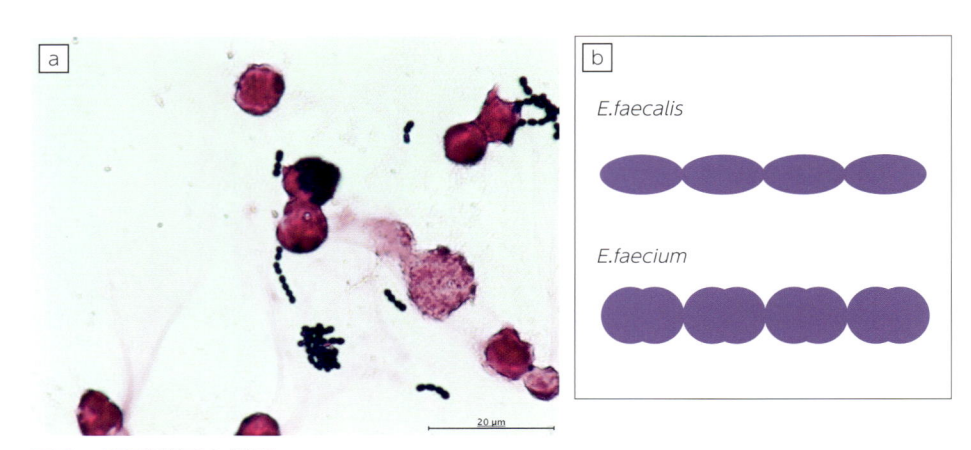

図6　腸球菌属の鑑別

本菌は *E. faecalis* であった。横方向にのみ連鎖し，連鎖数が7未満であることが多い。

腸球菌

　レンサ球菌とは逆に，**平均連鎖数が7未満のものは腸球菌（*Enterococcus* 属）であることが多く，セフェム系抗菌薬に自然耐性である**（図6）。これらの連鎖は注意深くみると球形ではなく，楕円形〜短桿菌のように横に長くみえることがあり，これがレンサ球菌との鑑別に役立つこともある。レンサ球菌と同様に，**連鎖数は一個体を考えるのではなく，全体の平均連鎖数を考える。**

　腸球菌の場合はセフェム系抗菌薬が無効になるため，グラム染色の情報が重要となる。また，腸球菌は種によって抗菌薬感受性が異なり，*E. faecalis* はペニシリン系抗菌薬が著効するが，*E. faecium* はペニシリン系・ペネム系・カルバペネム系抗菌薬に耐性を示すため，薬剤感受性試験が必要になる。特に子宮蓄膿症の起炎菌になっていると死亡することもあるため，子宮蓄膿症の膿は採取し，可能な限りグラム染色した方がよい。また，*E. faecium* は1,000倍で鏡検すると菌体の中央

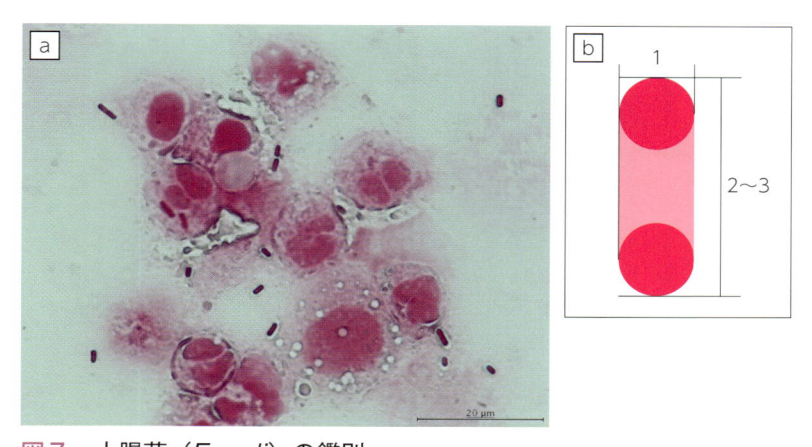

図7 大腸菌（*E. coli*）の鑑別
横径と縦径がおおむね1：2〜3になっていることと，端が濃染されるところで鑑別する。

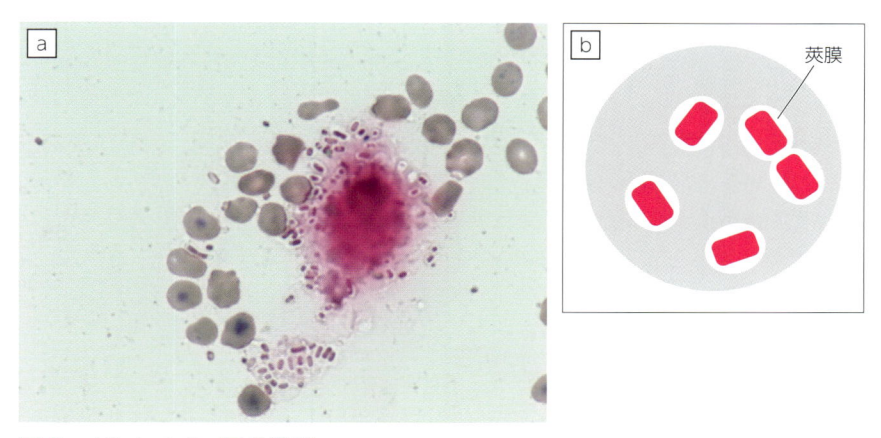

図8 *Klebsiella* 属の鑑別
本菌は *K. pneumoniae* であった。大腸菌よりも太く，莢膜がみえることがある。

にくびれがあることがあり，これをピーナッツサインという[3]。このため油浸レンズで確認することで，広範に耐性を示す *E. faecium* を素早く検出することができる。

グラム陰性桿菌の鑑別方法

腸内細菌群

　グラム陰性桿菌は直線状の菌が大半であり，短く染色性の強いものは大腸菌（*Escherichia coli*）や *Klebsiella* 属菌が多い。基本的には大腸菌は横幅：縦幅＝1：2〜3くらいであり（図7），これより太い場合や，莢膜がみえる場合は *Klebsiella* 属菌の可能性が高い（図8）。あまりに増殖が速い場合，分裂直後の *Klebsiella* 属菌が主体になっていると球菌のようにみえることもある。元

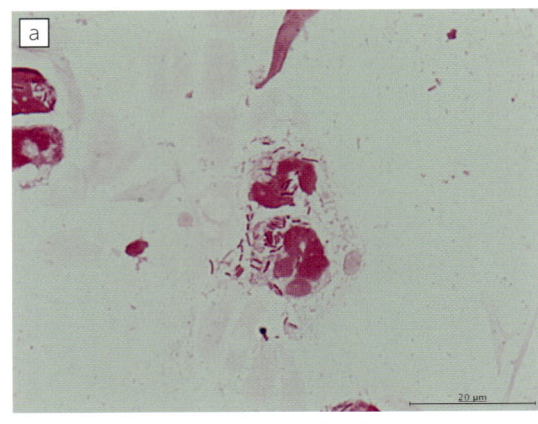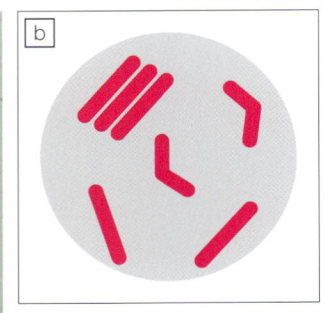

図9　*Pseudomonas* 属の鑑別

大腸菌よりやや細身で湾曲した形状を示すこともある。同一画面内で染色性が薄かったり濃かったりと，ムラがあることも珍しくない。

来，*E. coli* はペニシリン系抗菌薬が著効するが，*Klebsiella* 属菌は染色体上に Ambler Class A β-ラクタマーゼをもつため，セフェム系抗菌薬を使用することになる。また，これらの菌に効く抗菌薬は基質特異性拡張型 β-ラクタマーゼ（ESBL）産生菌の蔓延により減ってきており[4]，自院のアンチバイオグラムを参考にすることで，自信をもって適切な抗菌薬を選択できるようになる（Chapter1-7「細菌培養検査・薬剤感受性試験」を参照）。特に ESBL 産生大腸菌には動物でもセフメタゾールが著効することが多く[5]，筆者も重篤な病態の際にはよく使用している。

緑膿菌

　大腸菌より細長く染色性が弱いものが散在したり，湾曲したりするような菌は緑膿菌（*Pseudomonas aeruginosa*）である可能性が高い（図9）。緑膿菌は多くの抗菌薬に自然耐性を示すため，緑膿菌に特異的なスペクトルのある抗菌薬が使用される。代表的な抗菌薬はフルオロキノロン系抗菌薬であり，これを乱用している動物病院では緑膿菌に対する経口抗菌薬の選択肢がなく，苦労することになる。

その他のマイナーな菌

グラム陽性桿菌

　グラム陽性桿菌は検体が採取された場所と菌体の大きさで判断することが多い。大腸菌よりやや小型で皮膚や耳から採られてきた検体では *Corynebacterium* 属菌が多く，ハの字型をとる（図10a）。大型で外界（特に土壌）と触れる場所であれば *Bacillus* 属菌（図10b），糞便であれば *Clostridium* 属菌や *Clostridioides* 属菌が多い。

らせん菌

　らせん菌は胃内では *Helicobacter* 属菌が多いが，多くは *H. pylori* と異なり病原性をもたない。

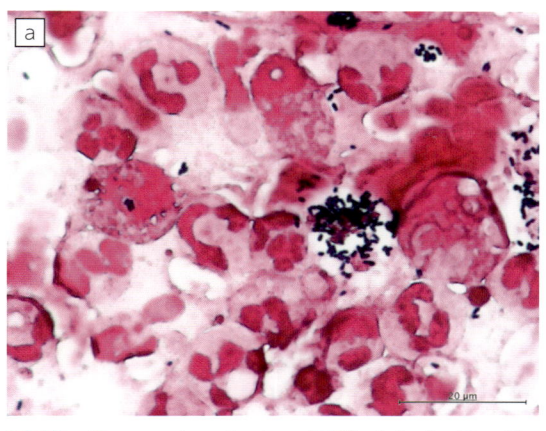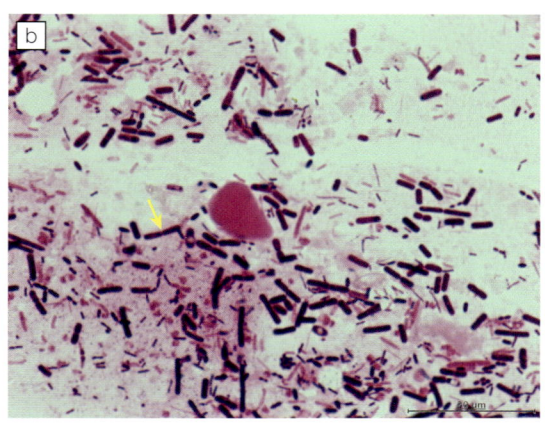

図10　*Corynebacterium* 属菌（a）と *Bacillus* 属菌（b）

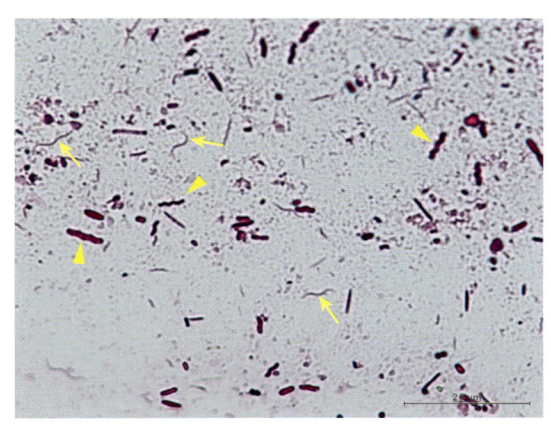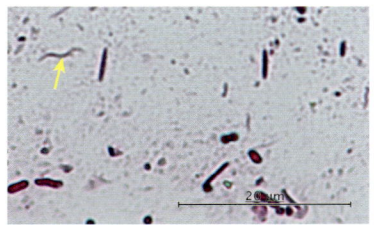

図11　糞便中の *Campylobacter* 属菌

非常に小さく「かもめ」のシルエット様にみえるらせん数3の菌が *Campylobacter* 属菌であり（矢印），他の大型らせん菌は *Campylobacter* 属菌ではない（矢頭）。

また，糞便中にらせん菌が出現した場合は，容易に視認されるものは非病原性の種不明の細菌であり，*Campylobacter* 属菌は非常に細く視認しづらい（図11）。さらに，*Campylobacter* 属菌は健常犬でも他の疾患でも検出されることがあり，よほど重症でなければ治療対象とされることはほぼない[6]。

真菌

真菌は糸状菌（アスペルギルス：*Aspergillus* 属菌など）と酵母様真菌（カンジダ：*Candida* 属菌など）でみえ方が異なり，通常，糸状菌はグラム陰性〜難染色性，酵母様真菌はグラム陽性に染色される（図12）。

酵母様真菌は一瞬球菌と見間違えるかもしれないが，普段からみていれば明らかに細菌よりも大きいことが分かる。また，*Candida* 属菌であれば仮性菌糸は菌体であるため同様にグラム陽性に染色され，仮性菌糸がみられる場合は *C. albicans* でありアゾール系抗真菌薬が使用できる。仮性菌糸がみられない場合は *C. glabrata* や *C. tropicalis* といったアゾール系抗真菌薬が効きづらい菌種であることが多い。

マラセチア（*Malassezia* 属菌）は皮膚に常在する酵母様真菌であり，ダルマ様の形態を示す（図13）。

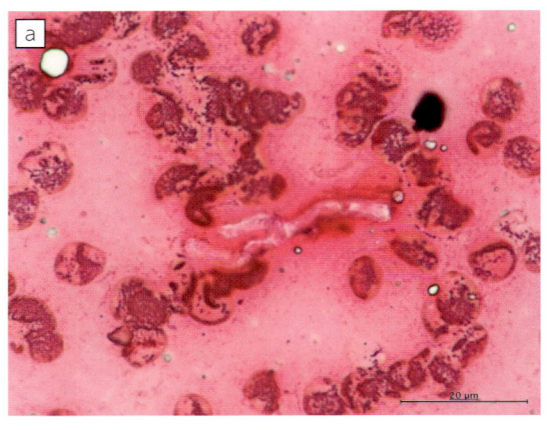
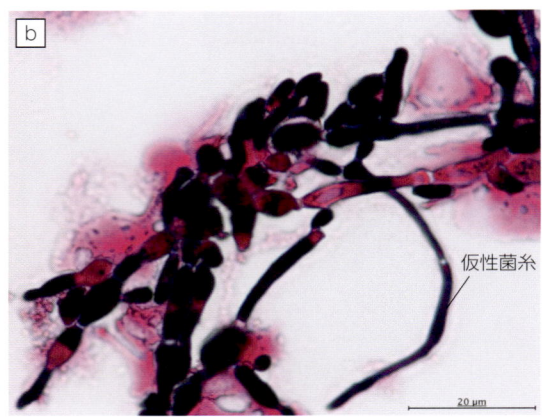

図 12　*Aspergillus* 属菌（a）と *Candida* 属菌（b）
詳細は Chapter2-1「皮膚感染症」を参照。

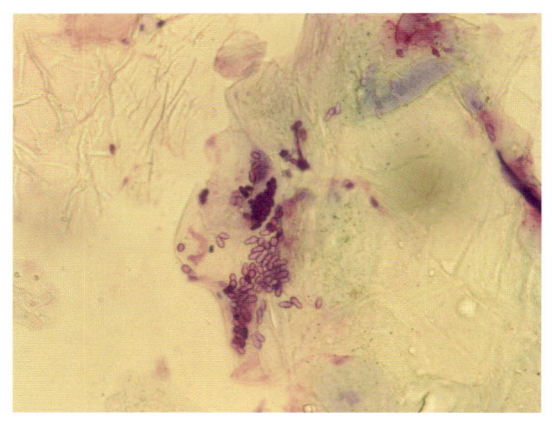

図 13　*Malassezia pachydermatis*

正常菌叢のため検出されても問題ではないが，異常増殖している場合は皮膚炎の原因となっている可能性を考える（詳細は Chapter2-1「皮膚感染症」を参照）。

口腔内細菌

　動物が舐めている部位では口腔内細菌が検出されることがあるが，その臨床的意義についてはあまり分かっていない。この中で臨床上一番の問題となる口腔内細菌は *Pasteurella multocida* であり，犬咬傷において 50％，猫咬傷において 75％ で検出されたという報告がある[7]。このため，咬傷部位の膿をグラム染色することは診断意義が高い[8]。*P. multocida* はグラム陰性桿菌だが，小桿菌で球菌のようにもみえることがあり，莢膜を有することもある（図 14）。

　また，この他に超大型細菌である *Simonsiella* 属菌を認めることもある（図 15）。こちらは口腔内の常在菌であり，臨床的意義は特にない[9, 10]。口以外で認めた場合は，その部位を舐めていることを疑う 1 つの証拠となる。

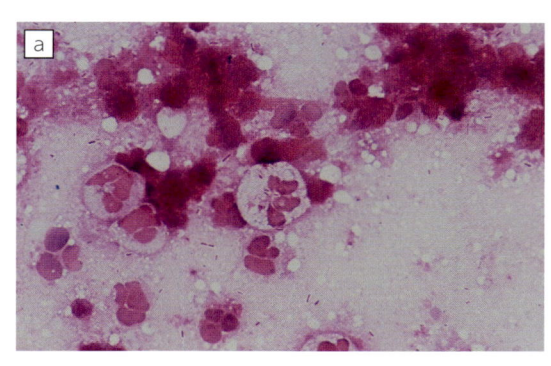
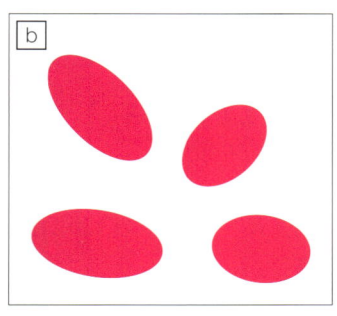

図14　*Pasteurella multocida* のグラム染色像と模式図

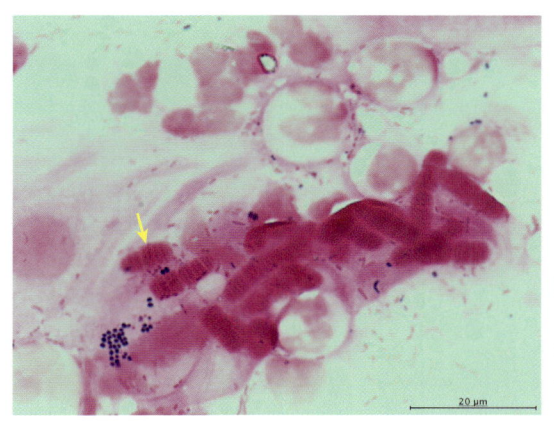

図15　口腔内潰瘍から採られた検体の
グラム染色像

Corynebacterium 属菌やブドウ球菌，小型のグラム陰性桿菌に混じってみられる，大型のわらじ状の菌（矢印）が *Simonsiella* 属菌である。

■ 参考文献

1．Tzagoloff H, Novick R. Geometry of cell division in Staphylococcus aureus. J Bacteriol. 1977; 129(1): 343-50.

2．Hadano Y, Isoda M, Ishibashi K, et al. Validation of blood culture gram staining for the detection of Staphylococcus aureus by the 'oozing sign' surrounding clustered gram-positive cocci: a prospective observational study. BMC Infect Dis. 2018; 18(1): 490.

3．林俊誠，吉田勝一．腸球菌のペニシリン感受性をグラム染色所見の「落花生サイン」で推定．感染症誌．2019．93．306-311.

4．Harada K, Shimizu T, Mukai Y, et al. Phenotypic and Molecular Characterization of Antimicrobial Resistance in Klebsiella spp. Isolates from Companion Animals in Japan: Clonal Dissemination of Multidrug-Resistant Extended-Spectrum *β*-Lactamase-Producing Klebsiella pneumoniae. Front Microbiol. 2016; 7 : 1021.

5．Shimizu T, Harada K, Tsuyuki Y, et al. In vitro efficacy of 16 antimicrobial drugs against a large collection of *β*-lactamase-producing isolates of extraintestinal pathogenic Escherichia coli from dogs and cats. J Med Microbiol. 2017; 66(8): 1085-1091.

6．Marks SL, Rankin SC, Byrne BA, et al. Enteropathogenic bacteria in dogs and cats: diagnosis, epidemiology, treatment, and control. J Vet Intern Med. 2011; 25(6): 1195-208.

7．Abrahamian FM, Goldstein EJ. Microbiology of animal bite wound infections. Clin Microbiol Rev. 2011; 24(2): 231-46.

8．Swartz MN. Clinical practice. Cellulitis. N Engl J Med. 2004; 350(9): 904-12.

9．Hodgin EC. Simonsiella in ulcers in the lip of a dog. Vet Pathol. 1988; 25(1): 92-3.

10．Valle GR, Toledo Júnior JC, de Figueiredo CB. Detection of Simonsiella species in the vagina of a bitch in heat. Vet Rec. 2006; 159(5): 156-7.

5 獣医療でよく使用される抗菌薬・抗真菌薬

- □ 抗菌薬・抗真菌薬のどちらにおいても，本当に必要であるという診断根拠をもって投与する。
- □ 基本的に最大用量・最大回数で投与し，必要がなくなれば即時中止する。

　抗菌薬とは「細菌の増殖阻害や破壊を行う薬」である。つまり，基本的に抗菌薬が細菌性感染症以外に適応になることはない。しかし，症例の体調が悪いと安直に抗菌薬を処方する獣医師は多い。このように抗菌薬を乱用されている動物が他の感染症に罹患した際に，以前に処方されていた抗菌薬に耐性を有することが多い。例えば，膀胱炎[1]や肺炎[2]では起炎菌が4週間前までに別の理由で投与されていた抗菌薬に対して耐性を有することが多かったと報告されている。このように抗菌薬が乱用された状態が続けば，どの抗菌薬にも耐性を有するようになってしまう。実際に抗菌薬の処方を飼い主が望んでいる割合は非常に少なく，**抗菌薬を投与されなかった場合でも92％の飼い主は特段の失望を抱かなかった**と報告されている[3]。このため，獣医師側が自分自身に**「今，抗菌薬はその症例に必要か？」**を問いかけてから，処方を決断する必要がある。

抗菌薬投与の考え方

　抗菌薬を処方する際には，最大用量・最大回数を目指すように投与することを心掛けてほしい。抗菌薬は大きく時間依存性と濃度依存性に分かれるが，細胞の外で効果を発揮するものが時間依存性抗菌薬であり，細胞内に入って効果を示すものが濃度依存性抗菌薬であることが多い。このため，基本的に細胞壁合成阻害薬（β-ラクタム系［ペニシリン系，セフェム系，カルバペネム系］，ホスホマイシンなど）は時間依存性抗菌薬であり，その他のものは大半が濃度依存性抗菌薬である。時間依存性抗菌薬は投与回数を，濃度依存性抗菌薬は投与量を増やすことでより効力を発揮すると知られているが，投与量などにはばらつきが多い。このため本稿ではCLSI VET01S[4]に準拠し，記載の投与量が明らかに少ない場合はPlumb's Veterinary Drug Handbook[5]など，その他の情報をもとに記載している。

抗菌薬

ペニシリン系

　基本的な適応はレンサ球菌・腸球菌・大腸菌である。

一般名	剤形	用法・用量
ベンジルペニシリン／ ペニシリンG（PCG）	注射	20,000〜40,000 U/kg IM/IV q6〜8h（犬・猫）
アンピシリン（ABPC）	注射・散剤	20〜30 mg/kg IV q6〜8h（犬・猫）
アモキシシリン（AMPC）	錠剤・散剤	20〜30 mg/kg PO q6〜8h（犬・猫）

薬効のポイント ペニシリン系抗菌薬は細菌の細胞壁の材料である D-アラニル-D-アラニンによく似た物質であり，ペニシリン系抗菌薬により細菌は正常な細胞壁が合成できなくなり，破裂して死亡する。初期に開発されたベンジルペニシリンは経口吸収できないが，アミノペニシリン（アンピシリンやアモキシシリン）は経口吸収が可能である。レンサ球菌の特効薬であり，レンサ球菌であれば原則ペニシリン系抗菌薬を用いる（レンサ球菌については Chapter1-4 図5を参照）。また，大腸菌への第一選択薬でもある。*Klebsiella pneumoniae* はペニシリンを分解する Ambler Class A β-ラクタマーゼを保有しているため無効と考える。

注意すべき相互作用 なし。静菌性抗菌薬と併用して効果が減弱するかは細菌株ごとに異なるため[6]，一般臨床上考慮することはできない。

副作用 腸内細菌叢の変化により消化器症状を引き起こすことがある。これは，プロバイオティクスなどの併用により緩和できる可能性がある[7]。アレルギーや腎障害を引き起こすことがあるが，投与量を減弱しても発生率は変わらないため，投与量を下げてはいけない。

処方のポイント 経口薬には吸収率の観点からアモキシシリンを用いる。半減期が早いため点滴による 24 時間投与には向かない[8]。

その他 妊娠中の使用において胎子への悪影響の証拠はない。

β-ラクタマーゼ阻害薬付きペニシリン系抗菌薬

耐性が予測されるグラム陰性桿菌に使用されることが多い。

一般名	剤形	用法・用量
アモキシシリン・クラブラン酸 （AMPC/CVA）	錠剤（オーグメンチン） 散剤（クラバモックス）	12.5〜25 mg/kg PO q8〜12h（犬・猫）
アンピシリン・スルバクタム （ABPC/SBT）	錠剤・注射	20〜50 mg/kg PO/IV q6〜8h（犬・猫）

薬効のポイント ペニシリン系抗菌薬に β-ラクタマーゼ阻害薬を配合した抗菌薬であり，より広域なスペクトルを示す。*K. pneumoniae* にも有効であるが，*Klebsiella oxytoca* は染色体上に K1 型 β-ラクタマーゼを保有することがあり，これはクラブラン酸で阻害されるがスルバクタムでは阻害されないため，有効性を示せないときがある[9]。また，K1 型 β-ラクタマーゼは誘導発現となることがあり，薬剤感受性試験では「S」で返ってくる可能性もあるため注意が必要である。

注意すべき相互作用 ペニシリン系抗菌薬と同様。

副作用 オーグメンチンなどはクラブラン酸濃度が高く，**経口投与時に消化器症状を引き起こす確率が高いが，プロバイオティクスなどの併用やクラバモックスのようなβ-ラクタマーゼ阻害薬の濃度が低い薬剤を用いることで緩和できる可能性がある。**

処方のポイント オーグメンチンは割錠し時間が経つと変色するため，飼い主が自宅にて割錠す

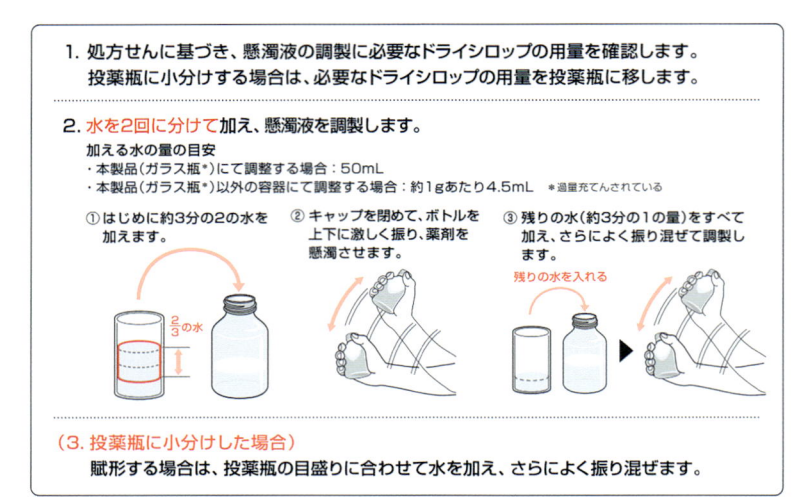

1. 処方せんに基づき、懸濁液の調製に必要なドライシロップの用量を確認します。
   投薬瓶に小分けする場合は、必要なドライシロップの用量を投薬瓶に移します。

2. 水を2回に分けて加え、懸濁液を調製します。
   加える水の量の目安
   ・本製品（ガラス瓶*）にて調整する場合：50mL
   ・本製品（ガラス瓶*）以外の容器にて調整する場合：約1gあたり4.5mL　＊過量充てんされている

   ① はじめに約3分の2の水を加えます。
   ② キャップを閉めて、ボトルを上下に激しく振り、薬剤を懸濁させます。
   ③ 残りの水（約3分の1の量）をすべて加え、さらによく振り混ぜて調製します。
   残りの水を入れる

   （3. 投薬瓶に小分けした場合）
   賦形する場合は、投薬瓶の目盛りに合わせて水を加え、さらによく振り混ぜます。

図1
クラバモックスの溶解法
グラクソ・スミスクライン（株）の許諾を得て転載

る。クラバモックスは吸湿性があるため、分包するか、懸濁液として処方する（図1）。懸濁液にした際には冷蔵保存にて10日以内に使い切り、余った分は廃棄する。黄変することがあるが、期限内であれば力価は90%以上保持される（10%以内の低下）。

その他　妊娠中の使用において胎子への悪影響の証拠はない。また、アルミブリスターに入った薬剤は外に出すと湿度によって崩壊する可能性があるため、密封できる袋に入れるか、冷蔵庫で保管する。

緑膿菌特化型ペニシリン系抗菌薬

一般名	剤形	用法・用量
ピペラシリン（PIPC）	注射	350 mg/kg IV q6h または 3.2 mg/kg/h CRI（犬）

薬効のポイント　緑膿菌に対して著効するように設計されたペニシリン系抗菌薬であるが、犬・猫では非常に代謝が早く**半減期が30分程度**しかなく[10]、β-ラクタマーゼ阻害薬であるタゾバクタムが付いたものでも同様である。このため、敗血症を想定した際に非常に使いづらく、無理に使う理由がみつからない薬剤である。半減期を考えると1日の投与回数は4回以上必要となり投与に工夫が必要となるが、人において投与濃度を最適化して持続投与を行っても目標達成率は37%程度と報告されており[11]、血中濃度を測定して投与量調整を行っても4割以上が適正濃度に到達しない[12]。また、ここ数年で最小発育阻止濃度（MIC）が何度も改訂されており、獣医療において適正に使用することは非常に難しい。CLSIでは犬において薬物動態（PK）を考慮した投与量が提案されており、やむを得ず使用する場合はこの用量を順守する。

セフェム系

セファロスポリン系抗菌薬

　基本的にはブドウ球菌と *K. pneumoniae* の第一選択薬である。

一般名	剤形	用法・用量
セファレキシン（CEX）	錠剤・散剤	25〜45 mg/kg PO q6〜8h（犬・猫）
セファゾリン（CEZ）	注射	25〜35 mg/kg IV q6〜8h（犬・猫）

薬効のポイント ペニシリン系抗菌薬と同様に細胞壁合成を阻害する抗菌薬であり，特にブドウ球菌へ良好な抗菌スペクトルを示す。また，*K. pneumoniae* が染色体上に保有する Ambler Class A β-ラクタマーゼにより分解されないため[13]，こちらでも第一選択薬となる。

注意すべき相互作用 なし。静菌性抗菌薬と併用して効果が減弱するかは細菌株ごとに異なるため，一般臨床上考慮することはできない。

副作用 腸内細菌叢の変化により消化器症状を引き起こすことがある。これは，プロバイオティクスなどの併用により緩和できる可能性がある。アレルギーや腎障害を引き起こすことがあるが，投与量を減弱しても発生率は変わらないため，投与量を下げてはいけない。

処方のポイント 経口の第3世代セフェム系抗菌薬は吸収率が悪いため使用しない[14]。

その他 腸球菌・リステリア・緑膿菌には無効である。

セファマイシン系抗菌薬

対基質特異性拡張型 β-ラクタマーゼ（ESBL）産生腸内細菌群（大腸菌・*Klebsiella* 属菌など）の薬である。

一般名	剤形	用法・用量
セフメタゾール（CMZ）	注射	40 mg/kg IV q6〜8h（犬・猫）

薬効のポイント セフェム系抗菌薬だが構造が特殊であり，多くの β-ラクタマーゼにより分解されないため，ESBL 産生菌に対して用いることができる。**ESBL は第3世代セフェム系抗菌薬（セフトリアキソン，セフタジジムなど）を無効化するため，広域スペクトルといわれている上記薬剤を用いても治療されない。**

注意すべき相互作用 なし。静菌性抗菌薬と併用して効果が減弱するかは細菌株ごとに異なるため，一般臨床上考慮することはできない。

副作用 アレルギーや腎障害を引き起こすことがあるが，投与量を減弱しても発生率は変わらないため，投与量を下げてはいけない。血小板機能の異常は臨床上みられていないため[15]，考慮する必要はないと考える。

処方のポイント 点滴静脈内投与する必要がなく，急速静脈内投与が可能である。また4℃で保管していれば，溶解後も1週間は力価が有効範囲で保たれる。

その他 腸球菌・リステリア・緑膿菌には無効である。

フルオロキノロン系

唯一**経口処方も可能な対緑膿菌用の抗菌薬**である。

一般名	剤形	用法・用量
エンロフロキサシン（ERFX）	注射・錠剤	5〜20 mg/kg SC/IV/PO q24h（犬） 5 mg/kg SC/IV/PO q24h（猫）
オルビフロキサシン（OBFX）	注射・錠剤	2.5〜7.5 mg/kg SC/PO q24h（犬・猫）
レボフロキサシン（LVFX）	注射・錠剤・散剤	25 mg/kg IV/PO q24h（犬）[16]

薬効のポイント　細菌の DNA ジャイレースを阻害することで DNA 複製・転写を阻害して殺菌的に作用する。近年耐性菌が非常に多く，基本的には対緑膿菌としてのみ使用する。

注意すべき相互作用　金属イオン（特にスクラルファート）と結合し吸収が阻害される[16, 17]。弱い GABA 受容体阻害作用をもち，発作を誘発することがある[18]。この効果は非ステロイド性抗炎症薬（NSAIDs）存在下で増強される。また，テオフィリンの血中濃度を上昇させるため，必要に応じてテオフィリンの量を調整する必要がある。

副作用　局所投与を行うことで接種部位の組織反応を惹起する。エンロフロキサシンのみで猫への高用量投与によって網膜障害が発生することが示されている[19]。若齢動物における関節障害が報告されているが，主に実験動物での報告である。

処方のポイント　濃度依存性抗菌薬のため，1 回量を多く投与する。静脈内投与を検討する際には適応外処方であることを十分に理解し，必ず飼い主へインフォームしてから 30〜45 分以上かけて投与する[20]。薬剤感受性試験において 2024 年から用量依存的感性（susceptible dose dependent：SDD）が記載されたため，今後使用する際にはブレイクポイントによって投与量を増やす必要が出てくる。エンロフロキサシンでは MIC＝0.125 μg/mL で 10 mg/kg q24h，0.25 μg/mL で 20 mg/kg q24h と定められており，ディスク法は信頼性が低いため SDD を決定できない。

その他　マグネシウム含有溶液と混ぜることで沈殿する。

テトラサイクリン系

　基本的には耐性グラム陽性球菌に対して使用されるが，比較的耐性のグラム陰性桿菌もカバーする。

一般名	剤形	用法・用量
ミノサイクリン（MINO）	注射・錠剤・散剤	5〜12.5 mg/kg IV/PO q12h（犬・猫）
ドキシサイクリン（DOXY）	錠剤	5〜12.5 mg/kg PO q12h（犬・猫）

薬効のポイント　細菌の 30S リボソームサブユニットに結合することで蛋白質合成を阻害し，静菌的に作用する。

注意すべき相互作用　金属イオン（特にスクラルファート）と結合し吸収が阻害される[21]。

副作用　ミノサイクリンは急速静脈内投与すると心機能低下や低血圧を惹起するため，急速静脈内投与は避ける[22,23]。また，中枢神経作用によって悪心・嘔吐を誘発することがあるが，これはマロピタントで軽減することができる[24, 25]。ドキシサイクリンでは，特に猫で長時間食道に停留すると食道炎を惹起し，食道狭窄を引き起こすことがあるため，食事との同時摂取や投薬後の飲水（2 mL 以上），ピルポケットの利用などを実施する[26]。

処方のポイント　ミノサイクリンの静脈内投与は 10 分以上かけて実施することで心血管系副作用の低減につながる[25]。筋肉内投与はかなり痛いため避ける。ミノサイクリンは特に尿中排泄率が悪いため（5 ％程度）[27]，尿路感染への使用はドキシサイクリンを選ぶ。

（その他）　胎子毒性を示す可能性があるため，妊娠動物への投与は控える。ブドウ球菌におけるテトラサイクリン耐性遺伝子には薬剤排出を促進する *tet*（K）とリボソームを保護する *tet*（M）の2つがあるが，***tet*（K）が発現している場合はドキシサイクリンが耐性となり，ミノサイクリンは感受性となる**。このため薬剤感受性試験では各々の薬剤で判断する必要がある[28]。

ST 合剤

一般名	剤形	用法・用量
スルファメトキサゾール・トリメトプリム	注射・錠剤・散剤	15〜30 mg/kg IV/PO q12h（犬・猫） ノカルジア症のみ 45〜60 mg/kg IV/PO q12h（犬）

（薬効のポイント）　両者の薬剤によって葉酸合成阻害を行うことで静菌的に作用するが，理想状態では殺菌的に作用することもある。

（注意すべき相互作用）　特になし。

（副作用）　犬で特異体質性薬物障害による肝障害（特にブラックタンの毛色・ドーベルマン），発熱，皮疹，血小板減少症，貧血，多発性関節炎，多発性筋炎の報告がある[29, 30]。また，乾性角結膜炎を引き起こすことがある[31]。長期投与における甲状腺機能低下症の発症については因果関係がはっきりしていないが，休薬によって改善する[31]。**注射液の急速静脈内投与は凝血・溶血を引き起こすため，生理食塩水で 11 倍以上に希釈してから使用すること**[32]。

（処方のポイント）　筋肉内投与はかなり痛いため実施を避ける。

（その他）　皮下投与用の注射液であるトリブリッセン（日本では発売中止）は静脈内投与できないので，間違えないこと。

マクロライド系

一般名	剤形	用法・用量
クラリスロマイシン（CAM）	錠剤・散剤	7.5〜10 mg/kg PO q12h（犬・猫）
アジスロマイシン（AZM）	錠剤	10〜15 mg/kg PO q12h（犬） 7〜15 mg/kg PO q12h（猫） →上気道感染症の場合は，その後 q72h[33]

（薬効のポイント）　細菌の 50S リボソームサブユニットに結合することで蛋白質合成を阻害し，静菌的に作用する。ミトコンドリア膜を突破できないため，クロラムフェニコールのような骨髄抑制は起こさない。

（注意すべき相互作用）　CYP450 阻害を引き起こすため，肝代謝の薬剤の消失を遅らせる（例：シクロスポリン・ミダゾラム）[34, 35]。このためシクロスポリンの血中濃度を上げる目的で使用するとされたことがあるが，現在は耐性菌の観点から許容できない。また，シクロスポリンによる免疫抑制には血中濃度のトラフ値が指標として用いられていたが，トラフ値と T 細胞の免疫機能抑制に十分な相関がなかったため[36]，現在はトラフ値を測定する意義が薄れている。

（副作用）　特になし。

（処方のポイント）　**膀胱内には代謝された低活性体が移行するため膀胱炎には処方しない**。グラム陰性桿菌には効かないので，バベシア症・クラミジア症・マイコプラズマ症などの特殊な感染症で

使用される。

その他 特になし。

リンコマイシン系

一般名	剤形	用法・用量
クリンダマイシン（CLDM）	注射・錠剤・散剤	5.5〜33 mg/kg PO/IV q12h（犬・猫） 特に犬のヘパトゾーン症（10 mg/kg q12h），猫のトキソプラズマ症（5〜20 mg/kg q12h）などの原虫感染症では高用量を必要とする

薬効のポイント 細菌の 50S リボソームサブユニットに結合することで蛋白質合成を阻害し，静菌的に作用する。

注意すべき相互作用 神経筋遮断薬を同時に使用すると，神経筋遮断が強化されることがある。胆汁排泄のみならず，尿中にも排泄されるが，大半が抗菌活性を有したまま排泄される。**通常の薬剤感受性試験では誘導耐性が存在しているか分からないため，必ず D テストを実施していることを確認する**[37]（Chapter1-8「薬剤耐性菌」を参照）。

副作用 肝酵素上昇を伴うことがある。静脈内への高用量投与により痙攣を示したことがマウスで報告されている。

処方のポイント グラム陰性桿菌には効かないので，グラム陽性菌または原虫（ヘパトゾーン症，トキソプラズマ症）などの特殊な感染症で使用される[33]。

その他 人では急速静脈内投与で心停止することがあるため，希釈して 30 分〜 1 時間かけて点滴静脈内投与する。

クロラムフェニコール

一般名	剤形	用法・用量
クロラムフェニコール（CP）	注射・錠剤	45〜60 mg/kg PO q8h（犬） 10〜33 mg/kg IV/IM q6h（犬） 13〜50 mg/kg PO q12h（猫） 10〜30 mg/kg IV/IM q12h（猫）

薬効のポイント 細菌の 50S リボソームサブユニットに結合することで蛋白質合成を阻害し，静菌的に作用する。ミトコンドリア膜を突破し骨髄抑制を起こす。

注意すべき相互作用 CYP450 阻害を引き起こすため，肝代謝の薬剤の消失を遅らせる（例：シクロスポリン・ミダゾラム）。

副作用 特に犬では流涎，食欲不振，嗜眠，行動不穏，末梢神経障害，肢の運動失調，脱力感が報告されており，投薬中止で大半は改善している[38]。**猫ではグルクロン酸抱合ができないため，毒性が現れやすい**[39,40]。血液毒性はどの動物種でも引き起こされることがあるが，再生不良性貧血は人のみで知られている。

処方のポイント 猫では過剰投与となりやすいためトラフ値の血中濃度が 5 〜15 μg/mL を目標とする。尿中排泄量は非常に少ないため，**感受性があっても尿路感染症には原則用いない**[41]。錠剤は非常に苦いため，糖衣錠を割らずに 1 錠処方を心掛ける。

その他 繁殖予定の動物や妊娠動物への投与は勧められていない。

ホスホマイシン

一般名	剤形	用法・用量
ホスホマイシン（FOM）	注射・錠剤・散剤	40 mg/kg IV q12h（犬） 40～80 mg/kg IM/SC/PO q12h（犬） **猫では致命的な尿細管障害を引き起こすため禁忌！**

薬効のポイント　細菌の細胞壁合成におけるペプチドグリカン合成にかかわる最初の経路を阻害することで，殺菌的に作用する。

注意すべき相互作用　メトクロプラミドとの同時投与は血中濃度の低下と尿中排泄量の低下を引き起こす。

副作用　猫では 20 mg/kg q12h　3 日間の経口投与および静脈内投与どちらでも急性尿細管障害を引き起こす[42]。ありとあらゆる抗菌薬が無効であり，**ホスホマイシンでのみ救命が可能な状況において，飼い主へ毒性を説明し書面による同意がとれた場合でしか，使用するべきではない**。なお，使用しても BUN／Cre の即時の上昇を認めないことがあるが，組織学的には BUN／Cre が上昇していない動物でも尿細管壊死が認められるため，血液学的に異常がないことと許容できるかは別問題である。

処方のポイント　バイオアベイラビリティ（生物学的利用能）が悪いため，経口投与の際には 80 mg/kg を目指すように多めに投与する[43]。犬の慢性投与における最大無作用量が 250 mg/kg なので，80 mg/kg 程度であれば副作用は生じない。

その他　特になし。

アミノグリコシド系

　対グラム陰性桿菌の切り札である。

一般名	剤形	用法・用量
ゲンタマイシン（GM）	注射	10～15 mg/kg IV/IM/SC q24h（犬） 5～8 mg/kg IV/IM/SC q24h（猫）
アミカシン（AMK）	注射	15～30 mg/kg IV/IM/SC q24h（犬） 10～15 mg/kg IV/IM/SC q24h（猫）

薬効のポイント　細菌の 30S リボソームサブユニットの蛋白質に不可逆的に結合することで殺菌的に作用する。対グラム陰性桿菌の切り札であり，安直に使用してはいけない。

注意すべき相互作用　フロセミドは腎毒性を増強する可能性がある。

副作用　腎毒性が認められる他，犬では聴覚毒性，猫では前庭毒性を示すことがある。

処方のポイント　投与開始前には十分な水和を実施し，カルシウムを含有している輸液剤を使用することを検討する。アミノグリコシド系抗菌薬ではゲンタマイシンが最も毒性が強く出るため[44]，他のアミノグリコシド系抗菌薬がある場合は変更を検討する。サイトハウンドは猫と同様に低用量から始めることが推奨される。投与前，食事前の早朝にベースラインの Cre を測定しておき，0.3 mg/dL 以上の上昇を認めた際には中止を検討する。

その他　尿細管細胞内に蓄積するため，中止後しばらくは腎機能のモニタリングが必要となる。

カルバペネム系

嫌気性菌まで含めた広範な対グラム陰性桿菌の抗菌薬である。

一般名	剤形	用法・用量
イミペネム・シラスタチン（IMP/CS）	注射	10 mg/kg IV q6〜8h（犬・猫）
メロペネム（MEPM）	注射	12〜24 mg/kg IV q6〜8h（犬・猫）

薬効のポイント　ペニシリン系抗菌薬とセファロスポリン系抗菌薬の両者の骨格をもち，異常なまでのペニシリン結合蛋白質との親和性を有することで，細菌は正常な細胞壁が合成できず，破裂して死亡する。**対グラム陰性桿菌および嫌気性菌の切り札であり，安直に使用してはいけない**。シラスタチンはイミペネムが腎臓のジヒドロペプチダーゼⅠで分解されないようにするために入っており，生体内では静菌効果をもたない[45]。

注意すべき相互作用　プロベネシドは血中濃度を増加させる可能性があるため，同時使用は推奨されない。

副作用　人では中枢神経作用が報告されているが，犬・猫において明確な報告はない[45, 46]。

処方のポイント　上記の用量以下で q8h を下回ると十分な time above MIC（血中濃度が MIC を超えている時間）が確保されないため，原則 1 日 4 回以上の投与を検討する。定速持続投与（CRI）による中枢神経障害抑制効果ははっきりしていないが，time above MIC の増加にはつながるため，3 時間以内であれば CRI の実施を考える。

その他　**メチシリン耐性ブドウ球菌が発現する _mecA_ 遺伝子はカルバペネム系抗菌薬すら無効にするため**[47]**，ブドウ球菌が推定される際には使用しない**。イミペネム・シラスタチンのジェネリック医薬品の中には同等の血中濃度にならない製品があるため，注意する[48]。海外の報告にある皮下投与は現行品と製剤が異なっており，現在その製剤の販売はない。また，現行品の皮下投与で皮膚障害を引き起こすことがあるため，皮下投与は検討しない。

抗真菌薬

ポリエン系

一般名	剤形	用法・用量
アムホテリシン B（AMPH-B）	注射・錠剤・シロップ剤	0.25〜0.5 mg/kg IV q48〜72h（犬） 0.1〜0.5 mg/kg IV q48〜72h（猫）

薬効のポイント　真菌の細胞膜のエルゴステロールと結合し，膜に小孔をつくることにより殺菌的に作用する。

注意すべき相互作用　抗がん剤，コルチコステロイドおよびコルチコトロピン，強心配糖体，フルシトシン，イミダゾール，その他の腎毒性薬および筋弛緩薬は，アムホテリシン B の毒性を強めるおそれがある。

副作用　コレステロールと結合することで尿細管障害を引き起こすため，累積投与量が 9〜12 mg/kg になった場合，以降の投与は中止する[49]。その他，発熱，静脈炎，悪心，嘔吐が起こる

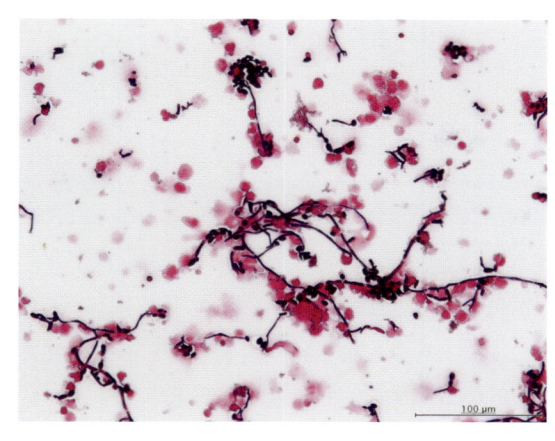

図2 カンジダ尿症のグラム染色像

ことがある。

処方のポイント **脱水している動物には十分に水和を行ってから投与する**。急速投与を行う場合は 30 mL の 5 ％グルコースで希釈して 5 分程度で投与し，低速投与を行う場合は 250～500 mL の 5 ％グルコースで希釈し，腎機能が良好であれば 1 ～ 2 時間，腎機能に問題がある場合は 4 ～ 6 時間かけて投与する。なお，急速投与を行えば行うほど腎毒性のリスクが高まる[50]。

その他 投与前に 10 mL 分フラッシュしてから投与する。また，**経口薬は全く吸収されない**。

アゾール系

一般名	剤形	用法・用量
イトラコナゾール（ITCZ）	注射・錠剤・液剤	5～10 mg/kg IV/PO q24h（犬・猫）
フルコナゾール（FLCZ）	注射・錠剤・散剤	5～20 mg/kg IV/PO q24h（犬・猫）
ボリコナゾール（VRCZ）	錠剤・散剤	5 mg/kg PO q24h（犬・猫）

薬効のポイント CYP450 を阻害することで，真菌の細胞膜合成を阻害する。イトラコナゾールは主に静真菌性だが，*Aspergillus* 属菌に対して殺菌活性がある。

注意すべき相互作用 CYP450 阻害を引き起こすため，肝代謝の薬剤の消失を遅らせる（例：シクロスポリン，ミダゾラム）。イトラコナゾールは他の薬剤により胃内の pH が上昇すると，吸収率が低下する[49]。フェノバルビタールはアゾール系抗真菌薬の血漿中濃度を低下させる可能性がある。

副作用 食欲不振と肝毒性が主な副作用で，用量依存性が疑われている。肝毒性はボリコナゾール・イトラコナゾール＞フルコナゾールでリスクが変わる。まれに神経系（倦怠感，視覚障害，運動失調）および血液学的影響（好酸球増加症，貧血，白血球減少症，好中球減少症，血小板減少症）がみられることがある[49]。

処方のポイント イトラコナゾールの液剤，フルコナゾールおよびボリコナゾールの錠剤は食事と摂取することで吸収率が低下するため，空腹時に投与する。イトラコナゾール経口カプセルは食物と一緒に投与する。フルコナゾールおよびボリコナゾールは中枢神経に高濃度に分布し，フルコナゾールは尿中に到達できる唯一のアゾール系抗真菌薬である[49]（図2）。

（その他）　フルコナゾールは *Aspergillus* 属菌と *Microsporum canis* に適応が低く[49]，ボリコナゾールは接合菌に基本的には効果がないとされる。また，イトラコナゾールは中枢神経への到達が悪い。

アリルアミン系

一般名	剤形	用法・用量
テルビナフィン	錠剤	20～40 mg/kg PO q12～24h（犬） 20～30 mg/kg PO q24h（猫）

（薬効のポイント）　スクアレンエポキシダーゼ阻害により，真菌の細胞膜の主成分であるエルゴステロールの合成を阻害し，細胞膜破壊によって殺菌的に作用する。

（注意すべき相互作用）　人では CYP450 阻害を引き起こすが，動物では明らかになっていない。

（副作用）　犬では結膜浮腫や結膜炎，眼周囲の腫れが高用量投与で報告されている（30～35 mg/kg）[51]。猫では顔面皮膚炎と掻痒が報告されている[52]。また，まれに嗅覚の喪失を認めることがある。

（処方のポイント）　局所であれば外用療法を検討し，内服は極力避ける。

（その他）　マラセチアの菌数コントロールには優秀な薬剤だが，他の酵母様真菌には効果は高くない。

キャンディン系

一般名	剤形	用法・用量
カスポファンギン（CPFG）	注射	1.0 mg/kg IV q24h（犬・猫）

（薬効のポイント）　真菌の細胞壁において不可欠な $1,3\text{-}\beta\text{-D-}$グルカンの合成を阻害することで殺菌的に作用する。

（注意すべき相互作用）　カルバマゼピン，デキサメタゾン，フェニトイン，リファンピシンはカスポファンギンの血中濃度を低下させるおそれがある。シクロスポリンはカスポファンギンの血中濃度を上昇させる。

（副作用）　犬における使用は経験的であり，薬物動態を含めて十分な情報はない。猫で一過性の発熱と下痢が報告されている[49]。

（処方のポイント）　侵襲性カンジダ症や侵襲性アスペルギルス症に限って使用する[53]。肝排泄であると考えられているため，腎機能が低下していても使用可能である[49]。

（その他）　急速静脈内投与をしない。1 時間以上かけてゆっくりと静脈内投与する。血液脳関門はあまり通過しないため，中枢への移行は期待しない。

抗ウイルス薬

　様々な薬剤が経験的に使用されているが，大半の薬剤に明確な臨床的治療効果は認められていない。代表的なものは以下のとおりである。

・犬パルボウイルス：オセルタミビル，インターフェロン ω[54, 55]
・猫パルボウイルス：インターフェロン ω[56]
・猫ヘルペスウイルス：L-リジン，インターフェロン ω，ラクトフェリン，レフルノミド[56-58]

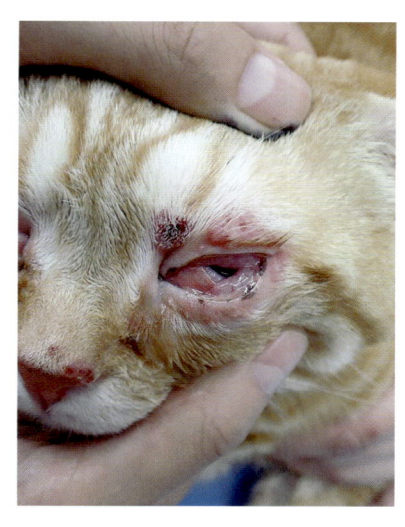

図3　FHV-1 による眼症状を示している猫

ファムシクロビル

一般名	剤形	用法・用量
ファムシクロビル	錠剤	40～90 mg/kg PO q12h（猫）[59]

薬効のポイント　獣医療では猫ヘルペスウイルス1型（FHV-1）感染症においてのみ，臨床効果の改善を示している。ファムシクロビルは生体内でペンシクロビルに変換され，感染細胞でウイルス由来のポリメラーゼを競合的に阻害することでウイルスの DNA 合成と複製が選択的に阻害される。

注意すべき相互作用　特になし。

副作用　下痢，嘔吐，食欲不振，多飲，体重減少がみられることがあるが，投与群の3％程度である[59]。

処方のポイント　ヘルペスウイルスの完全な除去を行うわけではないので，臨床症状を考慮しながら使用することになる。特に不可逆的な障害を引き起こす可能性が高い結膜・角膜病変などがある場合は（図3），それらを緩和するために用いる。

その他　アシクロビルは FHV-1 への効力が弱く副作用が多いため，ファムシクロビルを使用する[60]。

■ 参考文献

1．Wong C, Epstein SE, Westropp JL. Antimicrobial Susceptibility Patterns in Urinary Tract Infections in Dogs (2010-2013). J Vet Intern Med. 2015; 29(4): 1045-52.

2．Proulx A, Hume DZ, Drobatz KJ, et al. In vitro bacterial isolate susceptibility to empirically selected antimicrobials in 111 dogs with bacterial pneumonia. J Vet Emerg Crit Care (San Antonio). 2014; 24(2): 194-200.

3．Scarborough R, Hardefeldt L, Browning G, et al. Pet Owners and Antibiotics: Knowledge, Opinions, Expectations, and Communication Preferences. Antibiotics (Basel). 2021; 10(11): 1326.

4．Diaz-Campos DV, Burbick CR. Appendix E. Dosage Regimens Used to Establish Susceptible or Susceptible-Dose Dependent Veterinary-Specific Breakpoints. In: CLSI VET01S. Performance Standards for Antimicrobial Disk and Dilution Susceptibility Tests for Bacteria Isolated From Animals. 7 ed. 2024.

5. Buddle JA, McCluskey DM. Plumb's Veterinary Drug Handbook. 10 ed. Wiley-Blackwell, 2023.

6. Ocampo PS, Lázár V, Papp B, et al. Antagonism between bacteriostatic and bactericidal antibiotics is prevalent. Antimicrob Agents Chemother. 2014; 58(8): 4573-82.

7. Torres-Henderson C, Summers S, Suchodolski J, et al. Effect of Enterococcus Faecium Strain SF68 on Gastrointestinal Signs and Fecal Microbiome in Cats Administered Amoxicillin-Clavulanate. Top Companion Anim Med. 2017; 32(3): 104-108.

8. Britzi M, Mazon Y, Lavy E, et al. Intravenous infusion of electrolyte solution changes pharmacokinetics of drugs: pharmacokinetics of ampicillin. J Vet Pharmacol Ther. 2014; 37(5): 445-50.

9. Gheorghiu R, Yuan M, Hall LM, et al. Bases of variation in resistance to beta-lactams in Klebsiella oxytoca isolates hyperproducing K1 beta-lactamase. J Antimicrob Chemother. 1997; 40(4): 533-41.

10. Batra VK, Morrison JA, Hoffman TR. Pharmacokinetics of piperacillin and gentamicin following intravenous administration to dogs. J Pharm Sci. 1983; 72(8): 894-8.

11. Dhaese SAM, Thooft ADJ, Farkas A, et al. Early target attainment of continuous infusion piperacillin/tazobactam and meropenem in critically ill patients: A prospective observational study. J Crit Care. 2019; 52: 75-79.

12. Schoenenberger-Arnaiz JA, Ahmad-Diaz F, Miralbes-Torner M, et al. Usefulness of therapeutic drug monitoring of piperacillin and meropenem in routine clinical practice: a prospective cohort study in critically ill patients. Eur J Hosp Pharm. 2020; 27(e1): e30-e35.

13. Livermore DM. beta-Lactamases in laboratory and clinical resistance. Clin Microbiol Rev. 1995; 8 (4): 557-84.

14. Kumar V, Madabushi R, Lucchesi MB, et al. Pharmacokinetics of cefpodoxime in plasma and subcutaneous fluid following oral administration of cefpodoxime proxetil in male beagle dogs. J Vet Pharmacol Ther. 2011; 34(2): 130-5.

15. Wilkens B, Sullivan P, McDonald TP, et al. Effects of cephalothin, cefazolin, and cefmetazole on the hemostatic mechanism in normal dogs: implications for the surgical patient. Vet Surg. 1995; 24(1): 25-31.

16. Urzúa N, Messina MJ, Caverzan M, et al. Pharmacokinetics of levofloxacin after single intravenous and oral administration, and its interaction with sucralfate in mixed-breed dogs. Xenobiotica. 2020; 50(12): 1490-1493.

17. KuKanich K, KuKanich B, Guess S, et al. Effect of Sucralfate on the Relative Bioavailability of Enrofloxacin and Ciprofloxacin in Healthy Fed Dogs. J Vet Intern Med. 2016; 30(1): 108-15.

18. Christ W. Central nervous system toxicity of quinolones: human and animal findings. J Antimicrob Chemother. 1990; 26 Suppl B: 219-25.

19. Ford MM, Dubielzig RR, Giuliano EA, et al. Ocular and systemic manifestations after oral administration of a high dose of enrofloxacin in cats. Am J Vet Res. 2007; 68(2): 190-202.

20. Cole LK, Papich MG, Kwochka KW, et al. Plasma and ear tissue concentrations of enrofloxacin and its metabolite ciprofloxacin in dogs with chronic end-stage otitis externa after intravenous administration of enrofloxacin. Vet Dermatol. 2009; 20(1): 51-9.

21. KuKanich K, KuKanich B, Harris A, et al. Effect of sucralfate on oral minocycline absorption in healthy dogs. J Vet Pharmacol Ther. 2014; 37(5): 451-6.

22. Maaland MG, Guardabassi L, Papich MG. Minocycline pharmacokinetics and pharmacodynamics in dogs: dosage recommendations for treatment of meticillin-resistant Staphylococcus pseudintermedius infections. Vet Dermatol. 2014; 25(3): 182-e47.

23. Wilson RC, Kitzman JV, Kemp DT, et al. Compartmental and noncompartmental pharmacokinetic analyses of minocycline hydrochloride in the dog. Am J Vet Res. 1985; 46(6): 1316-8.

24. Savadelis MD, Day KM, Bradner JL, et al. Efficacy and side effects of doxycycline versus minocycline in the three-dose melarsomine canine adulticidal heartworm treatment protocol. Parasit Vectors. 2018; 11(1): 671.

25. Tynan BE, Papich MG, Kerl ME, et al. Pharmacokinetics of minocycline in domestic cats. J Feline Med Surg. 2016; 18(4): 257-63.

26. Bennett AD, MacPhail CM, Gibbons DS, et al. A comparative study evaluating the esophageal transit time of eight healthy cats when pilled with the FlavoRx pill glide versus pill delivery treats. J Feline Med Surg. 2010; 12(4): 286-90.

27. Noble JF, Kanegis LA, Hallesy DW. Short-term toxicity and observations on certain aspects of the pharmacology of a unique tetracycline--minocycline. Toxicol Appl Pharmacol. 1967; 11(1): 128-49.

28. Hnot ML, Cole LK, Lorch G, et al. Evaluation of canine-specific minocycline and doxycycline susceptibility breakpoints for meticillin-resistant Staphylococcus pseudintermedius isolates from dogs. Vet Dermatol. 2015; 26(5): 334-8, e70-1.

29. Giger U, Werner LL, Millichamp NJ, et al. Sulfadiazine-induced allergy in six Doberman pinschers. J Am Vet Med Assoc. 1985; 186(5): 479-84.

30. Trepanier LA, Danhof R, Toll J, et al. Clinical findings in 40 dogs with hypersensitivity associated with administration of potentiated sulfonamides. J Vet Intern Med. 2003; 17(5): 647-52.

31. Dodi PL. Immune-mediated keratoconjunctivitis sicca in dogs: current perspectives on management. Vet Med (Auckl). 2015; 6 : 341-347.

32. Madsen PO, Kjaer TB, Baumueller A. Prostatic tissue and fluid concentrations of trimethoprim and sulfamethoxazole: experimental and clinical studies. Urology. 1976; 8 (2): 129-32.

33. Lappin MR, Blondeau J, Boothe D, et al. Antimicrobial use Guidelines for Treatment of Respiratory Tract Disease in Dogs and Cats: Antimicrobial Guidelines Working Group of the International Society for Companion Animal Infectious Diseases. J Vet Intern Med. 2017; 31(2): 279-294.

34. Katayama M, Kawakami Y, Katayama R, et al. Preliminary study of effects of multiple oral dosing of clarithromycin on the pharmacokinetics of cyclosporine in dogs. J Vet Med Sci. 2014; 76(3): 431-3.

35. Katayama M, Nishijima N, Okamura Y, et al. Interaction of clarithromycin with cyclosporine in cats: pharmacokinetic study and case report. J Feline Med Surg. 2012; 14(4): 257-61.

36. Archer TM, Fellman CL, Stokes JV, et al. Pharmacodynamic monitoring of canine T-cell cytokine responses to oral cyclosporine. J Vet Intern Med. 2011; 25(6): 1391-7.

37. Siberry GK, Tekle T, Carroll K, et al. Failure of clindamycin treatment of methicillin-resistant Staphylococcus aureus expressing inducible clindamycin resistance in vitro. Clin Infect Dis. 2003; 37(9): 1257-60.

38. Short J, Zabel S, Cook C, et al. Adverse events associated with chloramphenicol use in dogs: a retrospective study (2007-2013). Vet Rec. 2014; 175(21): 537.

39. Penny RH, Carlisle CH, Prescott CW, et al. Effects of chloramphenicol on the haemopoietic system of the cat. Br Vet J. 1967; 123(4): 145-53.

40. Watson AD. Further observations on chloramphenicol toxicosis in cats. Am J Vet Res. 1980; 41(2): 293-4.

41. Ling GV, Conzelman GM Jr, Franti CE, et al. Urine concentrations of chloramphenicol, tetracycline, and sulfisoxazole after oral administration to healthy adult dogs. Am J Vet Res. 1980; 41(6): 950-2.

42. Fukata T, Imai N, Shibata S. Acute renal insufficiency in cats after fosfomycin administration. Vet Rec. 2008; 163(11): 337-8.

43. Gutierrez OL, Ocampo CL, Aguilera JR, et al. Pharmacokinetics of disodium-fosfomycin in mongrel dogs. Res Vet Sci. 2008; 85(1): 156-61.

44. Brown SA, Barsanti JA, Crowell WA. Gentamicin-associated acute renal failure in the dog. J Am Vet Med Assoc. 1985; 186(7): 686-90.

45. Barker CW, Zhang W, Sanchez S, et al. Pharmacokinetics of imipenem in dogs. Am J Vet Res. 2003; 64(6): 694-9.

46. Bidgood T, Papich MG. Plasma pharmacokinetics and tissue fluid concentrations of meropenem after intravenous and subcutaneous administration in dogs. Am J Vet Res. 2002; 63(12): 1622-8.

47. Morris DO, Loeffler A, Davis MF, et al. Recommendations for approaches to meticillin-resistant staphylococcal infections of small animals: diagnosis, therapeutic considerations and preventative measures.: Clinical Consensus Guidelines of the World Association for Veterinary Dermatology. Vet Dermatol. 2017; 28(3): 304-e69.

48. Agudelo M, Rodriguez CA, Zuluaga AF, et al. Nontherapeutic equivalence of a generic product of imipenem-cilastatin is caused more by chemical instability of the active pharmaceutical ingredient (imipenem) than by its substandard amount of cilastatin. PLoS One. 2019; 14(2): e0211096.

49. Wiebe V, Karriker M. Therapy of systemic fungal infections: a pharmacologic perspective. Clin Tech Small Anim Pract. 2005; 20(4): 250-7.

50. Yamasaki M, Harada E, Tamura Y, et al. In vitro and in vivo safety and efficacy studies of amphotericin B on Babesia gibsoni. Vet Parasitol. 2014; 205(3-4): 424-33.

51. Sakai MR, May ER, Imerman PM, et al. Terbinafine pharmacokinetics after single dose oral administration in the dog. Vet Dermatol. 2011; 22(6): 528-34.

52. Frymus T, Gruffydd-Jones T, Pennisi MG, et al. Dermatophytosis in cats: ABCD guidelines on prevention and management. J Feline Med Surg. 2013; 15(7): 598-604.

53. Barrs VR, van Doorn TM, Houbraken J, et al. Aspergillus felis sp. nov., an emerging agent of invasive aspergillosis in humans, cats, and dogs. PLoS One. 2013; 8(6): e64871.

54. de Mari K, Maynard L, Eun HM, et al. Treatment of canine parvoviral enteritis with interferon-omega in a placebo-controlled field trial. Vet Rec. 2003; 152(4): 105-8.

55. Savigny MR, Macintire DK. Use of oseltamivir in the treatment of canine parvoviral enteritis. J Vet Emerg Crit Care (San Antonio). 2010; 20(1): 132-42.

56. Paltrinieri S, Crippa A, Comerio T, et al. Evaluation of inflammation and immunity in cats with spontaneous parvovirus infection: consequences of recombinant feline interferon-omega administration. Vet Immunol Immunopathol. 2007; 118(1-2): 68-74.

57. Bol S, Bunnik EM. Lysine supplementation is not effective for the prevention or treatment of feline herpesvirus 1 infection in cats: a systematic review. BMC Vet Res. 2015; 11: 284.

58. Thomasy SM, Maggs DJ. A review of antiviral drugs and other compounds with activity against feline herpesvirus type 1. Vet Ophthalmol. 2016; 19 Suppl 1(Suppl 1): 119-30.

59. Thomasy SM, Shull O, Outerbridge CA, et al. Oral administration of famciclovir for treatment of spontaneous ocular, respiratory, or dermatologic disease attributed to feline herpesvirus type 1: 59 cases (2006-2013). J Am Vet Med Assoc. 2016; 249(5): 526-38.

60. Hussein IT, Miguel RN, Tiley LS, et al. Substrate specificity and molecular modelling of the feline herpesvirus-1 thymidine kinase. Arch Virol. 2008; 153(3): 495-505.

6　手指衛生と環境衛生

Point

□ 手指衛生による菌の洗浄効果は高く，自分から動物への菌の伝播を防ぐのにも役立つ。
□ 環境消毒に用いる薬剤としてはアルコールや次亜塩素酸ナトリウムが使いやすく，それぞれの適応を理解した上で使用する。

　耐性菌をコントロールするためにはつい抗菌薬の適正使用に目が行くが，実はそれだけでは効果は弱く，手指衛生と環境衛生の両方も同時に改善させることが大切である。実際に**抗菌薬の適正使用により院内における耐性菌は17％減少するが，環境衛生やハード（個人防護具の使用・感染患者のスクリーニング体制）を整えるだけで31％，手指衛生改善プログラムも実施すると66％も減少する**[1]。

手指衛生

　医療従事者における手洗い順守率は低く，国内の人の病院の3,545人における手洗いの観察研究では順守率は約19％と報告されており[2]，動物病院ではさらに低い。しかし，通常の手洗いであっても菌の洗浄効果は高く，一過性に付着した菌であれば石鹸と流水，0.5％クロルヘキシジン液，ポビドンヨードの使用のどの方法においても，99.5％以上の除去効果が認められる[3]。このため診療中は，1症例の診療が終わるごとに積極的な手洗いをお勧めする（図1）[4-6]。

　また，濡れた手は菌の伝播確率が高くなることが知られており[7]，手洗い後にきちんと拭いて乾燥させることも大切である。したがって，布タオルは使用後乾燥するまで時間がかかるため廃止し，ペーパータオルの使用を推奨する。コストやごみの問題などが出てくるが，自身の体を守るためでもあるので必要なコストと割り切って実施することをお勧めしたい。

環境衛生

　消毒は病院における悩ましい問題の1つであるが，これは獣医師が知らないためであり，整理してしまえば実はシンプルである。まず医療における消毒はSpauldingの分類に従い，クリティカル・セミクリティカル・ノンクリティカルの3つに分けられる（表1）[8]。この中で病院環境は通常ノンクリティカルであり，低水準の消毒を行えば十分である。低水準消毒のうち通常環境に使用できるものは，塩化ベンザルコニウム，アルコール，次亜塩素酸ナトリウムであり，金属腐食性や速乾性を考えるとアルコールが使いやすいと思われる。

　では，感染が疑われる場合の消毒はどうするのか？　これには，次亜塩素酸ナトリウムが比較的使いやすいと考えられる（表2）。もちろん金属などに使うと腐食してしまうため，他の消毒薬を検討しないといけないが，作用時間・速乾性・適応菌種・消毒面への影響・コストなどを加味すると使用しやすく，使用者の手指・皮膚，粘膜に気を付けながら使用する。

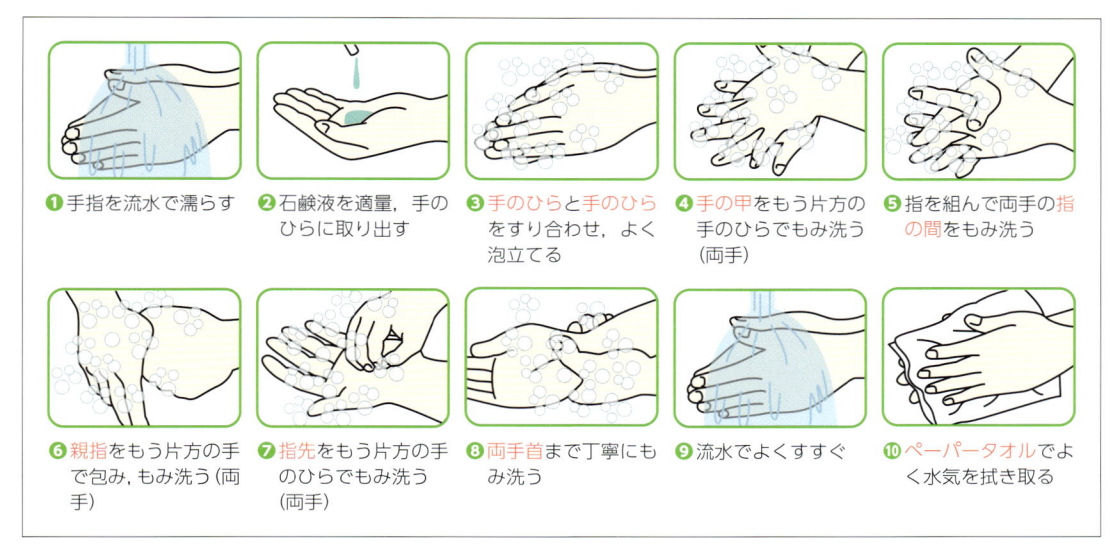

① 手指を流水で濡らす
② 石鹸液を適量，手のひらに取り出す
③ 手のひらと手のひらをすり合わせ，よく泡立てる
④ 手の甲をもう片方の手のひらでもみ洗う（両手）
⑤ 指を組んで両手の指の間をもみ洗う
⑥ 親指をもう片方の手で包み，もみ洗う（両手）
⑦ 指先をもう片方の手のひらでもみ洗う（両手）
⑧ 両手首まで丁寧にもみ洗う
⑨ 流水でよくすすぐ
⑩ ペーパータオルでよく水気を拭き取る

図1　衛生的な手洗い法

ポスターなどを掲示し，見られるようにして正しい手順を確認できるようにすることで，手指の菌量が減少することが分かっているため[5, 6]，筆者の病院では手洗い場の各所に掲示している。
サラヤ（株）より許諾を得て文献4を参考に作成

表1　Spaulding の分類

器具分類	用途	例	対応
クリティカル	無菌の組織や血管に挿入するもの	手術用器具，カテーテル，注射針など	滅菌
セミクリティカル	粘膜または健常でない皮膚に接触するもの	気管チューブ，麻酔器具，軟性内視鏡，体温計など	高水準消毒
ノンクリティカル	健常な皮膚とは接触するが，粘膜とは接触しないもの	聴診器，ケージ，テーブルなど	低〜中水準消毒

文献8より引用・改変

次亜塩素酸ナトリウムの使用法

　消毒に使用する次亜塩素酸ナトリウムに関しては，市販の製品（通常6％次亜塩素酸ナトリウム）25 mL を 500 mL の水で希釈したものを使用することをお勧めしている（図2）。これであればペットボトルなどで簡便に調整でき，この濃度で1分以内に失活しない病原体はパルボウイルスや寄生虫，虫卵くらいである[9-11]。特にパルボウイルスは0.75％の次亜塩素酸ナトリウムで1分以内に失活させられるという報告もあるため，パルボウイルスを疑った場合は濃度を変えて使用するとよい。ただし有機物があると次亜塩素酸ナトリウムの効力が低下するため，ペーパータオルなどで汚染物を除去し，最後に次亜塩素酸ナトリウムを使用するようにしてほしい。この際に使ったものは，使用後に必ずビニール袋に入れて口を閉めてから廃棄する。
　また，つくり置きした希釈次亜塩素酸ナトリウムは失活していくことを忘れてはいけない。ただ

表2　消毒薬とその適応

消毒薬（一般名）	手指・皮膚	粘膜	金属器具	非金属器具	環境
グルタラール	×	×	○	○	×
次亜塩素酸ナトリウム	△	△	×	○	△
ポビドンヨード	○	○	×	×	×
消毒用エタノール	○	×	○	○	△
クレゾール石鹸液	△	×	△	△	△
塩化ベンザルコニウム	○	○	○	○	○
グルコン酸クロルヘキシジン	○	×	○	○	○
両性界面活性剤	○	○	○	○	○
酸性電解水	○	○	○	○	○

○：使用可　△：注意して使用　×：原則使用不可

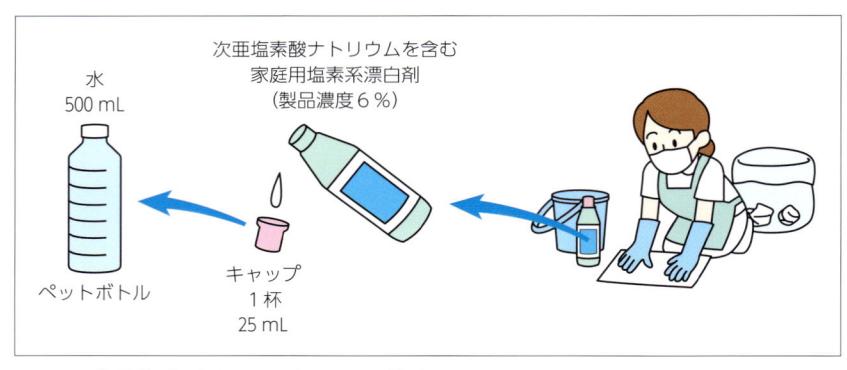

図2　次亜塩素酸ナトリウムの調整法

しその失活速度は速くなく，密閉した遮光ボトル内において30日で活性が半減するといわれている[12]。このためできれば毎日，最低でも1カ月に1回は次亜塩素酸ナトリウムをつくり直すことを院内ルールとして徹底しておくとよい。

感染動物の管理

隔離

　耐性菌の感染が発覚した動物はどのように扱うべきなのか？　まず考えることは，隔離を行うか否かである。これは非常に悩ましいが，隔離ができるならば隔離してしまった方が対応は楽になる。人ではメチシリン耐性黄色ブドウ球菌（methicillin-resistant *Staphylococcus aureus*：MRSA）が院内でアウトブレイクする事例が存在しており，これを防ぐために隔離を行っている[13]。しかし現実問題として，隔離機能を備えた動物病院は少なく，物理的隔離を行うことは難しい。このため

現実的には MRS（動物病院では黄色ブドウ球菌以外のブドウ球菌も問題となる）感染個体から他個体への病原体曝露を防ぐように処置的隔離，つまり衛生管理を実施することになる。

手指衛生

　前述のように，手指衛生の効果は非常に高い。これは MRSA に着目しても，人で非常に有効な対策であることが示唆されている[14, 15]。このため，動物に触れる前・触れた後には必ず十分に手指衛生を実施するべきである。

　手袋の使用は防御効果を高めるが，処置後にそのまま他のところをさわってしまっては意味がない。したがって，手袋は症例をさわる前に使用し，その後は廃棄して手指衛生を行うべきである。日本の動物病院において MRSA の保有率は犬で1％，猫で5％なのに対して，動物看護師で10％，獣医師にいたっては23％も保有していることが報告されている[16]。このため，手指衛生は自分から動物への伝播を防ぐためにもきちんと実施する必要がある。

個人防護具

　ガウン・マスク・ゴーグルなどの個人防護具は使用するべきなのだろうか？　人医療においては創または尿に MRSA が検出された患者に対してモーニングケアを実施した後の医療者の衣服は，65％が MRSA に汚染されていたことが分かっており[6]，個人防護具の使用により汚染を防ぐことができるという報告がある[17]。このため獣医療においても有用であることは推察されるが，獣医療において明らかにされた報告はない。しかし，感染箇所をさわる処置を行ったり汚染物が飛散する可能性があるときには，全身を覆う個人防護具を使用するべきである。また，個人防護具は着脱が不適切であればかえって汚染を広げてしまうため[17]，きちんと脱げるように院内で教育する必要がある（図3）[18]。院内で朝晩の処置をする際には，一番最後に感染動物の処置を行うことで，他の動物の汚染を防げる。逆に皮膚などの表面における細菌感染であれば，動物の体力次第ではシャンプーをしてしまうのも1つである。抗菌効果の被毛への残存性（7～14日）を考えた場合，ほとんどは入院中1回の洗浄で事足りるため，汚染の低減のために検討してみてもよい。

飼い主へのインフォーム

　耐性菌が動物から人へうつることはあるが，きちんとした手洗いなどを行えば感染を防ぐことは十分に可能である。簡単に感染するのであれば，動物病院のスタッフはもっと感染しているはずである。このため，家庭内できちんとした清掃・手洗いを励行するよう飼い主に伝える必要がある。ただし，家族の中に易感染性疾患をもっている人がいる場合は注意が必要である。この場合も動物にシャンプーなどをしてきちんと管理し，さわった人が入念に手洗いをすればリスクは最小限になる。感染が成立するかは人の体調の問題の方が大きいため，家族の体調が悪い際には無理をして動物にさわらないよう伝える。

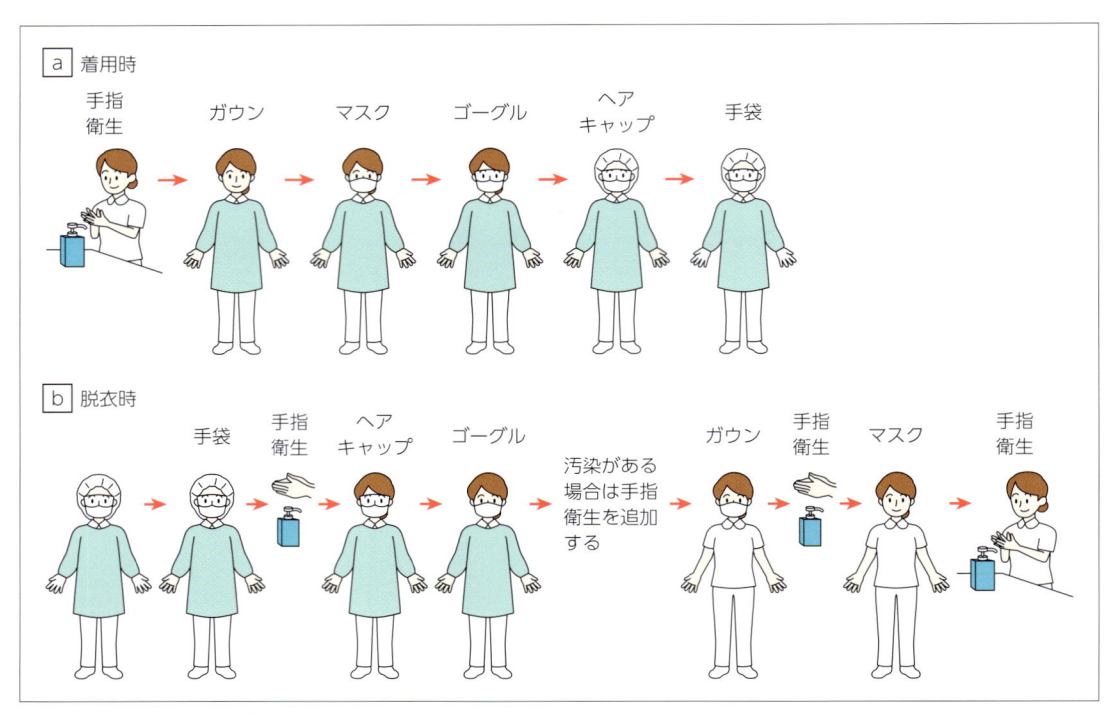

図3　個人防護具の着脱手順

基本的には着た順序と逆に脱いでいくことになる。脱ぐ際には毎回手指衛生を行う。
サラヤ（株）より許諾を得て文献 18 を参考に作成

■ 参考文献

1．Baur D, Gladstone BP, Burkert F, et al. Effect of antibiotic stewardship on the incidence of infection and colonisation with antibiotic-resistant bacteria and Clostridium difficile infection: a systematic review and meta-analysis. Lancet Infect Dis. 2017; 17(9): 990-1001.

2．Sakihama T, Honda H, Saint S, et al. Hand Hygiene Adherence Among Health Care Workers at Japanese Hospitals: A Multicenter Observational Study in Japan. J Patient Saf. 2016; 12(1): 11-7.

3．Lowbury EJ, Lilly HA, Bull JP. Disinfection of hands: removal of transient organisms. Br Med J. 1964; 2 (5403): 230-3.

4．サラヤ株式会社．出来ていますか？せいけつ手洗い．https://family.saraya.com/tearai/

5．Boyce JM, Pittet D. Guideline for Hand Hygiene in Health-Care Settings. Recommendations of the Healthcare Infection Control Practices Advisory Committee and the HICPAC/SHEA/APIC/IDSA Hand Hygiene Task Force. Society for Healthcare Epidemiology of America/Association for Professionals in Infection Control/Infectious Diseases Society of America. MMWR Recomm Rep. 2002; 51(RR-16): 1-45, quiz CE1-4.

6．Boyce JM, Pittet D. Guideline for Hand Hygiene in Health-Care Settings. Recommendations of the Healthcare Infection Control Practices Advisory Committee and the HIPAC/SHEA/APIC/IDSA Hand Hygiene Task Force. Am J Infect Control. 2002; 30(8): S1-46.

7．Connor V, German E, Pojar S, et al. Hands are vehicles for transmission of Streptococcus pneumoniae in novel controlled human infection study. Eur Respir J. 2018; 52(4): 1800599.

8．Garner JS, Favero MS. CDC guidelines for the prevention and control of nosocomial infections. Guideline for handwashing and hospital environmental control, 1985. Supersedes guideline for hospital environmental control published in 1981. Am J Infect Control. 1986; 14(3): 110-29.

9．Addie DD, Boucraut-Baralon C, Egberink H, et al. Disinfectant choices in veterinary practices, shelters and households: ABCD guidelines on safe and effective disinfection for feline environments. J Feline Med Surg. 2015; 17(7): 594-605.

10．Cavalli A, Marinaro M, Desario C, et al. In vitro virucidal activity of sodium hypochlorite against canine parvovirus type 2. Epidemiol Infect. 2018; 146(15): 2010-2013.

11．Morrondo P, Diez-Morrondo C, Pedreira J, et al. Toxocara canis larvae viability after disinfectant-exposition. Parasitol Res. 2006; 99(5): 558-61.

12．Rutala WA, Cole EC, Thomann CA, et al. Stability and bactericidal activity of chlorine solutions. Infect Control Hosp Epidemiol. 1998; 19(5): 323-7.

13. Hansen S, Schwab F, Asensio A, et al. Methicillin-resistant Staphylococcus aureus (MRSA) in Europe: which infection control measures are taken? Infection. 2010; 38(3): 159-64.

14. Kim YC, Kim MH, Song JE, et al. Trend of methicillin-resistant Staphylococcus aureus (MRSA) bacteremia in an institution with a high rate of MRSA after the reinforcement of antibiotic stewardship and hand hygiene. Am J Infect Control. 2013; 41(5): e39-43.

15. MacDonald A, Dinah F, MacKenzie D, et al. Performance feedback of hand hygiene, using alcohol gel as the skin decontaminant, reduces the number of inpatients newly affected by MRSA and antibiotic costs. J Hosp Infect. 2004; 56(1): 56-63.

16. Ishihara K, Saito M, Shimokubo N, et al. Methicillin-resistant Staphylococcus aureus carriage among veterinary staff and dogs in private veterinary clinics in Hokkaido, Japan. Microbiol Immunol. 2014; 58(3): 149-54.

17. Okamoto K, Rhee Y, Schoeny M, et al. Impact of doffing errors on healthcare worker self-contamination when caring for patients on contact precautions. Infect Control Hosp Epidemiol. 2019; 40(5): 559-565.

18. サラヤ株式会社. PPE のススメ. https://med.saraya.com/kansen/ppe/chakudatsu/multiple.html

7 細菌培養検査・薬剤感受性試験

□ 薬剤感受性試験はきちんと実施されている検査機関に依頼し，その結果の解釈を理解しておく。

□ 細菌培養検査・薬剤感受性試験はアンチバイオグラムの作成にも活用でき，院内の問題点把握や耐性菌制御に役立つ。

「獣医師は細菌培養検査について何も知らない」，これは日々筆者が感じていることである。このようなことを書くと臨床現場の獣医師からすぐに反発されるが，それであれば，なぜ院内培養などという発想が出てくるのか？ 細菌培養検査とは非常に高度な精度管理をもとに実施する検査であり，クイック感受性試験や院内培養といった簡易的な方法では，正確に検査することは不可能である。ここでは，細菌培養検査と薬剤感受性試験で何が行われているのかを紹介する[1]。

細菌培養検査

我々臨床獣医師は，細菌培養検査を外部の検査機関に委託して実施することが多い。検査機関では検体が持ち込まれたら，白金耳で拡散塗布を行う（図1）。これを数時間培養し，コロニーの発育を観察する。この際に塗り広げた領域ごとに6コロニー以上生えた場合は，各々1＋〜4＋まで菌量を推定することが可能になる。**通常1＋であれば，10^3 CFU/mL 程度の菌量となる**。数字が増えるごとに 10^4（2＋），10^5（3＋），10^6（4＋）CFU/mL 相当となるが，10^5 CFU/mL 以上では菌量の差が臨床上大きな問題をもたらすことはないため，4＋まで評価しない検査機関も多い。わずかに発育と表記された場合は，図1の①領域に1〜5コロニーを認めたことを示している。

検出されたコロニーを十分なサイズまで成育させた後に，コロニーの形態，色調，臭気から明ら

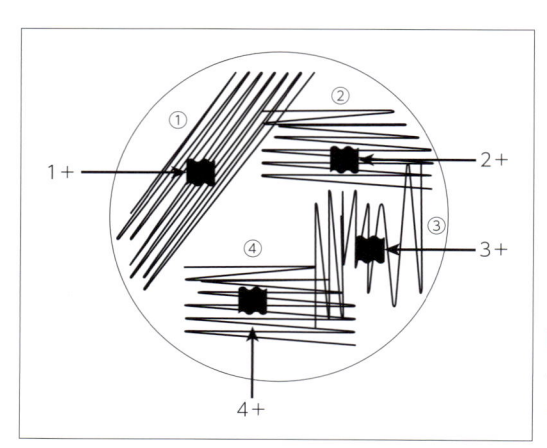

図1　平板培地への播種の行い方
①から④まで順番に，10 μm の白金耳を動かして拡散塗布を行う。各領域に菌体が生えた場合，そこに応じた菌量となる。

かなコンタミネーションが疑われるコロニーを排除する。この際に釣菌基準があるのが普通だが，ない検査機関からは大量の菌種情報が返ってくるため，要注意である。その後コロニーを分取し，グラム染色による観察や生化学的性状などの分析検査を行う。最近は質量分析法を用いることが増えており，この段階で菌を質量分析装置に入れ，多くの場合は電離後に飛行時間を測定することで，菌種を同定する。この際に本来菌がいない領域の検体から3菌種以上生えてきた場合は，採取工程に問題がなかったか確認する。

薬剤感受性試験

　薬剤感受性試験は菌を単離し，一定濃度にしてから実施する必要がある。このため形成された単一コロニーを分取し，マックファーランド #0.5 の濁度まで培地で懸濁する。微量検体希釈法であれば抗菌薬が添加されているプレート上にこれを分取し，ディスク拡散法であれば対象の平板培地に播種し薬剤感受性ディスクを置く。この際に，平板培地のサイズによって置けるディスクの数が変わる。そして，同定された菌種ごとに設定された温度（多くは $35 \pm 2\,°C$）のインキュベーターに入れた後に，各菌種と検査法ごとに設定された時間経過後に菌の最小発育阻止濃度（minimum inhibitory concentration：MIC）や阻止円径を測定する（**図2**）。そして得られた結果を菌種ごとのブレイクポイント（感受性と耐性の分岐点）と比較して感受性（S），中間（I），耐性（R）を確定させる（**表1**）[2]。この際に使用する抗菌薬の供給先，希釈法，感受性試験が正確に機能しているかの確認法，その際に使用する菌はすべて決まっている。ここまで院内培養で厳密に行うことは，不可能に近いだろう。

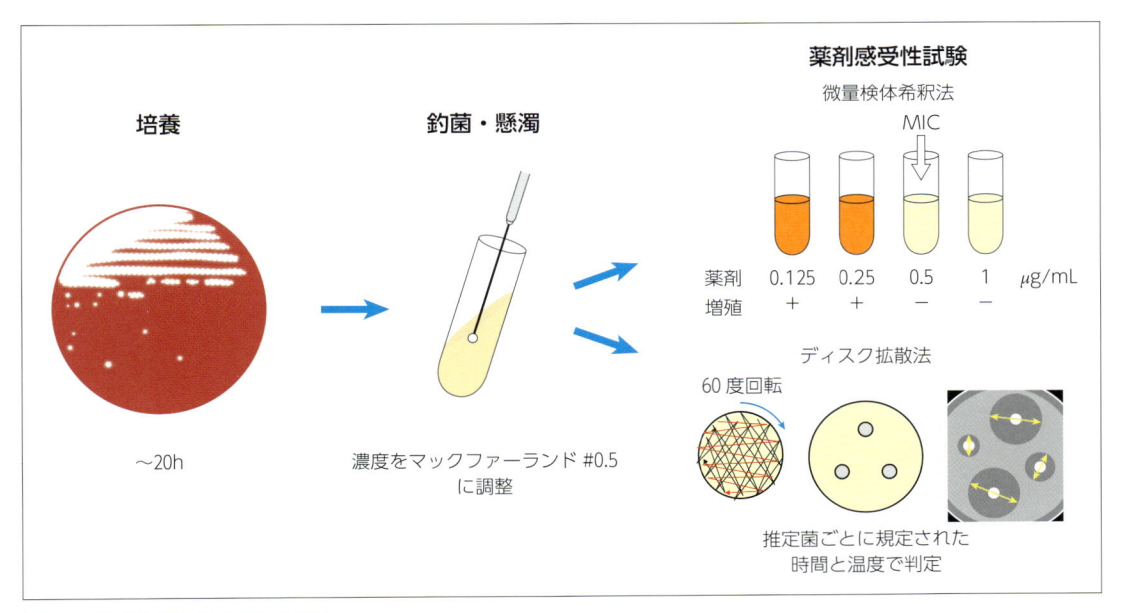

図2　薬剤感受性試験の流れ
通常コロニーを単離した後に実施するために，2日かかってしまうことが一般的である。濁度をコントロールしていない菌体は正確な感受性判定ができないため，適当な濃度で培養検査を行ってはならない。

表1 各菌種におけるブレイクポイントの例

部位	薬剤名	菌種	ディスク薬剤濃度	ディスク拡散法ブレイクポイント			微量検体希釈法ブレイクポイント（µg/mL）		
				S	I	R	S	I	R
犬									
軟部組織	アモキシシリン・クラブラン酸	E. coli	−	−	−	−	≦0.25／0.12	0.5／0.25	≧1／0.5
尿路			20／10 µg	≧18 mm	−	−	≦8／4	−	−
軟部組織	アンピシリン		−	−	−	−	≦0.25	0.5	≧1.0
尿路			−	−	−	−	≦8	−	−

採取された部位ごとに異なったブレイクポイントが設定されている。このため薬剤感受性試験には検体名を明記する必要がある。アモキシシリン・クラブラン酸では各々分けて薬剤感受性が記載されている。ディスク拡散法のサイズの読み間違いを防ぐために，全世界的に微量検体希釈法へ移行している。
− : 判定基準が存在しない　E. coli : Escherichia coli（大腸菌）
文献2より引用・改変

　このように，感受性を検査するには培養が最低でも2回必要になるため，結果を報告するのに最低でも2日かかってしまうことが理解できただろう。

抗菌薬ブレイクポイント

　菌種ごとのブレイクポイントはどのように決まっているのだろうか？ それは，ある一定の用量で投与した抗菌薬が対象組織中にどの程度の濃度まで上昇したかの情報によって決まっている。つまり，「感受性」と示されていても，その用量以下で投与した場合は生体内でその効果が示せているか分からないため，最低でもその用量を超える必要がある。また，ブレイクポイントの決定において参考にしている論文が海外のものや古いものであることがあるため，明らかに少ない用量や日本では投与できない方法も記載されていることがある。例えば，セフポドキシムは5 mg/kg q24hでは皮下の間質液中においてブレイクポイントである2 µg/mLに到達しない個体がいることが分かっているが[3]，申請時のデータがそのまま使用されているため，この濃度が記載されている。表2，3は2023年現在の米国CLSI VET01Sにおける投与量である[2]。記載されていないものは人のブレイクポイント（CLSI M100）を流用していることになる。

真菌における薬剤感受性試験

　薬剤感受性試験において，真菌の場合はどうなるのだろうか？ CLSIには酵母と糸状菌の感受性が記載されている。酵母は50％発育阻止濃度，糸状菌は分生子が形成された後に菌糸伸長が部分的に阻止される最小薬剤濃度（minimum effective concentration : MEC）で感受性を判定する[4]。しかし真菌は増殖が遅いため，細菌よりも圧倒的に結果が出るまで時間がかかる。

表2　CLSI VET01S における各ブレイクポイントにおける基準となる抗菌薬の投与量（犬）

抗菌薬	MIC	対象感染臓器	用量
アミカシン	≦4	設定せず	15 mg/kg q24h IV/IM/SC
アンピシリン	≦0.25	軟部組織	11 mg/kg q12h PO※
アンピシリン	≦8	尿路	11 mg/kg q12h PO※
アモキシシリン・クラブラン酸	≦0.25／≦0.12	軟部組織	11 mg/kg q12h PO※
アモキシシリン・クラブラン酸	≦8／≦4	尿路	11 mg/kg q12h PO※
セファゾリン	≦2	軟部組織	25 mg/kg q6h IV
セファゾリン	≦16	尿路	25 mg/kg q6h IV
セフォベシン	≦2	尿路	8 mg/kg SC（単回）
セフポドキシム	≦2	尿路，創傷，膿瘍	5〜10 mg/kg q24h PO
セフタジジム	≦4	軟部組織	25 mg/kg q8h IV/IM/SC
セファレキシン	≦2	軟部組織	25 mg/kg q12h PO
セファレキシン	≦2	尿路	25 mg/kg q12h PO
ドキシサイクリン	≦0.12	設定せず	5 mg/kg q12h PO
エンロフロキサシン	≦0.5	軟部組織，尿路	5 mg/kg q24h or 2.5 mg/kg q12h PO
ゲンタマイシン	≦2	設定せず	10 mg/kg q24h IM
レボフロキサシン	≦0.5	設定せず	25 mg/kg q24h PO
マルボフロキサシン	≦1	軟部組織，尿路	2.75 mg/kg q24h PO
オルビフロキサシン	≦1	軟部組織，尿路	2.5 mg/kg q24h PO
ピペラシリン・タゾバクタム	≦8／≦4	軟部組織，尿路	350 mg/kg q6h IV or 3.2 mg/kg/h CRI
プラドフロキサシン	≦0.25	皮膚，尿路	3 mg/kg q24h PO

※　アモキシシリンの結果を外挿
文献2より引用・改変

表3　CLSI VET01S における各ブレイクポイントにおける基準となる抗菌薬の投与量（猫）

抗菌薬	MIC	対象感染臓器	用量
アンピシリン	≦0.25	軟部組織	10 mg/kg q12h PO※
アンピシリン	≦8	尿路	10 mg/kg q12h PO※
アモキシシリン・クラブラン酸	≦0.25／≦0.12	軟部組織	12.5 mg/kg q12h PO※
アモキシシリン・クラブラン酸	≦8／≦4	尿路	12.5 mg/kg or 62.5 mg/head q12h PO※
セフォベシン	≦2	尿路	8 mg/kg SC（単回）
エンロフロキサシン	≦0.5	軟部組織，尿路	5 mg/kg q24h or 2.5 mg/kg q12h PO
ゲンタマイシン	≦2	設定せず	10 mg/kg q24h IM
レボフロキサシン	≦0.5	設定せず	25 mg/kg q24h PO
マルボフロキサシン	≦1	軟部組織，尿路	2.75 mg/kg q24h PO
オルビフロキサシン	≦1	軟部組織，尿路	2.5 mg/kg q24h PO
プラドフロキサシン	≦0.25	皮膚，尿路	3 mg/kg q24h PO

※　アモキシシリンの結果を外挿
文献2より引用・改変

菌名	株数	ABPC	AMPC	AMPC/CVA	AMK	DOXY	MINO	CP	CEZ	CEX	CLDM	OBFX	ERFX	ST	FOM	IPM/CS
ALL	878	35%	35%	57%	58%	62%	62%	64%	37%	36%	18%	42%	41%	48%	55%	77%
GNR	437	24%	24%	59%	93%	58%	58%	60%	37%	36%	4%	49%	49%	49%	52%	100%
Escherichia coli (ESBL 38%)	184	41%	41%	72%	100%	90%	90%	82%	51%	51%	R	62%	62%	85%	95%	100%
Klebsiella spp. (ESBL 30%)	95	R	0%	78%	100%	65%	65%	61%	43%	52%	R	30%	30%	52%	13%	100%
Pseudomonas spp.	50	R	R	R	90%	8%	R	4%	R	2%	R	84%	84%	6%	R	98%
Pasteurella multocida	22	100%	100%	100%	100%	100%	100%	100%	100%	100%	R	100%	100%	100%	100%	100%
GPCluster	297	10%	10%	44%	44%	81%	81%	81%	44%	44%	48%	29%	29%	77%	73%	44%
Staphylococcus intermedius group	143	25%	25%	100%	75%	100%	100%	85%	100%	100%	75%	45%	45%	80%	85%	100%
S. intermedius group MRS	93	R	R	R	22%	67%	67%	78%	R	R	26%	15%	15%	74%	63%	R
GPChain	171	77%	77%	77%	0%	42%	42%	87%	52%	52%	16%	58%	58%	42%	55%	77%
Enterococcus faecalis	62	100%	100%	100%	R	23%	23%	65%	R	R	R	79%	79%	R	81%	100%
Enterococcus faecium	47	R	R	R	R	43%	43%	100%	R	R	R	0%	0%	0%	19%	R
group G *Streptococcus*	32	100%	100%	100%	0%	44%	44%	100%	100%	100%	59%	66%	66%	100%	72%	100%
α-Streptococcus	10	100%	100%	100%	0%	70%	70%	100%	100%	100%	40%	40%	40%	70%	90%	100%
Corynebacterium spp.	34	71%	71%	71%	82%	97%	97%	74%	71%	71%	56%	21%	21%	59%	18%	71%

図3 アンチバイオグラムの一例

1 年間（または複数年度）で薬剤感受性試験が行われた菌株の感受性情報をまとめたもの。6 菌株以上の情報を有効として載せてある。基本的に有効でない抗菌薬を排除するために使用しており，重症感染症などでのみ耐性率が低い抗菌薬を選択することになる。このため感受性率が高いものは赤，感受性率が低いものは青で色分けしてある。菌種推定ができない場合を鑑みて，全菌株やグラム染色の結果の感受性情報も記載してある。
感受性判定基準：CLSI M100-S26
ALL：全菌株　GNR：グラム陰性桿菌　GPCluster：グラム陽性集塊状菌
GPChain：グラム陽性レンサ球菌　ESBL：基質特異性拡張型 β-ラクタマーゼ産生菌
R：自然耐性　ABPC：アンピシリン　AMPC：アモキシシリン
AMPC/CVA：アモキシシリン・クラブラン酸　AMK：アミカシン　DOXY：ドキシサイクリン
MINO：ミノサイクリン　CP：クロラムフェニコール　CEZ：セファゾリン　CEX：セファレキシン
CLDM：クリンダマイシン　OBFX：オルビフロキサシン　ERFX：エンロフロキサシン　ST：ST 合剤
FOM：ホスホマイシン　IMP/CS：イミペネム・シラスタチン

アンチバイオグラム

　このように細菌培養検査と薬剤感受性試験は時間がかかるが，その結果をある 1 症例の治療にのみ使うだけではなく，疫学情報として活用できる。つまり，このデータを菌種ごとにまとめることでアンチバイオグラムとして使用することができる（図3）。アンチバイオグラムとは，ある施設・ある一定期間において分離された細菌の各抗菌薬への感受性率を表の形式でまとめたものである。各細菌における抗菌薬感受性はローカルファクターの影響を強く受けるとされており，アンチバイオグラムを作成することで自院内におけるグラム染色の結果をもとに無効な抗菌薬を排除でき，有効な抗菌薬を選択できるようになる[5, 6]。例えば図3の病院であれば，*Staphylococcus intermedius* group の感染症を認めたときには，フルオロキノロン系抗菌薬は選択肢に挙がらないことが分かる。

　さらにアンチバイオグラムを作成すると院内の意識が変わり，耐性菌の出現率の低下につながる[7]。実際に日本のある一次診療の動物病院の取り組みでは，不要な抗菌薬投与を 3 年間徹底的に削減することで耐性菌の出現率が 10% 未満になり[8]，高次機能を備えた病院においても 1 年間の取り組みだけでメチシリン耐性ブドウ球菌（MRS）の出現率が 63% から 38.5% まで削減できてい

る[9]。

　また，抗菌薬の乱雑な使用をするとすぐに耐性率が悪化していく。筆者の病院では過去に不適切な抗菌薬使用が大量にみつかり，特に MRS にはカルバペネム系抗菌薬が無効であるという考えが共有されていなかった。現在はこれに対して教育と処方の介入を行ったため，不適切処方は大きく減少し耐性率が改善され，そのまま良好に維持されている[10]。

■ 参考文献

1．Leber AL, Burnham CD, ed. Clinical Microbiology Procedures Handbook, Multi-Volume. 5 ed. ASM Press, 2023.

2．Sweeney MT. Performance Standards for Antimicrobial Disk and Dilution Susceptibility Tests for Bacteria Isolated From Animals. 6 ed. Clinical and Laboratory Standards Institute, 2024.

3．Kumar V, Madabushi R, Lucchesi MB, et al. Pharmacokinetics of cefpodoxime in plasma and subcutaneous fluid following oral administration of cefpodoxime proxetil in male beagle dogs. J Vet Pharmacol Ther. 2011; 34(2): 130-5.

4．Rex JH, Alexander BD, Andes D, et al. Reference method for broth dilution antifungal susceptibility testing of filamentous fungi; Approved standard. 2 ed. Clinical and Laboratory Standards Institute, 2008, M38-A2.

5．Heintz BH, Halilovic J. Lessons Learned from Surveillance of Antimicrobial Susceptibilities of Pseudomonas aeruginosa at a Large Academic Medical Center. Pharmaceuticals (Basel). 2010; 3 (4): 1070-1083.

6．Kuster SP, Ruef C, Zbinden R, et al. Stratification of cumulative antibiograms in hospitals for hospital unit, specimen type, isolate sequence and duration of hospital stay. J Antimicrob Chemother. 2008; 62(6): 1451-61.

7．Buising KL, Thursky KA, Robertson MB, et al. Electronic antibiotic stewardship--reduced consumption of broad-spectrum antibiotics using a computerized antimicrobial approval system in a hospital setting. J Antimicrob Chemother. 2008; 62(3):608-16.

8．Kurita G, Tsuyuki Y, Murata Y, et al. Reduced rates of antimicrobial resistance in Staphylococcus intermedius group and Escherichia coli isolated from diseased companion animals in an animal hospital after restriction of antimicrobial use. J Infect Chemother. 2019; 25(7): 531-536.

9．Iyori K, Shishikura T, Shimoike K, et al. Influence of hospital size on antimicrobial resistance and advantages of restricting antimicrobial use based on cumulative antibiograms in dogs with Staphylococcus pseudintermedius infections in Japan. Vet Dermatol. 2021; 32(6): 668-e178.

10．Motegi T, Nagakubo D, Maeda S, et al. Assessing Antimicrobial Resistance in Companion Animals at a Referral Hospital: The Impact of Antimicrobial Stewardship Strategies. ACVIM Forum 2024, Minneapolis, MN.

8 薬剤耐性菌

Point

□ 薬剤耐性菌をコントロールするためには，発生と管理のための正しい知識が必要となる。
□ 代表的な薬剤耐性菌や抗菌薬の特性を理解し，適正な抗菌薬使用を心掛ける。

抗菌薬を使えば，細菌は死滅していく。しかし，集団内に抗菌薬への耐性がある菌がいた場合，それらは生き延びて薬剤耐性菌（本書では耐性菌と記載）の集団に変わる。これが耐性菌の発生における基本的なメカニズムである。耐性菌は突然発生することは少なく，自然界で細々と維持されていることが多い。例えば，メチシリン耐性ブドウ球菌（methicillin-resistant staphylococci：MRS）はハリネズミから発生した可能性がある。ハリネズミの糸状菌である *Trichophyton eri-nacei* が2種類のβ-ラクタム環をもつ物質を分泌していることが分かっており，これにより表面のブドウ球菌が共生進化した結果，メチシリン耐性を獲得したのではないかといわれている[1]。

さて，**多くの獣医師が勘違いをしていることの1つに，どれだけ抗菌薬を乱用しても投与を中止すればいずれ耐性菌は消えていくという考えがある**。初期の状態であればこの理論は成立するが，末期では耐性菌を排除することはできなくなる。これを理解するためには，薬剤耐性獲得のメカニズムを知る必要がある。

薬剤耐性菌の発生メカニズム

まず，耐性菌は薬剤耐性にかかわる蛋白質を合成しているため，抗菌薬を投与されても生き延びることができる。しかしこれは耐性をもたない野生型の菌と比較して余計な作業をしていることとなり，増殖速度の低下が起こる[2,3]（図1a）[4]。これを fitness cost という。このため，感受性菌のような増殖速度が速い菌と共生すると，世代が変わるにつれて環境を占有できる菌数が少なくなり，徐々に排除されていく（図1b）[4]。

しかし，抗菌薬を使いつづけ選択圧が強い状態を続けていると，耐性菌に他の変異が挿入されることがある。多くの変異は増殖に不利・または影響を及ぼさないため問題にならないが，まれに増殖に有利な形質が挿入されることがある。これを補償（compensation）という（図2）[4]。このように補償によって耐性菌の増殖速度が野生型に近づくにつれて，環境からの排除が困難になり，抗菌薬を止めても耐性菌が残存するようになる。つまり抗菌薬を使いつづけていると，補償により感受性菌と混ざっても排除されない菌が発生し，しかもこれらが環境中にまかれると永遠に環境に残存し全世界に波及していくのである。

抗菌薬の適正な使用

ここまでの説明で耐性菌をつくらないようにしなければ未来がないことが分かったと思うが，これに歯止めをかけるためには人医療だけでなく獣医療においても抗菌薬乱用を防ぐ取り組みをする

必要がある。**耐性菌の蔓延に対して有効な方法は「感染症診療」を学び，細菌性感染症だという診断をつけてから適切な抗菌薬の処方をすることである。**実際に人医療では，抗菌薬適正使用支援プログラムを院内に導入することで耐性菌は17%減少するということが分かっており[5]，日本のある一次診療の動物病院の取り組みでは不要な抗菌薬投与を3年間徹底的に削減することで，耐性菌の出現率が10%未満になった[6]。筆者の病院においても抗菌薬選択や使用に対してコンサルティングを行うことで，不適切な抗菌薬使用や耐性菌の出現率を低減できている（表1）。

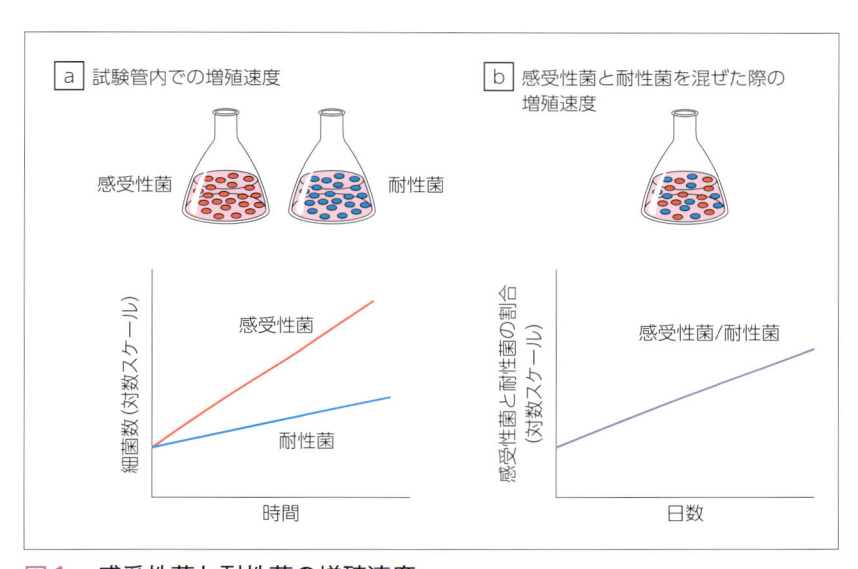

図1　感受性菌と耐性菌の増殖速度
a：感受性菌と耐性菌の増殖速度（縦軸は増殖数，横軸は時間）。感受性菌の方が耐性菌と比較して増殖速度が速い。
b：感受性菌と耐性菌を混ぜて培養した場合の増殖率の差。
文献4を参考に作成

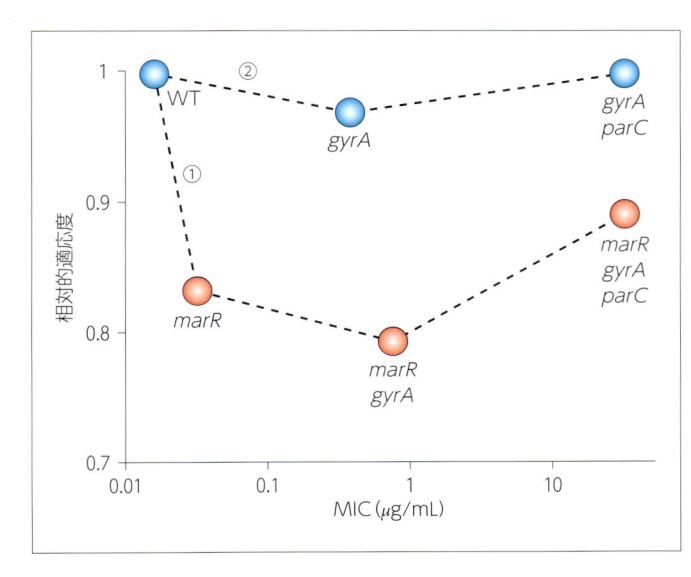

図2　大腸菌の補償形質による増殖力変化

縦軸は増殖コスト，横軸は菌の最小発育阻止濃度（MIC）を示している。
①の点線をみると，*marR* と *gyrA* に変異が入ることで増殖力が8割以下に低下しているが，*parC* への変異が入ることで9割近くまで増殖力が回復してきており，fitness cost が補償されている。②の点線をみると，*gyrA* の変異による増殖力低下は *parC* への補償変異により増殖力がほぼ100%まで回復している。このような場合，この耐性菌を増殖力の差で排除することはできない。
WT：野生型
文献4を参考に作成

表 1　東京大学附属動物医療センターで実施した抗菌薬適正使用の取り組み

ESBL 産生菌出現率	2016～2018 年度	2019 年度	2020 年度
Escherichia coli	52%	29%	22%
Klebsiella spp.	77%	58%	45%
Proteus mirabilis	18%	0 %	0 %

2018 年 10 月から積極的な感染症コンサルティングを実施した。具体的には，①カルバペネム系抗菌薬の不適切使用に対して積極的に介入し，代替案（ミノサイクリン，セフメタゾール）への変更を提案した，②フルオロキノロン系抗菌薬の不適切使用に介入した，③研修獣医師へ向けた院内教育を実施した。
ESBL：基質特異性拡張型 β-ラクタマーゼ

表 2　ブドウ球菌における耐性機構と抗菌薬への耐性

表記	耐性機構	ペニシリン G	オキサシリン	バンコマイシン
MSS	なし	S	S	S
MSS	*blaZ* 遺伝子が発現	R	S	S
MRS	*mecA* 遺伝子が発現	R	R	S
VIS	細胞壁が肥厚	R	R	I
VRS	*vanA* 遺伝子が発現	R	R	R

S は感受性，I は中間，R は耐性を示す。
MSS（methicillin-susceptible staphylococci）：メチシリン感受性ブドウ球菌
MRS（methicillin-resistant staphylococci）：メチシリン耐性ブドウ球菌
VIS（vancomycin-intermediate resistant staphylococci）：バンコマイシン中間耐性ブドウ球菌
VRS（vancomycin-resistant staphylococci）：バンコマイシン耐性ブドウ球菌

獣医療で遭遇する代表的な耐性菌

ブドウ球菌における薬剤耐性

　通常であればブドウ球菌は多くの抗菌薬に感受性であり，速やかに排除される。しかし抗菌薬への耐性機構を有していれば，容易に抗菌薬から防御することができる。ブドウ球菌は代表的な抗菌薬に対して 4 つの耐性機構を有しており[7]（表2），これらを理解していないと，安直に抗菌薬を使って治療の失敗へつながる。また，そもそも表皮のブドウ球菌感染症であれば，抗菌薬の全身投与を考えることよりも，局所療法によるコントロールを考える方がはるかにリーズナブルである。これについては Chapter2-1「皮膚感染症」で詳細を述べる。

ペニシリナーゼ活性

　1 つ目の耐性機構は，*blaZ* 遺伝子発現によるペニシリナーゼ活性によるものである。ペニシリナーゼは β-ラクタマーゼの一種であり，ペニシリンを分解する。ブドウ球菌のペニシリン感受性は誘導型 β-ラクタマーゼ試験を実施してから報告することになっている[8]。*blaZ* 遺伝子の PCR 検出，penicillin zone-edge test，nitrocefin-based test のいずれかを実施することで確定されるが，ここまで実施して感受性結果を報告している動物の細菌検査機関はほぼないため，基本的にブドウ球菌にはペニシリン系抗菌薬を使用しないことが好ましい。

mecA 遺伝子発現

　2つ目の耐性機構は，*mecA* 遺伝子発現によって β-ラクタム環に対して親和性の低いペニシリン結合蛋白質（PBP2'）が産生され，β-ラクタム系抗菌薬が細菌の細胞壁合成を阻害できないことに起因している。これをメチシリン耐性と呼んでおり，臨床上最も大きな問題になることが多い。メチシリン耐性（R）と出た場合，薬剤感受性はペニシリン系，セフェム系（セフタロリンを除く），ペネム系，カルバペネム系抗菌薬すべてに耐性とみなす。つまり，薬剤感受性試験でこれらの薬剤が感受性（S）と返ってきても信用してはならず，臨床的には耐性として扱う。確定方法はPCR による *mecA* 遺伝子の検出，PBP2' の検出，薬剤感受性試験でオキサシリン耐性またはセフォキシチン耐性を示すかで判断する。厳密にいえば同じくメチシリン耐性になる *mecC* 遺伝子はオキサシリン感受性試験では検出できないが，非常にまれであるため現在の獣医療では臨床上問題になることはないと思われる[8]。

バンコマイシン耐性

　他の2つの耐性はバンコマイシン耐性にかかわるものである。今のところ日本で臨床上犬・猫にバンコマイシン耐性ブドウ球菌が感染した事例は報告されていないが，安直にバンコマイシンを処方する浅はかな考えの動物病院があるため，今後検出される可能性はある。そもそもバンコマイシンは投与設計が非常に難しい薬であり，目標血中濃度まで達していなければ意味がなく，逆にその濃度を超えると容易に中毒域に入り急性腎障害を生じるため[9]，人医療では薬剤部がコンピュータによる投与設計支援を行う。このため持続的な血中濃度監視を行い，適正濃度範囲になるように投与設計ができないのであれば，バンコマイシンは使用するべきではない。

注意が必要な抗菌薬

　薬剤感受性試験を実施しても，ブドウ球菌ではいくつかの抗菌薬について注意が必要である。

　まず，クリンダマイシンはブドウ球菌に対して感受性（S）と報告されても，*erm* 遺伝子が発現していると臨床上薬効を示さないことがある。しかし，*erm* 遺伝子によるクリンダマイシン耐性は薬剤誘導性のため通常の検査では分からず，エリスロマイシンを用いてDテストを実施する必要がある[10, 11]（図3）。しかし通常でDテストを実施している検査機関は少なく，事前に問い合わせておく必要がある。

　続いてドキシサイクリンは実際にドキシサイクリンを用いて薬剤感受性試験を実施している場合には問題ないが，ミノサイクリンで代替している場合は問題となる。ブドウ球菌におけるテトラサイクリン耐性遺伝子は，薬剤排出にかかわる *tet*（K）とリボソーム保護を行う *tet*（M）の2つに大きく分けられる。この2つのうち，*tet*（K）が発現している場合にミノサイクリンのみが感受性となることが知られており[12]，ミノサイクリンの感受性をもとにドキシサイクリンを処方すると，ドキシサイクリンに対して耐性化しており治療の失敗につながる。

腸内細菌群における薬剤耐性[13]

　腸内細菌群（主に大腸菌，*Klebsiella* 属菌）は非常に耐性が多岐にわたり，全部覚えることは難しい。しかし知っておくことで役立つものがいくつかあるため，これらを紹介する。

Ambler Class A β-ラクタマーゼによるアンピシリン自然耐性

　この耐性で代表的なものは，*Klebsiella pneumoniae* と *Proteus vulgaris* の2菌種である。このβ-ラクタマーゼはペニシリナーゼのため，セファロスポリン系抗菌薬を阻害しない。

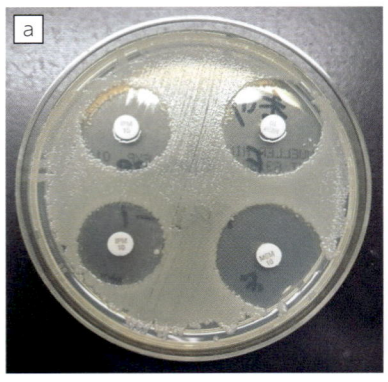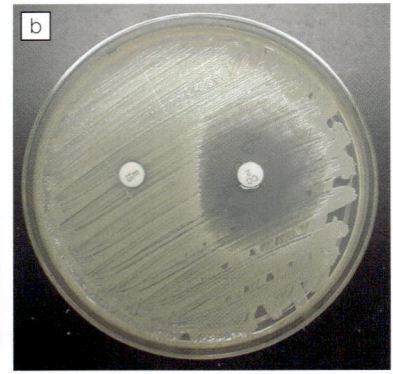

図3 Dテスト

a：通常の阻止円。隣のディスクによって干渉されない。
b：エリスロマイシンのディスクを使用。エリスロマイシンによって *erm* 遺伝子の発現が誘導され，メチラーゼ産生を介してクリンダマイシンを分解することで阻止円がつぶれてD型になっている。このような場合，クリンダマイシンは臨床上有効でないことがある。
画像提供：大阪大学感染症総合教育研究拠点（CiDER），大阪大学医学部附属病院感染制御部 山本剛先生

基質特異性拡張型 *β*-ラクタマーゼ（extended-spectrum *β*-lactamase：ESBL）

ESBL は染色体上のペニシリンしか分解できなかった *β*-ラクタマーゼが，アミノ酸変異により第3世代セファロスポリン系抗菌薬やモノバクタム系抗菌薬まで分解できるように変化したものを指す。現在まで100種類以上確認されているが，国内では9割以上が CTX-M 系 ESBL である[14]。スクリーニングとしては第3世代セファロスポリン系抗菌薬（特にセフポドキシム）耐性かつセファマイシン系抗菌薬（特にセフメタゾール）感受性であることから，感度93〜96％，特異度94〜100％で判断できる[15]。確認試験はアモキシシリン・クラブラン酸を用いたダブルディスクシナジーテストを実施するか，クラブラン酸を添加したダブルディスク試験を行い，阻止円径がクラブラン酸含有ディスクで5 mm 以上拡張することで判定される。確定試験は PCR による ESBL 遺伝子検出だが，費用と時間の観点から滅多に行われることはない。

K1 型 *β*-ラクタマーゼ過剰産生

K1 型 *β*-ラクタマーゼは *Klebsiella oxytoca* の染色体上に存在し，通常ではペニシリナーゼとしての性質をもつが，*β*-ラクタマーゼ阻害薬であるスルバクタムで阻害されずにクラブラン酸で阻害されるという特徴がある。特定の菌体ではこれが過剰産生されることで，セフォタキシム，セフトリアキソン，アズトレオナムに耐性傾向を示す。このため，通常の薬剤感受性試験では ESBL と区別できないことが多い。ESBL との鑑別点は，K1 型 *β*-ラクタマーゼ過剰産生菌ではアンピシリン・スルバクタムやセフォペラゾン・スルバクタムに耐性，セフタジジムやセフェピムに感受性を示すことが挙げられる。

AmpC 過剰産生

主に *Enterobacter cloacae* complex，*Klebsiella aerogenes*，*Citrobacter freundii*，*Serratia* 属菌，*Morganella morganii* などは染色体上に *ampC* 遺伝子を有しており，これらの菌に対して長期にセファロスポリン系抗菌薬で治療することで，AmpC が過剰に産生される。AmpC はペニシリン

系，第1～3世代セフェム系抗菌薬などを分解し，クラブラン酸やスルバクタムによる阻害を受けにくいという特徴をもつ。*K. pneumoniae*，*K. oxytoca*，*Proteus mirabilis*，*Salmonella* 属菌などは染色体性 *ampC* 遺伝子を有さない。実は *Escherichia coli* は *ampC* 遺伝子を有するものの調節遺伝子をもたないため発現量が低く，通常は臨床的に無視できる[16]。しかし，プラスミド性の *ampC* 遺伝子も報告されており，これらが入ることで染色体に保持していない菌種でも AmpC 過剰産生を行うことがある。確認試験には ESBL のダブルディスクにさらにボロン酸を加えた阻害試験が必要であり[17]，判定には熟達が必要である。

カルバペネマーゼ産生

ほぼすべての β-ラクタム系抗菌薬に高度耐性化を示し，β-ラクタマーゼ阻害薬（クラブラン酸，スルバクタム，タゾバクタム）で阻害されない性質をもつ。*Stenotrophomonas maltophilia* は染色体上にカルバペネマーゼを保有するため，カルバペネム系抗菌薬の自然耐性が存在し[18]，この細菌は湿潤環境に存在するため，長期の人工呼吸器管理などでは注意を要する。人ではプラスミド性のカルバペネマーゼが複数タイプ報告されているが，獣医療における検出はきわめてまれである[19]。しかし，薬剤の乱用によって出現することも証明されているといえるため，カルバペネム系抗菌薬はきわめて注意して処方する必要がある。

腸球菌における薬剤耐性[20]

腸球菌ではセフェム系抗菌薬が細菌の細胞壁合成を行うペニシリン結合蛋白質（PBP）に対して結合しづらいため自然耐性となる。さらに *Enterococcus faecalis* は PBP に変異をもつため，ペニシリン系抗菌薬にも耐性となり，自然状態でほぼすべての β-ラクタム系抗菌薬に耐性を示す。このため，*E. faecalis* は当然カルバペネム系抗菌薬で治療することができない。

その他

これ以外の細菌で自然耐性や頻繁な獲得耐性を引き起こす菌に，*Pseudomonas* 属菌（特に *Pseudomonas aeruginosa*：緑膿菌）がいる。緑膿菌は Ambler Class のすべての β-ラクタマーゼを産生し[13]，抗菌薬に対して細胞膜における排出ポンプの亢進・透過性の低下・標的部位の変化など，菌体自身の変化を引き起こす[21]。これ以外にもバイオフィルム（微生物が生体や人工物の表面に付着し，産出した物質によって強固に結合したもの）を形成したり食細胞内に逃避したりと，物理的に薬剤が到達しないようにする機構もある[22, 23]。

■ 参考文献

1．Larsen J, Raisen CL, Ba X, et al. Emergence of methicillin resistance predates the clinical use of antibiotics. Nature. 2022; 602(7895): 135-141.
2．Andersson DI, Levin BR. The biological cost of antibiotic resistance. Curr Opin Microbiol. 1999; 2(5): 489-93.
3．Ender M, McCallum N, Adhikari R, et al. Fitness cost of SCCmec and methicillin resistance levels in Staphylococcus aureus. Antimicrob Agents Chemother. 2004; 48(6): 2295-7.
4．Andersson DI, Hughes D. Antibiotic resistance and its cost: is it possible to reverse resistance? Nat Rev Microbiol. 2010; 8(4): 260-71.
5．Baur D, Gladstone BP, Burkert F, et al. Effect of antibiotic stewardship on the incidence of infection and colonisation with antibiotic-resistant bacteria and Clostridium difficile infection: a systematic review and meta-analysis. Lancet Infect Dis. 2017; 17(9): 990-1001.
6．Kurita G, Tsuyuki Y, Murata Y, et al. Reduced rates of antimicrobial resistance in Staphylococcus intermedius group and Escherichia coli isolated from diseased companion animals in an animal hospital after restriction of antimicrobial use. J Infect Chemother. 2019; 25(7): 531-536.

7. Cunha BA. Methicillin-resistant Staphylococcus aureus: clinical manifestations and antimicrobial therapy. Clin Microbiol Infect. 2005; 11 Suppl 4 : 33-42.

8. Weinstein MP. Performance standards for antimicrobial susceptibility testing. 31 ed. Clinical and Laboratory Standards Institute. 2019.

9. DeStefano IM, Wayne AS, Rozanski EA, et al. Parenterally administered vancomycin in 29 dogs and 7 cats (2003-2017). J Vet Intern Med. 2019; 33(1): 200-207.

10. Siberry GK, Tekle T, Carroll K, et al. Failure of clindamycin treatment of methicillin-resistant Staphylococcus aureus expressing inducible clindamycin resistance in vitro. Clin Infect Dis. 2003; 37(9): 1257-60.

11. Shrestha B, Rana SS. D test: a simple test with big implication for Staphylococcus aureus macrolide-lincosamide-streptograminB resistance pattern. Nepal Med Coll J. 2014; 16(1): 88-94.

12. Hnot ML, Cole LK, Lorch G, et al. Evaluation of canine-specific minocycline and doxycycline susceptibility breakpoints for meticillin-resistant Staphylococcus pseudintermedius isolates from dogs. Vet Dermatol. 2015; 26(5): 334-8, e70-1.

13. Livermore DM. beta-Lactamases in laboratory and clinical resistance. Clin Microbiol Rev. 1995; 8 (4): 557-84.

14. Harada K, Shimizu T, Mukai Y, et al. Phenotypic and Molecular Characterization of Antimicrobial Resistance in Klebsiella spp. Isolates from Companion Animals in Japan: Clonal Dissemination of Multidrug-Resistant Extended-Spectrum β-Lactamase-Producing Klebsiella pneumoniae. Front Microbiol. 2016; 7 : 1021.

15. Ho PL, Chow KH, Yuen KY, et al. Comparison of a novel, inhibitor-potentiated disc-diffusion test with other methods for the detection of extended-spectrum beta-lactamases in Escherichia coli and Klebsiella pneumoniae. J Antimicrob Chemother. 1998; 42(1): 49-54.

16. Tamma PD, Doi Y, Bonomo RA, et al. A Primer on AmpC β-Lactamases: Necessary Knowledge for an Increasingly Multidrug-resistant World. Clin Infect Dis. 2019; 69(8): 1446-1455.

17. Yagi T, Wachino J, Kurokawa H, et al. Practical methods using boronic acid compounds for identification of class C beta-lactamase-producing Klebsiella pneumoniae and Escherichia coli. J Clin Microbiol. 2005; 43(6): 2551-8.

18. Abbott IJ, Slavin MA, Turnidge JD, et al. Stenotrophomonas maltophilia: emerging disease patterns and challenges for treatment. Expert Rev Anti Infect Ther. 2011; 9 (4): 471-88.

19. Hyun JE, Chung TH, Hwang CY. Identification of VIM-2 metallo-β-lactamase-producing Pseudomonas aeruginosa isolated from dogs with pyoderma and otitis in Korea. Vet Dermatol. 2018; 29(3): 186-e68.

20. Arbeloa A, Segal H, Hugonnet JE, et al. Role of class A penicillin-binding proteins in PBP5-mediated beta-lactam resistance in Enterococcus faecalis. J Bacteriol. 2004; 186(5): 1221-8.

21. Falagas ME, Bliziotis IA. Pandrug-resistant Gram-negative bacteria: the dawn of the post-antibiotic era? Int J Antimicrob Agents. 2007; 29(6): 630-6.

22. Thakur M, Khushboo, Kumar Y, et al. Understanding resistance acquisition by Pseudomonas aeruginosa and possible pharmacological approaches in palliating its pathogenesis. Biochem Pharmacol. 2023; 215: 115689.

23. Valvano MA. Intracellular survival of Burkholderia cepacia complex in phagocytic cells. Can J Microbiol. 2015; 61(9): 607-15.

Chapter 2
実践編

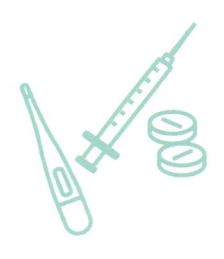

1	皮膚感染症	70
2	皮下の膨隆・腫瘤	88
3	外耳炎・中耳炎	93
4	上気道感染症	102
5	下気道感染症	116
6	口腔内感染症	125
7	下痢	133
8	肛門周囲の感染症	144
9	肝臓・胆囊・膵臓疾患	148
10	泌尿器感染症	156
11	生殖器感染症	170
12	神経・運動器疾患	176
13	眼科感染症	184
14	手術部位感染	198
15	抗がん剤治療中の感染症	206

1　皮膚感染症

Point

□ 皮膚感染症では基礎疾患が隠れている可能性があるため，繰り返す場合は易感染性を示す疾患などがないか，精査が必要である。

□ 浅在性膿皮症の治療は洗浄・消毒といった局所療法がまずは重要となる。

　皮膚感染症（表1）は，日常的には浅在性膿皮症に代表されるようによくみる疾患である。しかし，見た目だけで診断している獣医師が多く，真に感染性であるかを判断していないことも多い。また，犬はアトピー性皮膚炎などの皮膚に炎症を引き起こす疾患が多く，皮膚感染症であったとしても二次感染であることが多い。このため**皮膚感染症においては，①感染体が存在するかの確認，②感染を治療した際にすべての問題が解決するかの検討をしなくてはならない。**

皮膚病変の採取方法と検査

　皮膚病変における検査では，抜毛検査，掻爬検査，スタンプ検査を実施することになる。

抜毛検査

　抜毛検査では被毛の状態の観察だけではなく，皮膚糸状菌の胞子や毛包虫を観察することができる。抜毛する箇所について悩むことは少なく，病変部の周辺の被毛を採取すればよい。皮膚糸状菌症であれば，ウッド灯陽性の被毛を対象とすることで，胞子の検出が容易となる。また，真菌培養用の皮膚糸状菌検査培地（DTM 培地）などに播種する際には，各操作で使用する器具が汚染されていないことを確認してから使用する。

掻爬検査

　掻爬検査では表面の角質はもちろん，真皮における病変まで観察する必要があるため，出血する程度の深さまで掻爬する必要がある。鋭匙などで掻爬して採取したサンプルをスライドガラスに載せ，水酸化カリウム（KOH）を滴下後5分程度したらカバーガラスをかけて十分に圧扁する。この際にカバーガラスが浮き上がるようであれば，処理時間を1分ずつ延長していく（図1）。

表1　犬・猫の代表的な皮膚感染症の原因微生物

細菌	ブドウ球菌 (*Staphylococcus pseudintermedius*，*S. schleiferi*)
真菌	マラセチア (*Malassezia pachydermatis*)，皮膚糸状菌 (*Microsporum canis*)
寄生虫	毛包虫 (*Demodex* 属)，疥癬

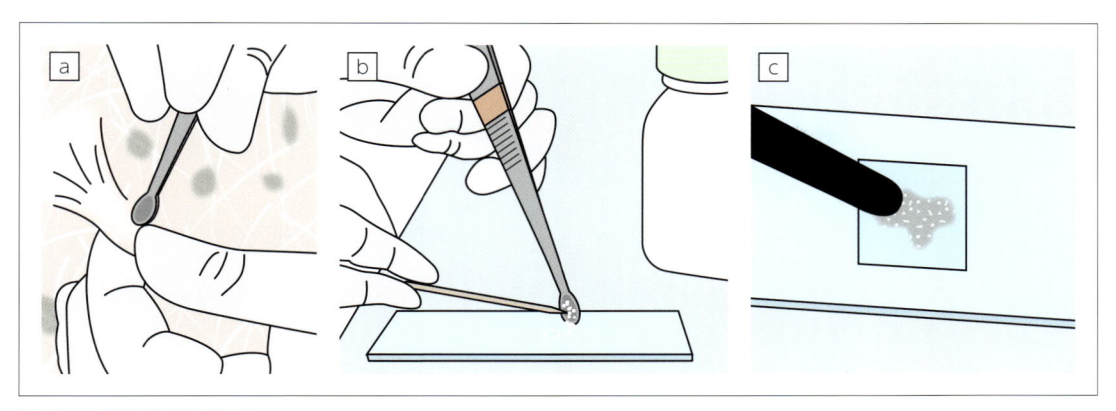

図1　掻爬検査の流れ

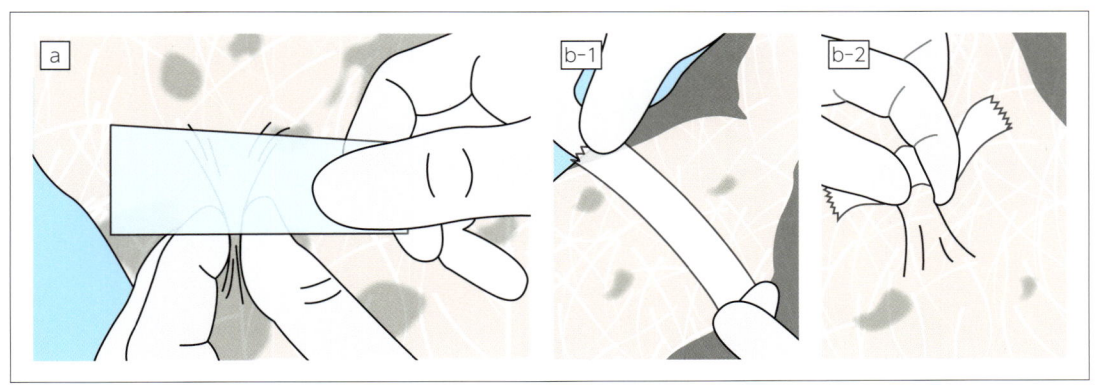

図2　スタンプ検査
a：スライドガラスを病変部に直接押し付ける。
b：セロハンテープを使用する場合は，テープを貼った部分をつまんで絞り出すようにするとよい。

スタンプ検査

　スタンプ検査は，病変部に直接スライドガラスを押し付けるだけでもスライド標本の観察ができるが，セロハンテープを病変部に貼って（テープストリッピング），それを染色することも可能である（図2）。この際に，サンプル採取後のセロハンテープは粘着面が上を向くようにスライドガラスの裏の辺縁に貼り，皺にならないように染色する。そしてテープを折り返してスライドガラスにしっかりと貼ると，よい標本がつくれる[1]（図3）。

　なお，セロハンテープを病変部に貼った後に，貼った部分の皮膚を絞り出すようにすることで，毛包虫の検出力が上昇する[1]（図2b-2）。

培養検査用サンプルの採取

　培養検査用のサンプルを採取する際には，可能な限り無菌的な病変を選んで採取する。具体的には膿疱であれば破れていないもの，丘疹であれば絞り出すようにして採取する。痂皮がある場合は表面ではなく，痂皮を剥がした下側を調べる必要がある（図4）。場合によっては痂皮そのものを培養検査に出すこともあるが，その際には滅菌済みの容器に入れて送付する。

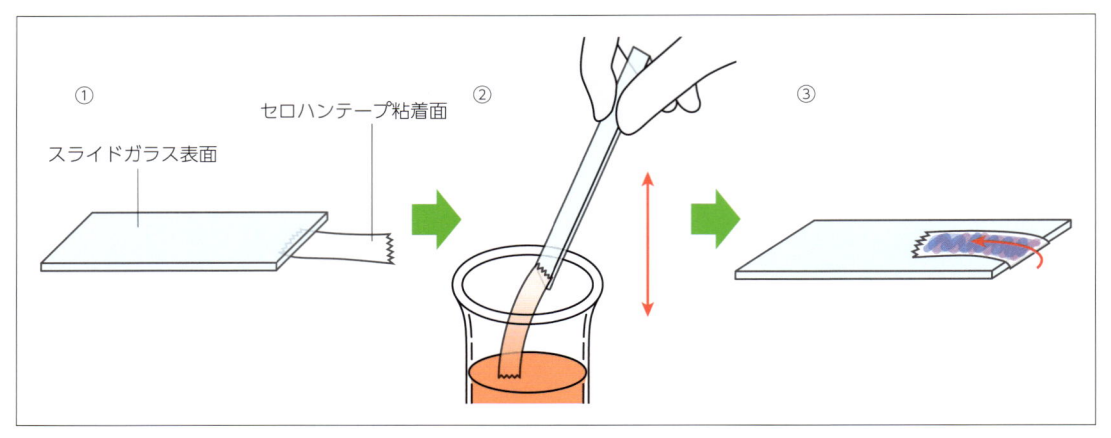

図3　セロハンテープの染色
①セロハンテープの粘着面が上を向くようにスライドガラスの裏の辺縁に貼る。
②そのまま各染色液の方法に従い，染色する。
③テープを折り返してスライドガラスにしっかりと貼ると，よい標本がつくれる。

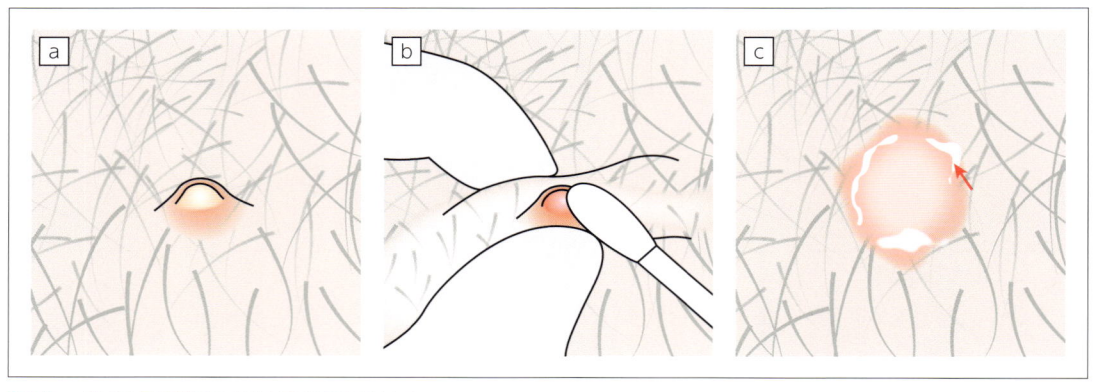

図4　各皮膚病変における採取の仕方
a：膿疱の場合，表面が破れていないものを探し，針を刺して内容物を採取する。
b：丘疹は図のように絞り出し，滅菌綿棒で採取する。
c：痂皮は中央部を採取するのではなく，周辺部をめくり，その下から採取する（矢印）。

膿皮症

概要・病態

　日本の犬の 2016 年における保険請求事由の第 3 位が膿皮症である[2]。人では皮膚の常在菌である黄色ブドウ球菌（*Staphylococcus aureus*）が皮膚感染症における原因の大半を占めるが，犬・猫では異なる常在菌の **S. pseudintermedius** と **S. schleiferi** が主な原因である[3]。このうち *S. pseudintermedius* は *S. intermedius* group に属しており，その名前のとおり *S. aureus* と *S. epidermidis*（表皮ブドウ球菌）の中間的な性質を示す[4]。*S. pseudintermedius* は近年分類し直された菌であるため，検査機関によっては培養検査で coagulase-negative staphylococci（CNS）と大雑把に

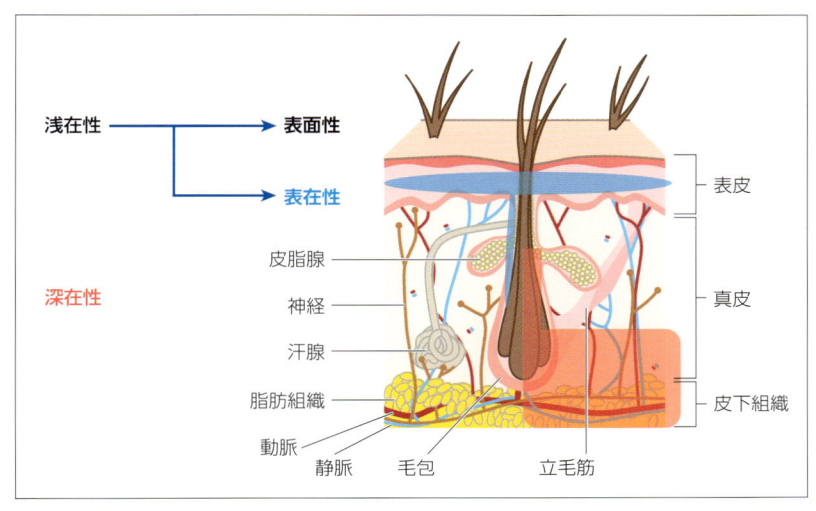

図5　各膿皮症における感染箇所

報告されていることがある。しかし現在，細菌同定に質量分析装置を用いるようになり，*S. pseudintermedius* または *S. intermedius* group と結果が記載されることが多くなってきている。また，Chapter1-7「細菌培養検査・薬剤感受性試験」で述べたように，質量分析装置の台頭によってコアグラーゼ試験を含む定性試験を実施せずに種名が同定できるようになってきている。このため，CLSI では 2020 年の M100-S30 から CNS と呼ばずに other *Staphylococcus* と表記するようになっている[5]。

　ブドウ球菌の病原性については様々な臓器において報告されているが，表皮に対しては表皮剥脱毒素を分泌してデスモグレイン 1 を特異的に消化することで，表皮を傷害していく。この表皮剥脱毒素は，*S. aureus* では人と豚のデスモグレイン 1 を切断するが，犬のデスモグレイン 1 は切断できない。逆に *S. pseudintermedius* では犬のデスモグレイン 1 のみ切断が可能である[6-8]。このため，通常であれば *S. pseudintermedius* は人に病原性を示さない。しかし近年，*S. pseudintermedius* が犬から人へ波及した例が報告されているため[9, 10]，まれに人獣共通感染症となりうることを理解しておく必要がある。

診断

　膿皮症として治療するためには，診断する必要がある。膿皮症は大きく浅在性と深在性に分かれる。さらに浅在性膿皮症は表面性と表在性に分かれ，表皮および濾胞上皮に細菌が感染することになる。一方で深在性膿皮症は皮膚付属器官・真皮・皮下組織に感染することになる（図5）。

　この局在から，浅在性膿皮症では特徴的な皮疹（丘疹・膿疱・表皮小環）が存在することになる。特に毛包内に感染した場合は毛包に一致するように丘疹・膿疱が出現し（図6），表皮で増殖した場合，表皮剥脱毒素が円形に浸透して表皮が破壊されるため，表皮小環が出現する（図7）。

　これらの病変から細菌が分離されることが大切だが，見落としが多いため全身をくまなくさわり，みつけた皮疹の細胞診を実施することとなる。繰り返しになるが，この際に気を付けることは痂皮があればそれをめくり，その下を細胞診することである（図8）。

　すでに痂皮が存在せず脱毛している部分はブドウ球菌の表皮剥脱毒素によってダメージを受けた跡であり，菌がいなくなっていることが多い。また，この際に染色を行わないと桿菌などのブドウ

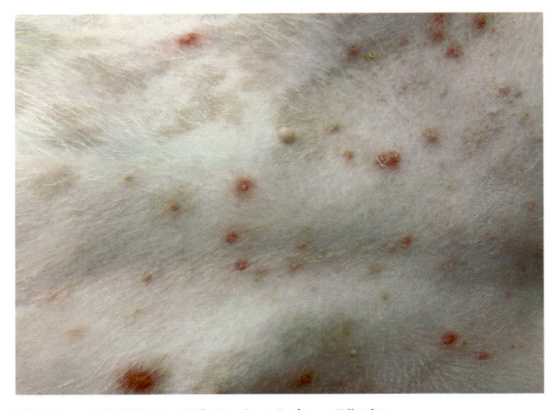

図6　毛包に一致した丘疹・膿疱

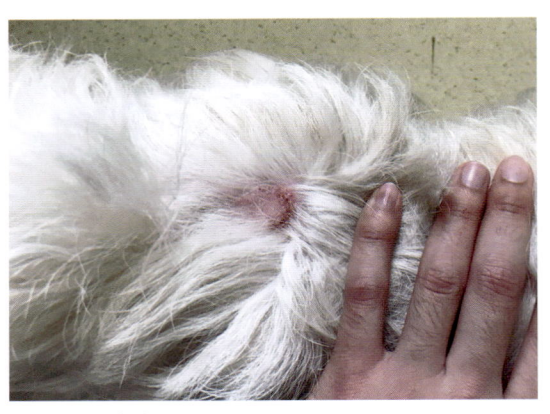

図7　表皮小環

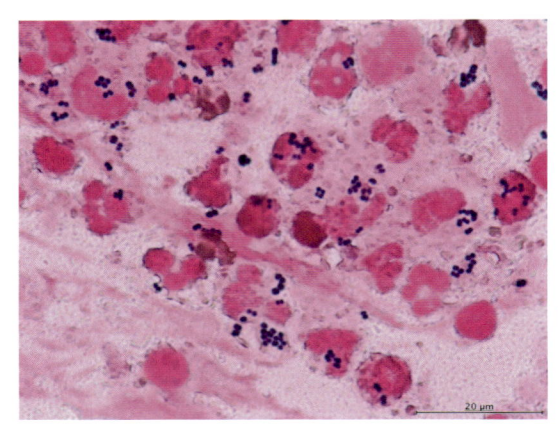

図8　表在性膿皮症のグラム染色像
膿皮症症例の感染部位を染色するとブドウ球菌が観察される。この際に変性した好中球を認めることが多い。

球菌とは別の細菌の出現を見落とすこととなり，治療の失敗につながることがある。特に後肢，外耳道などでは桿菌が出現することが多い。さらに繰り返す膿皮症では，基礎疾患の探索も大切である。易感染性を示すような疾患（糖尿病や副腎皮質機能亢進症など），甲状腺機能亢進症，アトピー性皮膚炎，天疱瘡，皮膚型リンパ腫などが隠れている可能性を考え，全身的にスクリーニングをする必要があると思われる（図9）。

治療：局所療法

　ブドウ球菌は抗菌薬の全身投与を行うと容易に耐性化していく。2000年くらいまでは獣医療においてブドウ球菌のオキサシリン耐性はほとんどみられなかった。しかし今はメチシリン耐性ブドウ球菌（MRS）の検出率が6割を超える動物病院もあり，非常に大きな問題となっている[11, 12]。このため，小動物のMRS感染症へのアプローチに関するコンセンサス・ガイドラインの中では，アプローチできる部位であれば「局所療法を実施する必要がある」と強い言葉で記載されている[13]。具体的には局所の洗浄・消毒が挙げられているが，掻痒のコントロールも大切である。局所療法は浅在性膿皮症で特に限局病変を含むもの，外耳炎，表在性の創傷感染症において実施するべきと記載されている。

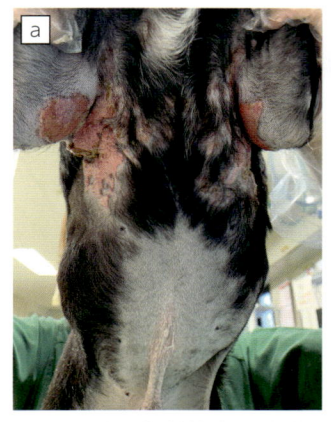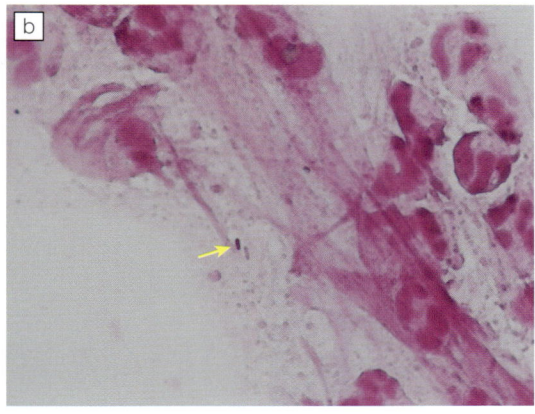

図9　副腎皮質機能亢進症の症例の皮膚から認められた緑膿菌

通常の皮診とは異なる場合，ブドウ球菌とは違う菌を認めることがある。この場合にはみつけただけで満足せず，必ず基礎疾患の精査を念頭に置いて飼い主に話をする必要がある。この症例ではブドウ球菌でみられる表皮小環とは異なり，腋窩部にびらんが認められた（a）。グラム染色ではグラム陰性桿菌（b 矢印）が認められ，培養検査で緑膿菌が検出された。

消毒

　犬の手術前消毒に関する論文をみてみると，7.5％ポビドンヨードによる消毒と，2％グルコン酸クロルヘキシジンによる消毒を比較すると，消毒後7割以上の症例で菌は生えず，生えた場合にも菌量には有意な差を認めなかったと報告されている[14]。加えて人の消毒にかかわる他の報告をみても，黄色ブドウ球菌に対する消毒は何を使用しても創へのコンタミネーション率が変わらない[15]。しかしポビドンヨードはおよそ2分間かけて消毒効果を発揮するとともに色素が付いてしまい，飼い主のアドヒアランスが悪い。また，エタノールは消毒効果の残存性が低いため，**皮膚の消毒にはクロルヘキシジンが使用しやすいと考えられる。**

　消毒薬の乱用による耐性を気にする人がいるが，これは実用上問題にならない。ブドウ球菌では消毒薬耐性遺伝子の導入により最大64倍の濃度のクロルヘキシジンに耐えられることが報告されているが[16]，報告上の発育阻止濃度の最大値は 32 mg/L である[17]。0.02％のクロルヘキシジン溶液であっても 200 mg/L であり，十分な殺菌効果を認めることができる。

　クロルヘキシジンを処方する際には原液を処方し，使用時に 10 倍程度に希釈してもらい，使用後に廃棄してもらう。クロルヘキシジン自体は希釈後，強い光や高温などの苛酷条件に置かなければ 6 カ月間安定であるといわれているが，報告によっては 1 カ月で分解することも知られている[18]。水道中にはセパシア菌（*Burkholderia cepacia*）が存在している。これは人においてクロルヘキシジンを介した感染事例があり[19]，犬で感染した際に重度の広範囲な深在性膿皮症を呈する[20, 21]（図 10）。治療によって新たな病気をつくらないためにも，クロルヘキシジンは**用時希釈の指導をしてほしい。**

シャンプー療法

　単なるシャンプーだけでも十分な回数を行えば，皮膚表面の菌量は十分に低下する[22]。また，クロルヘキシジンのシャンプーは抗菌薬の全身投与と劣らない治療効果をもつと報告されている[23]。薬用シャンプーであれば皮膚表面の汚染低減以外に外用消毒薬としての効果が期待できるため，指

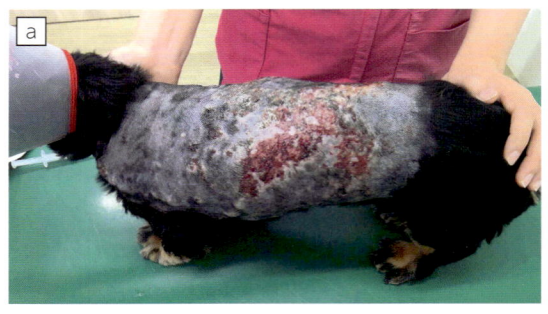

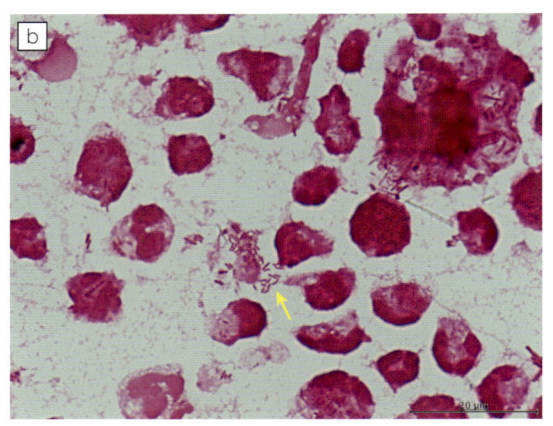

図10　セパシア菌による深在性膿皮症

グラム染色では緑膿菌によく似た形態をとるが（b
矢印），緑膿菌による深在性膿皮症は局所病変である
のに対し，セパシア菌による深在性膿皮症は非常に
広範囲に病変を形成することが特徴である。

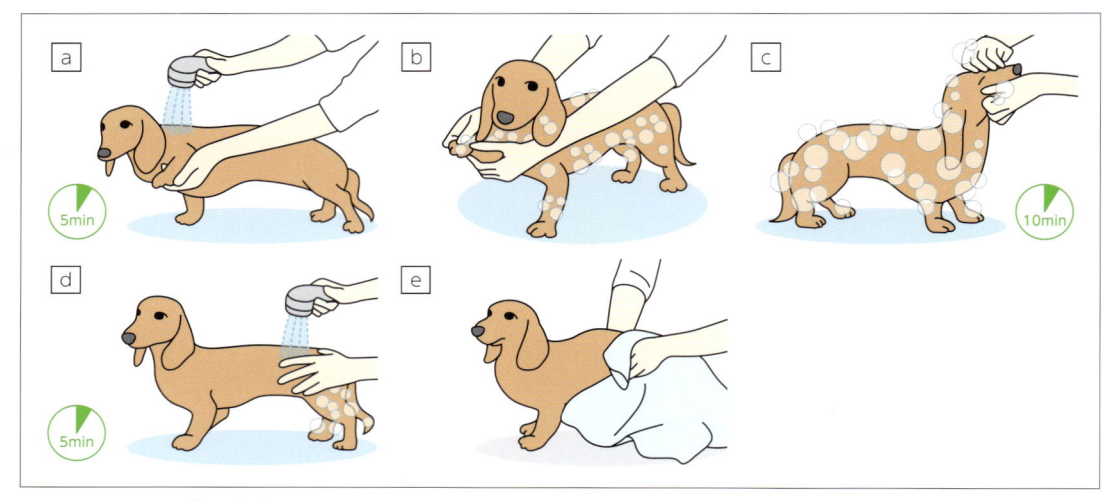

図11　シャンプー療法

a：皮膚，被毛全体をぬるま湯で濡らし，皮膚に水分を含ませるとともに大まかな汚れを落とす。
b：シャンプーをよくなじませ，身体全体をマッサージするように洗い，汚れや付着物を取り除く（プレ
　シャンプー）。
c：シャンプーの成分を皮膚に浸透させるように10分程度マッサージしながら優しく洗う。
d：ぬるま湯で十分にシャンプーと汚れを洗い流す。
e：タオルに水分を含ませるように優しく拭いて乾かす。
文献25を参考に作成

定されている使用量と作用時間を守って使用するべきである[24]（図11）[25]。シャンプーの成分を正し
く作用させた場合は，**クロルヘキシジン含有のものであれば7日間，2％ミコナゾール・2％クロ
ルヘキシジン配合のものであれば17日間，被毛におけるブドウ球菌に対する殺菌効果が持続する**
ことが分かっており[26]，これを考えつつ，皮膚状態をみながら週2～3回のシャンプー療法を実施
してもらう。また，クロルヘキシジンの濃度には諸説あるが[27, 28]，筆者は2％クロルヘキシジンを
使用することが多い。

外用抗菌薬

人の鼻腔内におけるメチシリン耐性黄色ブドウ球菌（MRSA）の治療薬としてムピロシンやフシジン酸などがあり[29, 30]，これらは実際に犬でも奏効する。しかし，これらの耐性化は比較的容易に起きてしまうため[31]，**外用抗菌薬はシャンプー療法などでは対応できない場合に用いる**。耐性化を考えると維持治療としては不適切なため，維持治療はシャンプーや消毒で行っていく。

治療：全身療法

前述の治療が失敗した場合，あるいは実施できない深部の病変であったり一般状態が悪い場合には，全身療法を検討する。しかし 2024 年現在のブドウ球菌治療では，「**基本的に経験的な抗菌薬の全身投与は禁忌である**」とされており，薬剤感受性試験を提出しないことは論外である。これはコンセンサス・ガイドラインの中でも同様に述べられている。例えば膿皮症治療におけるシステマティックレビューでは，アモキシシリン・クラブラン酸による治療反応がよかったという論文があり，治療薬の選択に役立つ情報源であるとの評価をしているが[32]，この根拠論文の 1 つは 1997 年の論文であり[33]，耐性菌に苦しんでいる今の世界を反映していない。ここまで MRS が蔓延した世の中を鑑みるに，薬剤感受性試験なしでセファレキシンの投与を行うことすら厳しいと，筆者は考えている。

また薬剤感受性試験を実施しても，いくつかの抗菌薬については注意が必要である。詳細は Chapter1-8「薬剤耐性菌」に記載したが，①ペニシリン系抗菌薬，②β-ラクタム系抗菌薬，③クリンダマイシン，④ミノサイクリンの 4 つは，たとえ「感受性」という結果が出ても気を付けないといけない。①は感受性確定のために *blaZ* 遺伝子の PCR 検出，penicillin zone-edge test，nitrocefin-based test のいずれかを実施することが必要である[5]。②は *mecA* 遺伝子発現の確認のため，オキサシリンまたはセフォキシチン耐性を調べることになる。③は *erm* 遺伝子によるクリンダマイシン耐性は薬剤誘導性のため通常の検査では分からず，エリスロマイシンを用いて D テストを実施する必要がある[34]。④は *tet*（K）が発現している場合にミノサイクリンのみが感受性となることが知られており[35]，ミノサイクリンの感受性をもとにドキシサイクリンを処方すると耐性化しており治療の失敗につながる。このため，**これらの試験をカバーしているか，検査機関の選定の際に確認しておく必要がある**。

加えて，耐性が蔓延しているために安直に抗 MRSA 薬を投与する獣医師がいるが，**人医療において重要となる抗 MRSA 薬は，基本的に処方するべきではない**。特にバンコマイシン・テイコプラニン・アルベカシン・ダプトマイシン・リネゾリドは，他の代替薬がなく，院内で責任者と 2 人以上が承認するまで使えないくらい厳格でも構わない。さらにこれらの薬剤では使用するための背景知識が多く必要となり，例えばバンコマイシンは経口吸収されない薬剤であり，有効血中濃度に達しないと効果を示さないが，注射を行うと容易に急性腎障害と血管炎を引き起こす[36]。人医療では薬剤部がコンピュータによる投与設計支援を行うものであり，**持続的な血中濃度監視を行い，適正濃度範囲になるように投与設計ができないのであればバンコマイシンは使用するべきではない**。事実，術後感染においてバンコマイシンの無節操な投与によって腎障害と血管炎を引き起こして，かえって救命できていない症例の相談を筆者は多く受けており辟易している。筆者の経験上，==薬剤知識のない安易な投与を行う者はおおむね自信家であり，これらによって致死率を高めていることを自覚していない==。読者の皆様には適切な薬剤の知識を身につけた上で，抗 MRSA 薬の投与が本当に必要な症例なのか，慎重に判断してほしい。

予防：耐性菌の保菌動物についての考え方

　臨床症状はないが，MRS を保有している動物を偶然検出してしまった場合，隔離措置を行うべきなのか？ これは意見が分かれると思われるが，筆者は現状の動物病院における管理では隔離措置が基本的に利益に見合わないと考えている。メチシリン耐性 *S. pseudintermedius*（methicillin-resistant *S. pseudintermedius*：MRSP）に感染した犬の場合，臨床症状が改善した後も 1 年以上保菌が続く可能性が示唆されている[37]。しかし**保菌している動物から菌を除去できる方法 "decolonization" については，未だに確立していない**。人医療においてもムピロシンを用いることで鼻腔内のMRSA が除去できることなどは報告されているが[30]，短期的な有効性のみであり，耐性菌の発生や有害事象が報告されているため，恒常的に使用できる手法とは言い難い。

　実際に隔離措置が必要になるようなケースは，どのような場合を考えるべきなのか？ これは飼い主に免疫抑制などの易感染性が予想できる場合に，実施を考慮する必要がある。ただし，手指衛生に気をつかうことで同じ空間内にいても感染リスクを下げることができる[38] ことが知られているため，動物との日々の触れ合い後にしっかりと手指衛生を行うべきである。また，前十字靱帯断裂の治療のため脛骨高平部水平化骨切り術（TPLO）を実施した犬において発生した手術部位感染では，MRSP の保菌に関連がある[39] ことが知られている。しかし，この論文では鼻腔・咽頭・直腸など多数の部位より MRSP が採取されており，各部位ごとの除菌法が確立されていないため，清浄化が困難である可能性を示している。さらに除菌することで本当に手術部位感染が防げるかどうかは分かっておらず，MRSP を保菌していない症例でも手術部位感染は発生しているため，抗MRSA 薬の投与を行うべきか未だに判断がつかない。しかし，少なくとも術後に注意深く観察することが必要だろうと考えられる。

　さて，上記の事案は MRS が発生しなければ問題ない。つまり MRS をつくらないような診療を心掛ける必要がある。抗菌薬使用に関連した耐性菌の検出に関する報告では，アモキシシリンであれば 4 日以上の投与で犬の腸内に耐性菌が出現しており[40]，抗菌薬の使用の影響が 1 カ月程度は残存してしまう[41] とされている。つまり，**1 人ひとりの獣医師が安直に抗菌薬を処方しない診療を心掛けることで，MRS の発生を減らすことができる**と考えられる。そして動物病院において MRSは床やドア・テーブル・待合室・ICU ユニット内などに残存することも知られているため[42]，こまめにきちんと掃除を行うことで伝播を防げる。

その他膿皮症において知っておくべきこと

肢端舐性皮膚炎

　肢端の過剰な舐性行動による皮膚炎（肢端舐性皮膚炎，acral lick dermatitis：ALD）がよくみられる。この疾患では多くの場合で細菌が検出されるため[43]抗菌薬でコントロールしようとする獣医師がいるが，基礎疾患としてアレルギー性皮膚炎や問題行動が存在していることが多く[44, 45]，これらをコントロールしなければ場当たり的な処方を繰り返すことになってしまう。このため，初期の二次感染による炎症に対して局所療法を行うことは問題ないが，多くの場合で抗菌薬の全身投与を行う必要はない。また，掻痒のコントロールのため初発の年齢や好発部位，増悪因子などを聴取し，他の疾患が隠れていないか注意深く探索する必要がある。場合によっては行動診療科の受診も検討される。

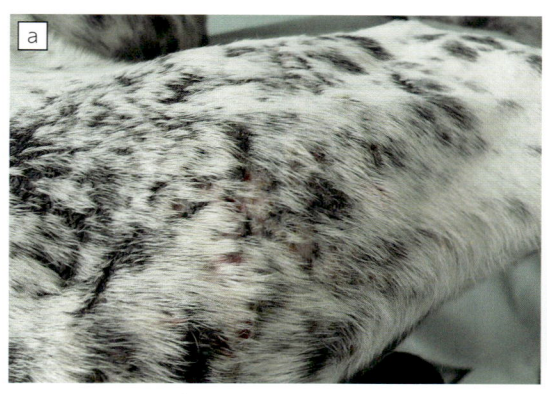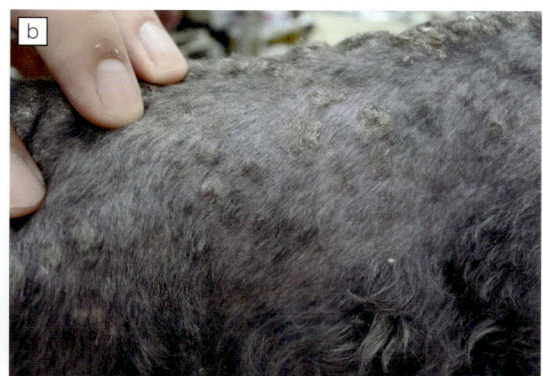

図 12　シャンプー後の深在性膿皮症（post-grooming furunculosis）
a の画像提供：Vet Derm Tokyo 伊從慶太先生
b の画像提供：東京農工大学動物医療センター　島﨑洋太郎先生

シャンプー後の深在性膿皮症

　他によく問題になるものとして，シャンプー後の深在性膿皮症がある[46]。これはシャンプーによる毛包への機械的外傷によって生じる細菌感染だといわれており，通常はシャンプーの 24〜48 時間後に発生し，背部広範に膿疱・丘疹・紅斑・出血性水疱・蜂窩織炎といった症状を引き起こし，顕著な痛みを伴う（図 12）。

敗血症

　膿皮症はときに敗血症と多臓器不全を引き起こすこともあるため[47]，たかが膿皮症と侮らずに対応する必要がある。水場には緑膿菌が発生しやすく，代表的な起炎菌といわれているが，*Enterobacter* 属菌や *Serratia* 属菌，*Klebsiella* 属菌，*Proteus* 属菌，*Burkholderia* 属菌などでも生じる[48]。治療には 4 週間以上の抗菌薬の全身投与が必要とされているが，臨床症状の消失からさらに 2 週間の投与がよく行われている。同時に重度の疼痛も引き起こされるため，鎮痛薬の投与を行う。病気を進行させないようにするためには，**患部への機械的外傷を避けることが必要なため，一般的に局所管理は推奨されない**。治癒するまではブラッシングやトリミングは中止し，発症時に使用していたシャンプー剤やブラシは処分した方が好ましい。

遺伝性疾患

　その他に考えうる対応（感染コントロール，皮膚状態改善，生活環境指導，飼い主のアドヒアランスの向上など）をすべて実施したにもかかわらず，あまりにも繰り返す膿皮症は，遺伝性疾患である可能性を考える必要がある。代表的なものはジャーマン・シェパード・ドッグの膿皮症[49] やミニチュア・シュナウザーの面皰症候群[50] がある。これらの疾患は新たな情報が蓄積されているため，その都度最新の情報にあたることで，よりよい治療法がみつかる可能性がある。

マラセチア皮膚炎

概要・病態

　マラセチア皮膚炎は基本的には皮膚に常在している好脂性酵母である *Malassezia pachydermatis*

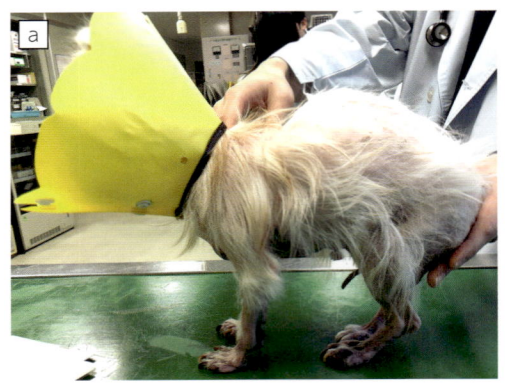
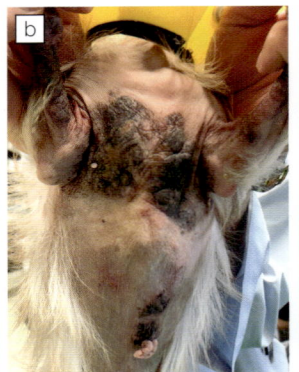
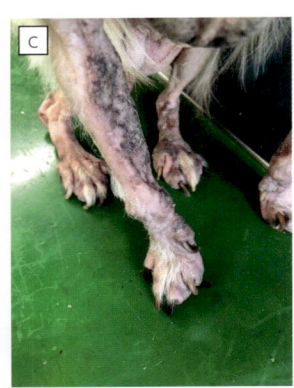
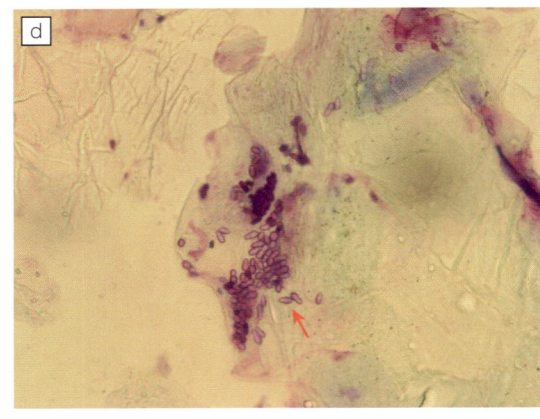

図 13　マラセチア皮膚炎
顕著な脱毛・紅斑・苔癬化が認められ（a～c），病変部からはダルマ型の酵母様真菌が検出される（d 矢印）。

が異常増殖することで起こる疾患である[51]。実際には犬・猫において検出された *Malassezia* 属菌は 6 種以上となり増えているが[52]，今のところ種による治療方法は大きく変わらないため，一括して扱う。臨床症状は皮膚の搔痒を伴ったべたつき・鱗屑・紅斑・脱毛であり（図 13），マラセチアの増殖に伴い，遊離脂肪酸の分泌による炎症の惹起や表皮からのサイトカイン誘導，補体の活性化などが起こり，皮膚バリア機能を破壊することで悪化していく[53]。この疾患は脂漏性皮膚炎を背景に起きる[54]。脂漏性皮膚炎は体質などの先天性の要因や環境などの後天性の要因によって皮脂腺の機能が亢進することで起きているため，**マラセチアのコントロールのみでこの疾患を根治させることは難しい。このため，あくまでも増悪因子の 1 つとして対処するべきである。**

診断

　マラセチア皮膚炎は特徴的な皮膚症状や臭気で容易に疑うことができるが，後の治療のために問診と身体検査を丁寧に行うべきである。特にべたつきがある部位が痒くなるため，生活環境の湿度が高いと悪化しやすい。また，日本では梅雨や夏などに季節性に悪化することも多い。二次性に膿皮症を起こしていることがあるため，難治性の膿皮症として治療されているケースがあるが，通常の膿皮症と比較してシャンプー療法や抗菌薬への反応性がよくないといったところからも疑うことができる。さらに基礎疾患に付随して発症することもあるため，他の疾患の除外は膿皮症と同じように重要である。

　次にこれらの臨床推論をもとに細胞診を行っていく。細胞診ではスライドガラスを用いたスタン

プ検査とテープストリッピングのどちらの方法を用いてもよいが，細胞診では偽陰性となることがあり，最終的に診断するときには臨床症状とあわせて評価する必要がある[55]。M. pachydermatis は健常犬でも 400 倍視野で 1 個は検出されるため，過剰増殖を示すには高倍率視野における検出数を測定する必要性があるが，個数のカットオフ値は論文によって意見が分かれている。報告をまとめると，400 倍視野で 2 個より多い，または 1,000 倍視野 15 カ所で合計 10 個より多ければ，異常増殖があるといっていいようである[53]。しかし，有意に高い個数が観察されなくても，本疾患の否定にならないところが非常に難しい点である[52]。また，抗マラセチア IgE 抗体の測定も試みられており，マラセチア抗原に対して皮内反応陽性だったアトピー性皮膚炎の犬では，陰性犬にくらべて血中の IgE 濃度が有意に高かったと報告されている[56]。この論文ではマラセチア皮膚炎の臨床症状と比較していないが，将来的には使える検査になるかもしれない。

治療

何度も述べているが，M. pachydermatis は皮膚炎における増悪因子の 1 つであり，シャンプー療法や抗真菌薬の全身投与のみなどの単一の手法に頼るだけでは治癒困難となることが多い。このため問題点を，主因（primary causes）・副因（secondary causes）・素因（predisposing factors）・持続因（perpetuating factors）の 4 つに分けて各々の対応に取り組むことになる。多くの場合 M. pachydermatis は副因であり，主因は基礎疾患（アトピー性皮膚炎・食物アレルギー・免疫介在性疾患・内分泌疾患・角化異常症など）や異物，分泌腺異常である。素因としてはトリミングや湿性環境・外傷・不適切なカットの問題など検討事項は多岐にわたるため，飼い主に思いつく限りリストアップしてきてもらい，影響度が高いものから対応していくとよい。

洗浄は上記の因子の多くを除去できる。シャンプー療法は，ガイドライン上は 2 ％ミコナゾール・2 ％クロルヘキシジン配合シャンプーを用いた週 2 回の洗浄を勧めているが[57]，皮脂のべたつきが多い場合はそれ以上の洗浄も考慮する。これらにあわせて病変が重度な部分では，ケトコナゾールやテルビナフィンのローションやクリームを併用する。非常に重度な場合は抗真菌薬の内服を行うが，アゾール系抗真菌薬やテルビナフィンなどでは肝障害や CYP450 阻害による薬剤の相互作用があるため，他に飲んでいる薬がないかなどを考え，注意深く処方する。1 週ごとに抗真菌薬の投薬と休薬を行うパルス療法については副作用の低減を見込める可能性が十分にあるが，2024 年現在では小規模の比較試験しかないため，これが真に有益であるかは大規模試験の結果を待ちたい[52]。しかし費用面においては圧倒的な優位性をもっている。また，慢性化しており苔癬化が重度な例では外用ステロイドの併用を行うが，感染や副腎皮質機能亢進症などに注意が必要である。治療反応は局所療法であれば 3 〜 4 週間程度，全身療法であれば 2 〜 4 週間程度で再評価し，良化しなければ他の因子の対応を含めて考えることになる[52]。

皮膚糸状菌症

概要・病態

皮膚糸状菌症は Microsporum canis を主として起こる人獣共通感染症である。一般的に円形の脱毛を起こし，紅斑・落屑・痂皮形成および色素沈着を伴う（図 14）。非掻痒性の疾患であるが，重症化や二次感染に伴って掻痒が生じるため，臨床症状の把握には注意が必要である。また，人にお

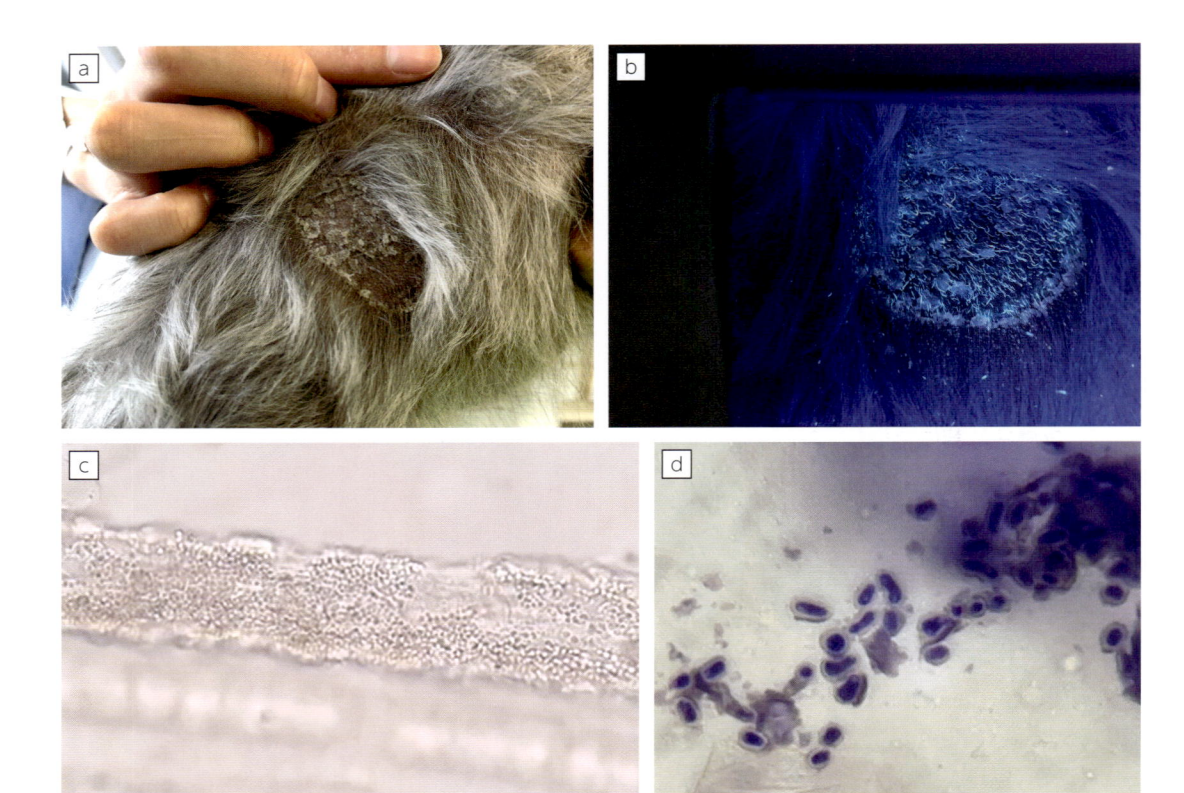

図14　皮膚糸状菌症の所見とウッド灯検査および被毛の顕微鏡検査

円形に脱毛しており（a），その周辺の毛がウッド灯検査によりアップルグリーンに発光している（b）。この部位を抜毛後，直接鏡検すると毛外性分節分生子が観察されるが（c），テープストリッピングからの染色によっても同様に分節分生子を観察することができる（d）。

いて発症した場合は強い掻痒を示すため，飼い主の稟告や皮膚症状を確認することも必要である（図15）[58]。

診断

　皮膚糸状菌症の診断は培養検査をもって確定されるが，これには非常に時間がかかる。このため，ウッド灯検査とその陽性部位の抜毛検査がよく用いられる。ウッド灯検査は 320〜400 nm の長波紫外光を照射することで，*M. canis* と *M. gypseum* の代謝産物である pteridine が蛍光（アップルグリーン）を呈する[59]ことを利用した検査方法である（図14b）。非常に簡便な方法であるが，pteridine を産生しない糸状菌（*M. persicolor*，*Trichophyton mentagrophytes* など）は見落としてしまう。さらに他の蛍光物質が皮膚に付いているとそれと勘違いしてしまうことがある（図16）。しかし陽性であった部位の被毛を鏡検し，真菌の菌糸や分節分生子をみつけることで，抗真菌治療を開始することができる。また，この部分の染色によってもみつけることができるが，形態を知らないと見落とすことが多い（図14）。この際にさらに被毛を採取し，それを真菌培養することで，後日確定診断とすることができる。さらに疑診例では PCR も使用できるが，感度がよすぎるため結果の解釈には注意が必要である。陽性になった場合は人獣共通感染症であるため，動物の

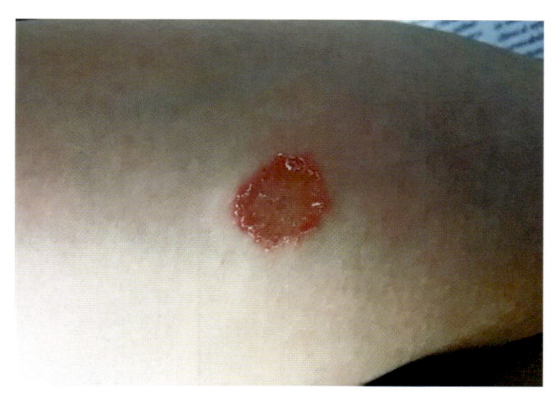

図15　皮膚糸状菌に感染した筆者の腕
円形の病変を形成し，周辺の紅斑が強く（ring worm enhancement），動物にはない強い掻痒感をもつ。

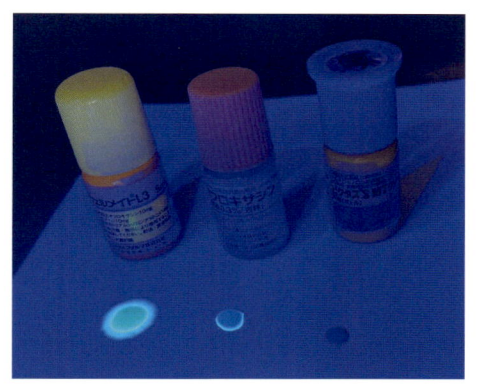

図16　フルオロキノロン系外用薬の蛍光
各種フルオロキノロン系外用薬を紙上に滴下してウッド灯を当てながら撮影した。クリーム性のもの（ビクタスS：右）は浸透していないため蛍光が見づらいが，実際に被毛に付着すると発光する。

隔離や標準予防策，環境清浄化が必要になる。この詳細は「治療・予防」の項にて後述する。

培養検査

　皮膚糸状菌の培養には古典的な真菌培地であるサブローデキストロース寒天培地（SDA培地）を用いることができるが，同定するための鏡検などに熟練を要する。このため簡易的にはReady-to-useのDTM培地を用いることが多い。このDTM培地はSDA培地から糖分を減らしてペプトンを追加し，抗菌薬とフェノールレッドが添加してあるため，黄色の色調を示す。通常，真菌は糖を代謝し，代謝物としての酸を生じるため，フェノールレッドは酸性に傾き黄色のまま色調変化を引き起こさない。しかし，皮膚糸状菌群は初期に蛋白質を代謝して塩基性の代謝産物がつくられるため，培地が赤変する[60]。この性質差で皮膚糸状菌を分離するのである。すなわち，==培地の色調変化（黄色→赤色）を引き起こした後に，白色の菲薄なコロニーを形成すれば，皮膚糸状菌である可能性が高くなり==，逆にコロニーを形成した後に赤変すれば初期には蛋白質代謝をしていないため，他の真菌群であることがうかがえる（図17）。白色以外のコロニーや異常にかさが高いコロニーを形成している場合も，他の真菌を検出している可能性が高い。したがって毎日の観察が必要となるため，放置して数日後に観察などは行ってはならない。もし観察点を過ぎてしまった場合は新しいDTM培地へ再播種することで観察でき，このときには長期の培養時間はいらないことが多い。

治療・予防

　皮膚糸状菌は環境残存性が高く，治療薬のみ投与しておけばよいものではない。このため治療時には隔離（confinement）・掃除（cleaning）・反応評価（assessment）・局所療法（topical therapy）・全身療法（systemic therapy）に分けて実施し[61]，頭文字をとってCCATS planと呼ばれる。

隔離

　一番忘れがちなのは同居動物への対応であり，同居動物の感染状況を確認し，培養結果が陰性であっても一度抗真菌薬入りのシャンプー療法を実施する。感染動物は当然別部屋に隔離し，そこへ入る際には標準予防策が必要となり，履物の交換も必須である。ディスポーザブルのガウン・マス

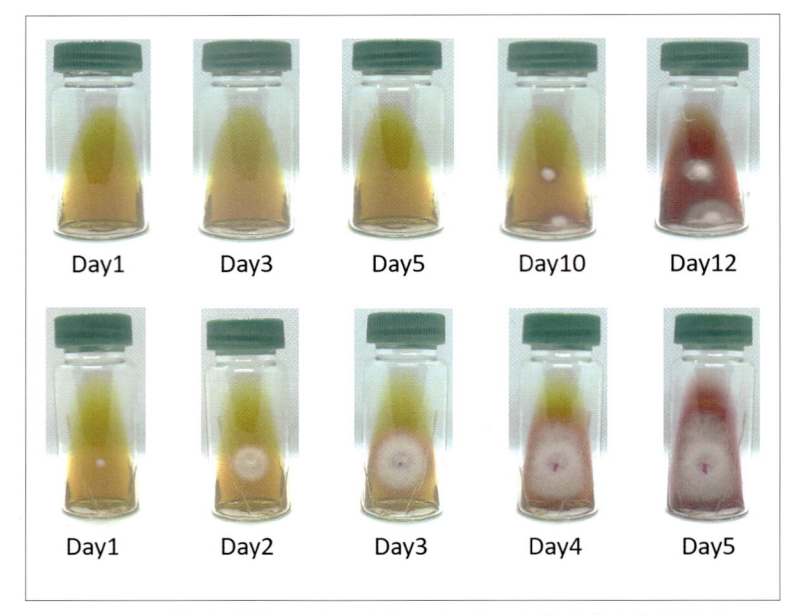

図 17　DTM 培地（ダーマキット）における真菌発育と色調変化
上段が皮膚糸状菌（*M. canis*），下段はコンタミネーションした菌（*Fusarium solani*）。似たような外観をしているが，下段は初期にコロニーが形成されているにもかかわらず，培地の赤変を伴っていない。
画像提供：帝京大学 大村美紀先生

ク・キャップ・手袋を使用するのが一番簡単である。

掃除

　治療の基本は感染体除去である。したがって初回は徹底的に感染体を排除するため，掃除機などによる被毛の排除，続いて洗剤などを用いた洗浄，そして最後に塩素消毒という 3 つの段階を経る必要がある。これを毎日実施するのは難しいため，週 1 ～ 2 回実施し，実施できない日は塩素消毒のみを行う。消毒には 5 ％次亜塩素酸ナトリウムが有効であり[62]，予防時には 100 倍希釈液を 10 分間作用させればよく，この濃度であれば人体への影響は少ない。また，布類は通常の洗濯機による洗浄で十分に感染体の除去ができるが[58]，有機物が多いなどの懸念点があれば 2 回実施するか，56℃以上の温水を使用する，100 倍希釈塩素に浸漬するなどで確実な除去が行える。

反応評価

　反応評価は，実は一番大切なことである。なぜなら，評価間隔が短ければより早く治療が終了する可能性があるためである。上記のような定期的な掃除・洗濯といった大規模な消毒は家庭における負担も大きいため，1 週間・2 週間・1 カ月と飼い主のアドヒアランスを含めて考える必要がある。陰性であることを確認するためには症例の全身を歯ブラシでこすり，その後培養する（mackenzie toothbrush technique）といった方法があるが，平板培地が必要なため一般的な動物病院での実施は難しい。基本的に培養検査で 2 回連続して陰性であった時点をもって完全治癒と判定される。また，PCR については陰性であれば猫においてのみ完治の指標となる可能性が示唆されているが[58]，犬においては 2024 年現在不明である。

局所療法

　治療はまず病変部位周辺をやや広範に剪毛し，病変部に対しクロルヘキシジンやテルビナフィンなどによる外用療法を行う。この際に被毛が散るような操作（バリカンなど）は環境を汚染してしまうため，極力避ける。被毛の飛散がコントロールできないと判断されれば，剪毛しないことも1つの選択肢である。2％ミコナゾール・2％クロルヘキシジン配合シャンプー[63]や硫黄含有シャンプー[64]を補助的に用いることで，M. canis の治療反応性が良好になることも報告されている。この際もガウン・マスク・手袋などの標準予防策を行うことを忘れてはいけない。また，外用薬は舐めると肝障害をはじめとした他の影響を引き起こすことがあるため，エリザベスカラーを付けられるかなどを含めて考える必要がある。

全身療法

　抗真菌薬の全身投与においてはアゾール系抗真菌薬がよく用いられ，イトラコナゾールは有効であることが示されており[65, 66]，日本で購入できるためよく処方される。カプセルのアゾール系抗真菌薬は食事とともに与えることで生物学的利用率が高まるため，食事の際に同時に投与できるよう工夫する。個人輸入でケトコナゾールを使用する獣医師もいるかと思うが，猫は薬剤忍容性が低く，肝障害の危険性が高いため推奨されない。これらでも反応性が乏しい場合，テルビナフィンの経口投与を検討する[67]。

　ウッド灯検査などを用いて病変部の治療反応性を評価し，定期的に真菌培養に供する。耐性菌は症例報告レベルであり[68, 69]，治療がうまくいかないときには基礎疾患の確認や環境清浄不足による再感染・飼い主の投薬アドヒアランスが良好かどうか確認する必要がある。

■ 参考文献

1．Pereira AV, Pereira SA, Gremião ID, et al. Comparison of acetate tape impression with squeezing versus skin scraping for the diagnosis of canine demodicosis. Aust Vet J. 2012; 90(11): 448-50.

2．アニコム ホールディングス株式会社．アニコム 家庭どうぶつ白書2016．https://www.anicom-page.com/hakusho/book/pdf/book_201612.pdf

3．Sasaki T, Tsubakishita S, Tanaka Y, et al. Multiplex-PCR method for species identification of coagulase-positive staphylococci. J Clin Microbiol. 2010; 48(3): 765-9.

4．Hájek V. Staphylococcus intermedius, a New Species Isolated from Animals. Int J Syst Bacteriol. 1976; 26(4): 401-408.

5．Lewis II JS, Weinstein MP, Bobenchik AM, et al. Performance Standards for Antimicrobial Susceptibility Testing. 31 ed. Clinical and Laboratory Standards Institute. 2019.

6．Futagawa-Saito K, Makino S, Sunaga F, et al. Identification of first exfoliative toxin in Staphylococcus pseudintermedius. FEMS Microbiol Lett. 2009; 301(2): 176-80.

7．Iyori K, Hisatsune J, Kawakami T, et al. Identification of a novel Staphylococcus pseudintermedius exfoliative toxin gene and its prevalence in isolates from canines with pyoderma and healthy dogs. FEMS Microbiol Lett. 2010; 312(2): 169-75.

8．Iyori K, Toyoda Y, Ide K, et al. Usefulness of cefovecin disk-diffusion test for predicting mecA gene-containing strains of Staphylococcus pseudintermedius and clinical efficacy of cefovecin in dogs with superficial pyoderma. Vet Dermatol. 2013; 24(1): 162-7.e35-6.

9．Lozano C, Rezusta A, Ferrer I, et al. Staphylococcus pseudintermedius Human Infection Cases in Spain: Dog-to-Human Transmission. Vector Borne Zoonotic Dis. 2017; 17(4): 268-270.

10．Nomoto H, Kutsuna S, Nakamura K, et al. Totally implantable venous access port infection caused by Staphylococcus pseudintermedius: Possible transmission from a companion dog to a human. J Infect Chemother. 2020; 26(12): 1305-1308.

11．Hartmann FA, White DG, West SE, et al. Molecular characterization of Staphylococcus intermedius carriage by healthy dogs and comparison of antimicrobial susceptibility patterns to isolates from dogs with pyoderma. Vet Microbiol. 2005; 108(1-2): 119-31.

12．Kania SA, Williamson NL, Frank LA, et al. Methicillin resistance of staphylococci isolated from the skin of dogs with pyoderma. Am J Vet Res. 2004; 65(9): 1265-8.

13．Morris DO, Loeffler A, Davis MF, et al. Recommendations for approaches to meticillin-resistant staphylococcal infections of small animals: diagnosis, therapeutic considerations and preventative measures.: Clinical Consensus Guidelines of the World Association for Veterinary Dermatology. Vet Dermatol. 2017; 28(3): 304-e69.

14. Belo L, Serrano I, Cunha E, et al. Skin asepsis protocols as a preventive measure of surgical site infections in dogs: chlorhexidine-alcohol versus povidone-iodine. BMC Vet Res. 2018; 14(1): 95.

15. Washer LL, Chenoweth C, Kim HW, et al. Blood culture contamination: a randomized trial evaluating the comparative effectiveness of 3 skin antiseptic interventions. Infect Control Hosp Epidemiol. 2013; 34(1): 15-21.

16. Tennent JM, Lyon BR, Gillespie MT, et al. Cloning and expression of Staphylococcus aureus plasmid-mediated quaternary ammonium resistance in Escherichia coli. Antimicrob Agents Chemother. 1985; 27(1): 79-83.

17. Kampf G. Acquired resistance to chlorhexidine - is it time to establish an 'antiseptic stewardship' initiative? J Hosp Infect. 2016; 94(3): 213-227.

18. Lin SC, Huang CF, Shen LJ, et al. Formulation and stability of an extemporaneous 0.02% chlorhexidine digluconate ophthalmic solution. J Formos Med Assoc. 2015; 114(12): 1162-9.

19. Bassett DC, Stokes JJ, Thomas WR. Contamination of disinfectant solutions. Lancet. 1970; 2 (7665): 218.

20. Banovic F, Koch S, Robson D, et al. Deep pyoderma caused by Burkholderia cepacia complex associated with ciclosporin administration in dogs: a case series. Vet Dermatol. 2015; 26(4): 287-e64.

21. Cain CL, Cole SD, Bradley Ii CW, et al. Clinical and histopathological features of Burkholderia cepacia complex dermatitis in dogs: a series of four cases. Vet Dermatol. 2018; 29(5): 457-e156.

22. Stroh A, Werckenthin C, Luis CS, et al. Influence of a phytosphingosine-containing chlorhexidine shampoo on superficial bacterial counts and bacterial adherence to canine keratinocytes. Vet Microbiol. 2010; 141(1-2): 190-3.

23. Borio S, Colombo S, La Rosa G, et al. Effectiveness of a combined (4 % chlorhexidine digluconate shampoo and solution) protocol in MRS and non-MRS canine superficial pyoderma: a randomized, blinded, antibiotic-controlled study. Vet Dermatol. 2015; 26(5): 339-44,e72.

24. Hillier A, Lloyd DH, Weese JS, et al. Guidelines for the diagnosis and antimicrobial therapy of canine superficial bacterial folliculitis (Antimicrobial Guidelines Working Group of the International Society for Companion Animal Infectious Diseases). Vet Dermatol. 2014; 25(3): 163-e43.

25. 株式会社ビルバックジャパン．シャンプーの方法．https://jp.virbac.com/advice/health-topics/dog-shampoo

26. Kloos I, Straubinger RK, Werckenthin C, et al. Residual antibacterial activity of dog hairs after therapy with antimicrobial shampoos. Vet Dermatol. 2013; 24(2): 250-e54.

27. Murayama N, Nagata M, Terada Y, et al. Comparison of two formulations of chlorhexidine for treating canine superficial pyoderma. Vet Rec. 2010; 167(14): 532-3.

28. Murayama N, Nagata M, Terada Y, et al. Efficacy of a surgical scrub including 2 % chlorhexidine acetate for canine superficial pyoderma. Vet Dermatol. 2010; 21(6): 586-92.

29. Ridenour G, Lampen R, Federspiel J, et al. Selective use of intranasal mupirocin and chlorhexidine bathing and the incidence of methicillin-resistant Staphylococcus aureus colonization and infection among intensive care unit patients. Infect Control Hosp Epidemiol. 2007; 28(10): 1155-61.

30. van Rijen M, Bonten M, Wenzel R, et al. Mupirocin ointment for preventing Staphylococcus aureus infections in nasal carriers. Cochrane Database Syst Rev. 2008; 2008(4): CD006216.

31. Clark SM, Loeffler A, Bond R. Susceptibility in vitro of canine methicillin-resistant and -susceptible staphylococcal isolates to fusidic acid, chlorhexidine and miconazole: opportunities for topical therapy of canine superficial pyoderma. J Antimicrob Chemother. 2015; 70(7): 2048-52.

32. Summers JF, Brodbelt DC, Forsythe PJ, et al. The effectiveness of systemic antimicrobial treatment in canine superficial and deep pyoderma: a systematic review. Vet Dermatol. 2012; 23(4): 305-29, e61.

33. Lloyd DH, Carlotti DN, Koch HJ, et al. Treatment of canine pyoderma with co-amoxyclav: a comparison of two dose rates. Vet Rec. 1997; 141(17): 439-41.

34. Siberry GK, Tekle T, Carroll K, et al. Failure of clindamycin treatment of methicillin-resistant Staphylococcus aureus expressing inducible clindamycin resistance in vitro. Clin Infect Dis. 2003; 37(9): 1257-60.

35. Hnot ML, Cole LK, Lorch G, et al. Evaluation of canine-specific minocycline and doxycycline susceptibility breakpoints for meticillin-resistant Staphylococcus pseudintermedius isolates from dogs. Vet Dermatol. 2015; 26(5): 334-8,e70-1.

36. DeStefano IM, Wayne AS, Rozanski EA, et al. Parenterally administered vancomycin in 29 dogs and 7 cats (2003-2017). J Vet Intern Med. 2019; 33(1): 200-207.

37. Windahl U, Reimegård E, Holst BS, et al. Carriage of methicillin-resistant Staphylococcus pseudintermedius in dogs--a longitudinal study. BMC Vet Res. 2012; 8 : 34.

38. Mork RL, Hogan PG, Muenks CE, et al. Longitudinal, strain-specific Staphylococcus aureus introduction and transmission events in households of children with community-associated meticillin-resistant S aureus skin and soft tissue infection: a prospective cohort study. Lancet Infect Dis. 2020; 20(2): 188-198.

39. Nazarali A, Singh A, Moens NM, et al. Association between methicillin-resistant Staphylococcus pseudintermedius carriage and the development of surgical site infections following tibial plateau leveling osteotomy in dogs. J Am Vet Med Assoc. 2015; 247(8): 909-16.

40. Grønvold AM, L'abée-Lund TM, Sørum H, et al. Changes in fecal microbiota of healthy dogs administered amoxicillin. FEMS Microbiol Ecol. 2010; 71(2): 313-26.

41. Werner M, Suchodolski JS, Straubinger RK, et al. Effect of amoxicillin-clavulanic acid on clinical scores, intestinal microbiome, and amoxicillin-resistant Escherichia coli in dogs with uncomplicated acute diarrhea. J Vet Intern Med. 2020; 34(3): 1166-1176.

42. Feßler AT, Schuenemann R, Kadlec K, et al. Methicillin-resistant Staphylococcus aureus (MRSA) and methicillin-resistant Staphylococcus pseudintermedius (MRSP) among employees and in the environment of a small animal hospital. Vet Microbiol. 2018; 221: 153-158.

43. Shumaker AK, Angus JC, Coyner KS, et al. Microbiological and histopathological features of canine acral lick dermatitis. Vet Dermatol. 2008; 19(5): 288-98.

44. Hill PB, Lo A, Eden CA, et al. Survey of the prevalence, diagnosis and treatment of dermatological conditions in small animals in general practice. Vet Rec. 2006; 158(16): 533-9.

45. Virga V. Behavioral dermatology. Vet Clin North Am Small Anim Pract. 2003; 33(2): 231-51, v-vi.

46. Cain CL, Mauldin EA. Clinical and histopathologic features of dorsally located furunculosis in dogs following water immersion or exposure to grooming products: 22 cases (2005-2013). J Am Vet Med Assoc. 2015; 246(5): 522-9.

47. Pipe-Martin HN, Peterson TA, Langohr IM, et al. Sepsis and multi-organ dysfunction associated with postgrooming furunculosis in a dog. Vet Dermatol. 2016; 27(3): 198-e49.

48. Tham HL, Jacob ME, Bizikova P. Molecular confirmation of shampoo as the putative source of Pseudomonas aeruginosa-induced postgrooming furunculosis in a dog. Vet Dermatol. 2016; 27(4): 320-e80.

49. Rosser EJ Jr. German shepherd dog pyoderma: a prospective study of 12 dogs. J Am Anim Hosp Assoc. 1997; 33(4): 355-63.

50. Hannigan MM. A refractory case of schnauzer comedo syndrome. Can Vet J. 1997; 38(4): 238-9.

51. Velegraki A, Cafarchia C, Gaitanis G, et al. Malassezia infections in humans and animals: pathophysiology, detection, and treatment. PLoS Pathog. 2015; 11(1): e1004523.

52. Bond R, Morris DO, Guillot J, et al. Biology, diagnosis and treatment of Malassezia dermatitis in dogs and cats Clinical Consensus Guidelines of the World Association for Veterinary Dermatology. Vet Dermatol. 2020; 31(1): 28-74.

53. Chen TA, Hill PB. The biology of Malassezia organisms and their ability to induce immune responses and skin disease. Vet Dermatol. 2005; 16(1): 4-26.

54. Plant JD, Rosenkrantz WS, Griffin CE. Factors associated with and prevalence of high Malassezia pachydermatis numbers on dog skin. J Am Vet Med Assoc. 1992; 201(6): 879-82.

55. Bajwa J. Canine Malassezia dermatitis. Can Vet J. 2017; 58(10): 1119-1121.

56. Oldenhoff WE, Frank GR, DeBoer DJ. Comparison of the results of intradermal test reactivity and serum allergen-specific IgE measurement for Malassezia pachydermatis in atopic dogs. Vet Dermatol. 2014; 25(6): 507-11,e84-5.

57. Negre A, Bensignor E, Guillot J. Evidence-based veterinary dermatology: a systematic review of interventions for Malassezia dermatitis in dogs. Vet Dermatol. 2009; 20(1): 1-12.

58. Moriello KA, Coyner K, Paterson S, et al. Diagnosis and treatment of dermatophytosis in dogs and cats.: Clinical Consensus Guidelines of the World Association for Veterinary Dermatology. Vet Dermatol. 2017; 28(3): 266-e68.

59. Wolf FT. Chemical nature of the fluorescent pigment produced in Microsporum-infected hair. Nature. 1957; 180(4591): 860-1.

60. Taplin D, Zaias N, Rebell G, et al. Isolation and recognition of dermatophytes on a new medium (DTM). Arch Dermatol. 1969; 99(2): 203-9.

61. Moriello K. Feline dermatophytosis: aspects pertinent to disease management in single and multiple cat situations. J Feline Med Surg. 2014; 16(5): 419-31.

62. Moriello KA, Deboer DJ, Volk LM, et al. Development of an in vitro, isolated, infected spore testing model for disinfectant testing of Microsporum canis isolates. Vet Dermatol. 2004; 15(3): 175-80.

63. Paterson S. Miconazole/chlorhexidine shampoo as an adjunct to systemic therapy in controlling dermatophytosis in cats. J Small Anim Pract. 1999; 40(4): 163-6.

64. Newbury S, Moriello K, Verbrugge M, et al. Use of lime sulphur and itraconazole to treat shelter cats naturally infected with Microsporum canis in an annex facility: an open field trial. Vet Dermatol. 2007; 18(5): 324-31.

65. Colombo S, Cornegliani L, Vercelli A. Efficacy of itraconazole as a combined continuous/pulse therapy in feline dermatophytosis: preliminary results in nine cases. Vet Dermatol. 2001; 12(6): 347-50.

66. Moriello KA, DeBoer DJ. Efficacy of griseofulvin and itraconazole in the treatment of experimentally induced dermatophytosis in cats. J Am Vet Med Assoc. 1995; 207(4): 439-44.

67. Kotnik T, Kozuh Erzen N, Kuzner J, et al. Terbinafine hydrochloride treatment of Microsporum canis experimentally-induced ringworm in cats. Vet Microbiol. 2001; 83(2): 161-8.

68. Hsiao YH, Chen C, Han HS, et al. The first report of terbinafine resistance Microsporum canis from a cat. J Vet Med Sci. 2018; 80(6): 898-900.

69. Kano R, Hsiao YH, Han HS, et al. Resistance Mechanism in a Terbinafine-Resistant Strain of Microsporum canis. Mycopathologia. 2018; 183(3): 623-627.

2　皮下の膨隆・腫瘤

Point

- □ 皮下の膨らみを認めた際には，破裂していない部位から採材し，原因を調べる。
- □ 治療は感染体の除去（排膿）が第一選択となる。

　皮膚表面の問題とは異なり，皮下では様々な感染症が起こるため，診断が非常に大切となる。しかし質の悪いサンプルや，思い込みによって診断が大きく左右されてしまうため，どのような菌が考えられ，どのように評価するべきなのかを学んでほしい。

　同時に治療が排膿などの外科的手法を用いたり，内服が数カ月に及ぶなど，治療においても皮膚表面とは異なった点があるため，きちんと知っておく必要がある。

一般的な蜂窩織炎・脂肪織炎・膿瘍[1]

概要・病態

　日常診療では皮下の膨隆・腫瘤を認めることがあるが，各原因に分けていくと，真皮〜皮下脂肪組織にかけてのび漫性炎症である蜂窩織炎，皮下脂肪の炎症である脂肪織炎，炎症で生じた物質の蓄積である膿瘍などの鑑別が挙げられる。これらは病変部位がオーバーラップするため，正確に区別して診断することは難しい。このため，部位ごとではなく，FNA などによって原因ごとに分類し，治療を行うことが主となる（表1）[2]。

診断

　いずれの疾患・原因においても，診断のためには外界へ解放されていない（＝破裂していない）部位からサンプルを採ることが望ましい（Chapter2-1「皮膚感染症」を参照）。破裂しているもの

表1　皮下の膨らみを認めた際の原因

分類	原因
細菌性	*Mycobacterium* 属菌，放線菌，*Nocardia* 属菌など
真菌性	*Cryptococcus* 属菌，*Aspergillus* 属菌など
腫瘍性	脂肪腫，肥満細胞腫，リンパ腫，血管周皮腫など
生体反応	異物，毒物，免疫介在性，若齢性，特発性
血腫	外傷，出血
薬剤性	刺激物，特異体質性反応

文献2より引用・改変

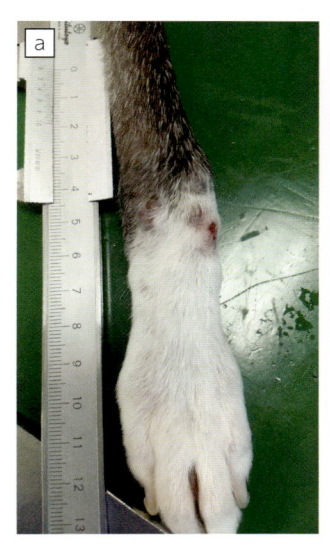

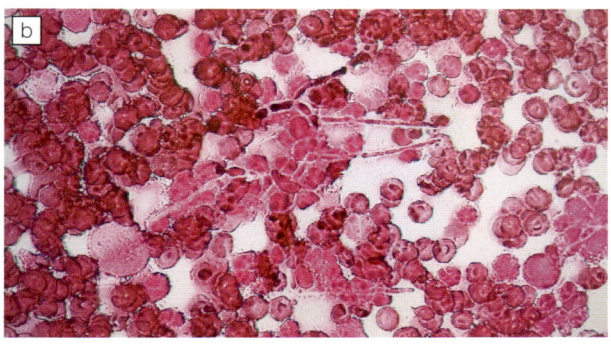

図1　破裂した皮下膿瘍の FNA 標本
この症例では皮疹が軽微にみえたためスタンプ検査のみが
行われてブドウ球菌による膿皮症と診断され，治療を実施
していたが良化せず，FNA で深在性真菌症と診断された。

しか選べない場合は極力きれいなものを選び，FNA により内容物を回収する。また，破裂している
ものの表面のスタンプ検査だけでは真の感染体が採れず，二次感染のみを検出することがある
（**図1**）。

　FNA で得られた検体は鏡検・培養検査の両方が行えるよう，検体を取っておく。この際に大量
に採れた場合は，内容物の性状を記録しておくとよい。鏡検により様々な疾患を疑うことが可能で
あるが（**図2**）[3-5]，確定診断や治療薬を決めるためにも，薬剤感受性試験は実施されるべきであ
る。特に非感染性疾患であっても破裂することで二次感染が成立し，抗菌薬投与が必要となる場合
が多い。検体が少量であれば活性炭入りのスワブに入れて送付することで，微生物の発育に有害な
物質を吸着することが可能である（Chapter1-1「検体の採取法」を参照）。

治療

　治療は感染体が認められればその除去が第一である。このため排膿を行うが，すぐに閉鎖してし
まう場合にはドレーンなどを設置する[2]。しかし，ドレーン自体に感染体が付着してしまうため，
設置してから腫脹が治まるまでの3〜4日程度の使用に留める。

　排膿が行えない場合は，外科的切除によって感染している組織ごと排除する。これらでも排除し
きれない病原体に対しては抗菌薬の内服を行うが，抗菌薬は薬剤感受性試験に基づいて決定する。
細菌性でも治療は2週間〜1カ月以上と長期になることが多い。真菌性の場合は内服により効果が
期待できる抗真菌薬がアゾール系抗真菌薬しかないため，薬剤感受性試験の結果が出る前から用い
ることが多い。当然ながら非感染性疾患も多く存在するため，内服のみで治療がうまくいかない場
合は病変部を切除生検し，病理検査へ供することを検討する。

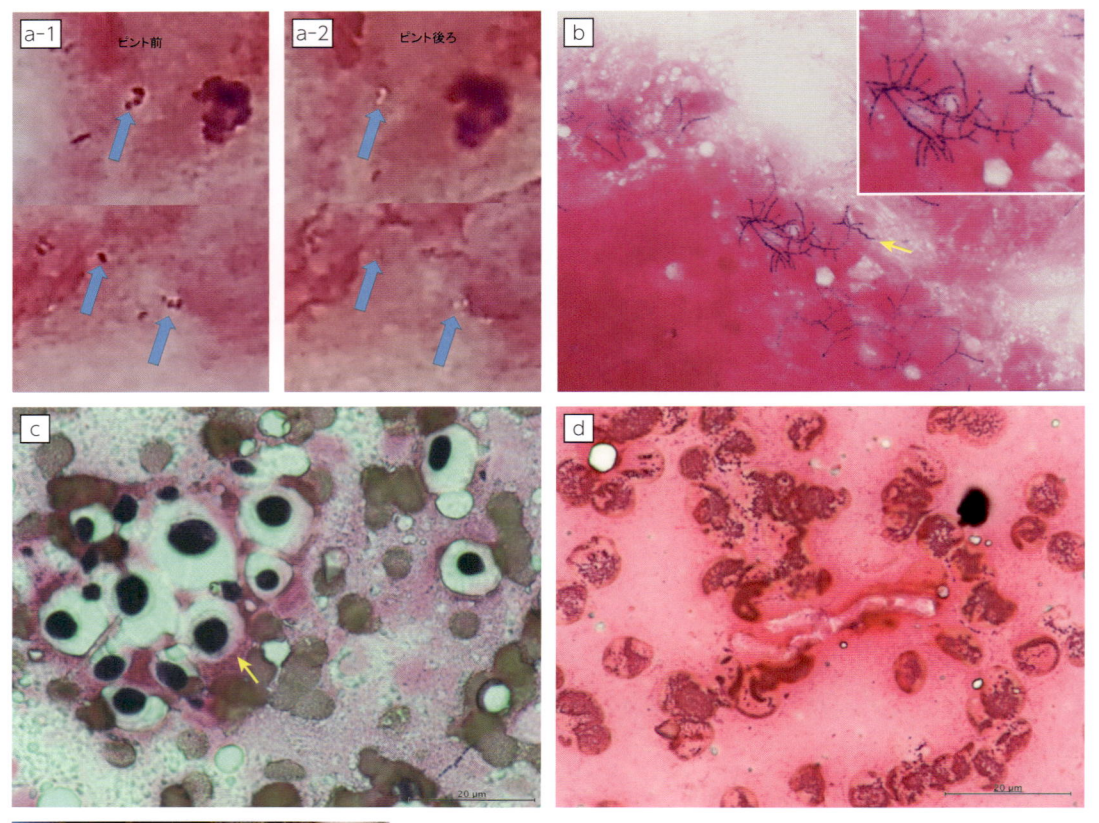

図2　皮下膿瘍から検出された様々な感染体で特徴的なもの

よく遭遇する細菌・真菌は Chapter1-4「獣医療でよくみられる細菌・真菌」を参照。

a：*Mycobacterium* 属菌。染色されないため一見すると見えないが（a-2 矢印），ピントを変えると見える（a-1 矢印，ゴースト[3]）。

b：*Nocardia* 属菌。グラム陽性であり，数珠状に連なる（矢印）。

c：*Cryptococcus* 属菌。莢膜が厚いため，染色されない領域が広く見え（矢印），中央はグラム陽性に染まる。特に猫のクリプトコッカス症では，皮下に結節を形成する[4]。

d：*Aspergillus* 属菌。糸状菌は基本的にグラム陰性〜難染色性である。

e：皮膚糸状菌。皮下組織に感染した場合，その領域が腫脹・硬結し，瘻孔を形成し，そこから顆粒を含んだ膿汁を排泄する（＝菌腫）[5]。

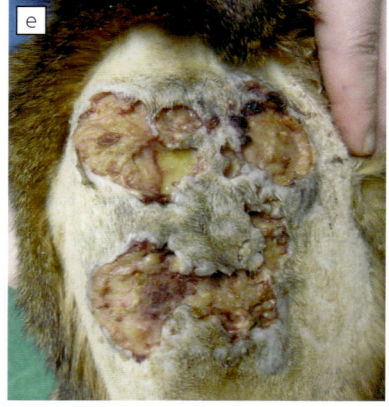

その他の特殊な蜂窩織炎・脂肪織炎・膿瘍の対応

咬傷

　原因が明確であることが多いが，飼い主が見ていないところで同居動物との喧嘩により生じることもあるため，症例と他動物との接触の可能性があるか，しっかりと飼い主に聞く必要がある。受傷後速やかに洗浄し，治療を開始する（6時間以内）ことで感染リスクが低減するため[6]，電話な

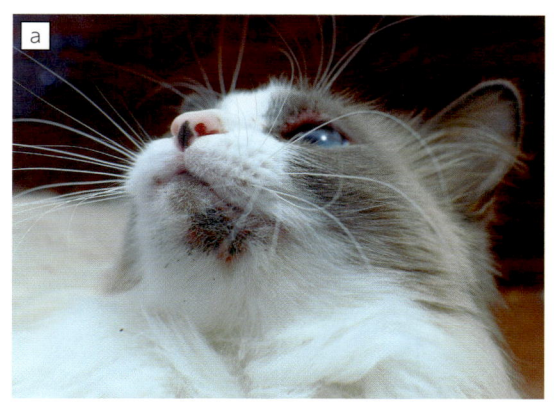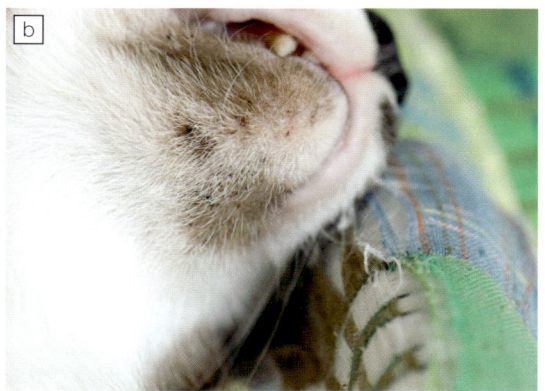

図3　猫の顎ざ瘡

どで連絡をもらった場合も，水道水でよいので受診前に創を洗浄するように伝える。

　人では咬まれた後に臨床症状を示すのは10％程度であり，必ず感染が成立するものではない[7]。このため，犬による咬傷を受けた人でも，高リスク群でのみ予防的抗菌薬の投与が推奨されている[8]。ちなみに猫による咬傷は犬による咬傷にくらべて6倍感染率が高いことが知られているため[9]，予防的抗菌薬の投与が是とされるか，議論されている。犬－犬咬傷においても主として *Pasteurella* 属菌やブドウ球菌，レンサ球菌が検出され，嫌気性菌は6％でその大半はウェルシュ菌（*Clostridium perfringens*）であったという報告もあり[10]，特殊な抗菌薬の投与の必要性はない。人医療に倣ってアモキシシリン・クラブラン酸を処方することが多く[11]，経口で7日もしくは非経口で3日間の治療期間が多く，再来院時に87％に感染がなかったと報告されている[12]。

猫の顎ざ瘡[13-15]

　いわゆる猫の顎ニキビと呼ばれるものだが，毛包内の角化プロセスに異常が生じて毛包内部に角化物が蓄積することで，面皰を形成すると考えられている（図3）。根本的な原因としては毛づくろいの不良や異常な皮脂産生，ストレス，ウイルス感染，アレルギーなど複数の仮説があるが，どれも証明されたものはない。分離される菌体として，*Pasteurella multocida*，レンサ球菌，ブドウ球菌，マラセチアなどが挙げられるが，二次感染であることも多く，基本は局所療法で対応する。抗菌シャンプーや消毒効果のあるムース剤を使用することも多く，これらで対応不能の場合は，外用抗菌薬（ムピロシン2％軟膏，q12h）が使用できる。重度な場合に抗菌薬の全身投与を行うことは可能だが，局所療法より効果的であるかは不明である。同じく局所療法より効果的かは不明だが，グルココルチコイドも使用できる。また，以前は食事や水のボウルとの接触反応で起こると考えられていたが，交換しても改善しなかったと報告されており，関連性はほとんどないと思われる。

■ 参考文献

1．Greene CE. Abscesses and Botryomycosis Caused by Bacteria. In: Infectious Diseases of the Dog and Cat. 4 ed. Sykes JE, Greene GE, ed. Saunders, 2012, p. 523-528.
2．Sousa CA. Papular, Pustular and Subcutaneous Skin Diseases. In: Handbook of Small Animal Practice. 5 ed. Morgan RV, ed. Saunders, 2008, p. 853-854.
3．Kuroda H, Hosokawa N. Gram-ghost bacilli. J Gen Fam Med. 2018; 20(1): 31-32.

4. Trivedi SR, Sykes JE, Cannon MS, et al. Clinical features and epidemiology of cryptococcosis in cats and dogs in California: 93 cases (1988-2010). J Am Vet Med Assoc. 2011; 239(3): 357-69.

5. Bond R, Pocknell AM, Tozet CE. Pseudomycetoma caused by Microsporum canis in a Persian cat: lack of response to oral terbinafine. J Small Anim Pract. 2001; 42(11): 557-60.

6. Kesting MR, Hölzle F, Pox C, et al. Animal bite injuries to the head: 132 cases. Br J Oral Maxillofac Surg. 2006; 44(3): 235-9.

7. Maimaris C, Quinton DN. Dog-bite lacerations: a controlled trial of primary wound closure. Arch Emerg Med. 1988; 5 (3): 156-61.

8. Tabaka ME, Quinn JV, Kohn MA, et al. Predictors of infection from dog bite wounds: which patients may benefit from prophylactic antibiotics? Emerg Med J. 2015; 32(11): 860-3.

9. Jaindl M, Oberleitner G, Endler G, et al. Management of bite wounds in children and adults-an analysis of over 5000 cases at a level I trauma centre. Wien Klin Wochenschr. 2016; 128(9-10): 367-75.

10. Mouro S, Vilela CL, Niza MM. Clinical and bacteriological assessment of dog-to-dog bite wounds. Vet Microbiol. 2010; 144(1-2): 127-32.

11. Talan DA, Citron DM, Abrahamian FM, et al. Bacteriologic analysis of infected dog and cat bites. Emergency Medicine Animal Bite Infection Study Group. N Engl J Med. 1999; 340(2): 85-92.

12. Kalnins NJ, Gibson JS, Stewart AJ, et al. Antimicrobials in dog-to-dog bite wounds: A retrospective study of 1526 dog bite events (1999-2019). J Vet Intern Med. 2022; 36(6): 2028-2041.

13. Jazic E, Coyner KS, Loeffler DG, et al. An evaluation of the clinical, cytological, infectious and histopathological features of feline acne. Vet Dermatol. 2006; 17(2): 134-40.

14. Scott DW, Miller WH. Feline Acne: A Retrospective Study of 74 Cases (1988-2003). Jpn J Vet Dermatol. 2010; 16(4): 203-209.

15. White SD, Bordeau PB, Blumstein P, et al. Feline acne and results of treatment with mupirocin in an open clinical trial: 25 cases (1994-96). Vet Dermatol. 1997; 8 (3): 157-164.

3 外耳炎・中耳炎

Point

- □ 外耳炎は PSPP システムに則り各要因を明らかにし，主因に対して治療を行う必要がある。
- □ 耳道の洗浄はビデオオトスコープを用いて行うのが理想である。

　日々遭遇する犬の疾患の中で，耳科疾患は皮膚・消化器に次いで多い疾患である（Chapter2-7「下痢」図1を参照）[1]。しかし，耳科のみで系統立てた教科書は少なく，近年ようやくこの分野の学問が皮膚科から独立してきたという段階である。耳科疾患の診療の際には，基本的に皮膚科学を知っておく必要があるが，それに加えて耳特有の情報も理解しておかなくてはならない。

　耳では多くの場合，外耳炎から炎症が波及して中耳炎・内耳炎となる。中耳炎が原発となる場合は，咽頭などからの炎症の波及，異物の混入，腫瘍，耳管を介した感染，先天性の疾患など，限られた原因であることが多い。

耳の解剖

　耳は外耳・中耳・内耳と分かれるが，人と違い外耳道が垂直耳道と水平耳道に分かれる。また，犬種によって骨性耳道が狭くなったり，輪状軟骨との移行部が盛り上がったりしていて，鼓膜が見づらいときがある（図1）。

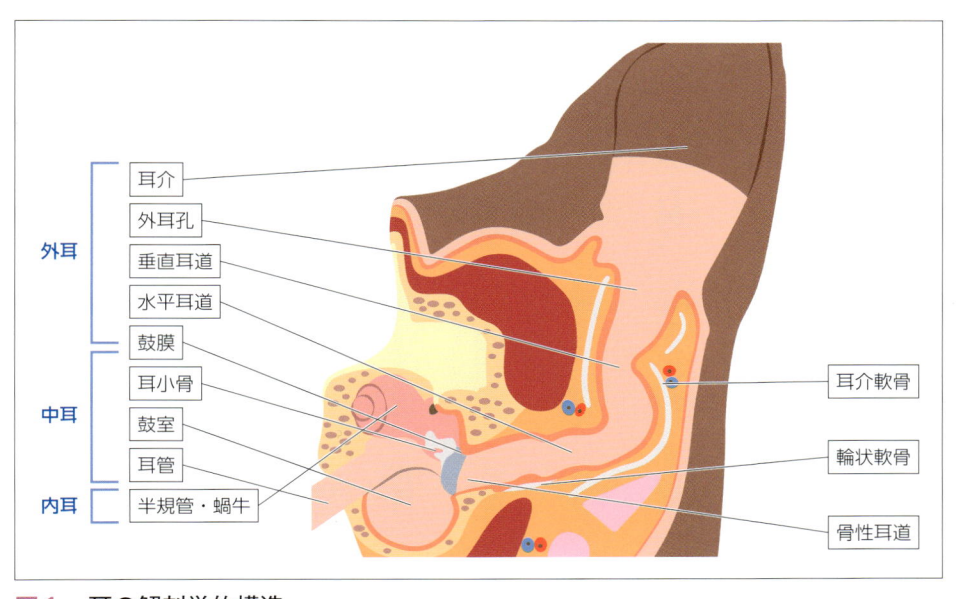

図1　耳の解剖学的構造

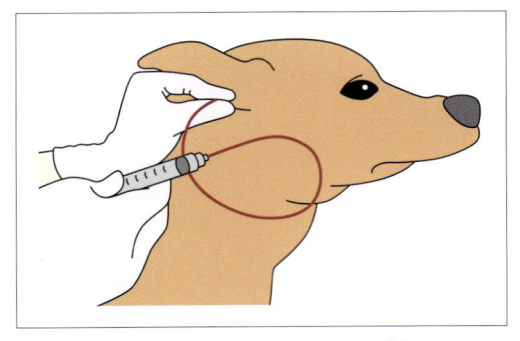

図2　耳からのチューブを用いた採材

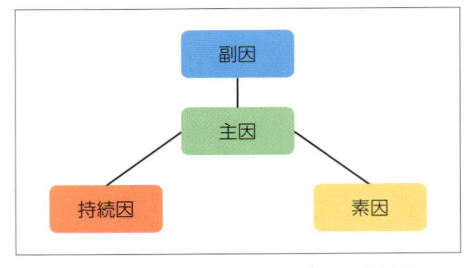

図3　PSPP システムのイメージ図

耳垢の採取

　耳では，外耳炎であれば水平耳道を狙うように奥からスワブで検体を採る必要があるが，チューブによる採材を行ってもよい。具体的な方法としては，軟性の5 Fr チューブを使用し，シリンジ（報告では5 mL）を付けた状態で耳の中にチューブを入れ，採材する部位で一度シリンジを外し，再度装着してから吸引して検体を回収する[2]（図2）。この際には陰圧をかけすぎないようにする必要がある。

　また，内耳から検体を採る場合は無菌的に採材する必要があるため，鼓膜が破綻していないことをビデオオトスコープで確認した後に鼓膜穿刺を行うか，外科的に鼓室胞骨切り術を行う際に採材することとなる。

外耳炎[3]

概要・病態

　外耳炎は動物病院でほぼ毎日遭遇する疾患だが，精査されていない疾患の代表でもある。**外耳炎は主因（primary causes）を起点として，副因（secondary causes）・素因（predisposing factors）・持続因（perpetuating factors）の4つが組み合わさって生じる**。外耳炎ではこれらを明らかにすることで効率よく治療ができる。このように，これら4つの原因を明確にして診療することを，英語の頭文字をとって PSPP システムと呼ぶ（図3）。

主因

　主因は非常に多岐にわたる（表1）。この中で一番重要なものは，アレルギーである。犬ではアトピー性皮膚炎の83％，食物アレルギーの55％で外耳炎の既往歴があるといわれており，これらの主たる症状（皮膚の掻痒，発赤など）よりも先行して外耳炎を示すこともある[4, 5]。このため，外耳炎を診断した際には，最初にこれらのアレルギー性疾患が主因としてあるかどうかを確認する必要がある。

　感染症を除外することも重要である。感染性の主因として耳ダニや毛包虫（ニキビダニ），真菌が挙げられ，治療には殺ダニ薬や抗真菌薬を必要とする。耳ダニの存在を確認するにはビデオオト

表1　外耳炎の主因（primary causes）

主因	例
アレルギー	アトピー性皮膚炎，食物アレルギー
免疫介在性疾患	天疱瘡，全身性エリテマトーデス（SLE），表皮水疱症
内分泌疾患	副腎皮質機能亢進症（クッシング症候群），甲状腺機能低下症
角化異常症	脂漏症，ビタミンA・亜鉛欠乏
異物	被毛，植物，砂，土
分泌腺異常	耳垢腺・脂腺の過形成／低形成
感染症	耳ダニ，毛包虫，真菌
その他	コッカーの増殖性外耳炎，耳介軟骨炎，猫の好酸球性肉芽腫，若年性蜂窩織炎

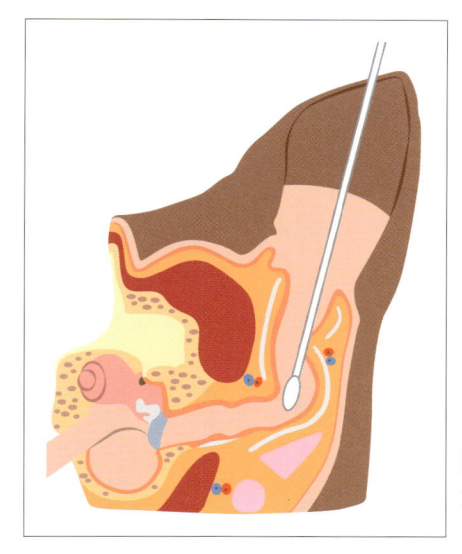

図4　水平耳道からのスワブ検体回収
耳介をしっかりと引いて，水平耳道が見える
ようにして採材する。

スコープでの観察が必要になるが，耳道スワブを用いた鏡検でも観察することが可能である。この際に，必ず水平耳道から採材するように，スワブを入れる必要がある（図4）。症例が許容できそうな場合は，前述のとおり軟性の5Frチューブでの採材も可能である。

副因

　副因はあまり多くない（表2）。しかし外耳炎を起こすと，健常な耳で維持されていた菌叢が破壊され，限られた菌種が増殖するようになる[6]。実に60〜70％の外耳炎症例で耳道内の細菌増殖が観察され，ブドウ球菌，次いで緑膿菌が観察される[7-9]。このため，これを退治しようとして執拗に点耳薬や全身抗菌薬の投与を行う獣医師がいるが，この細菌増殖は副因に過ぎず，これだけを治療しても主因がある限りすぐに再発する。したがって，細菌の対応はあくまでもこれ以上炎症を波及させて耳構造を破壊しないためであり，根本的な治療ではないと肝に銘じておく必要がある。

表2　外耳炎の副因（secondary causes）

副因	例
細菌	ブドウ球菌，緑膿菌，*Corynebacterium* 属菌
真菌	マラセチア，*Aspergillus* 属菌，*Candida* 属菌
治療失宜	過剰な掃除，水分の注入，耳道炎症薬剤（アルコール・プロピレングリコール・低 pH 製剤）

表3　外耳炎の素因（predisposing factors）

増悪因	例
耳の形態的問題	耳毛過多，垂れ耳，細い耳道
湿性環境	高温多湿，水の侵入（水泳・トリミング）
閉塞性病変	ポリープ，腫瘍，アポクリン嚢胞腺腫
原発性中耳炎	特にコッカー・スパニエル，呼吸器疾患
全身性疾患	異化亢進，免疫抑制，衰弱
他の治療の影響	菌叢変化（抗菌薬），洗浄による外傷

表4　外耳炎の持続因（perpetuating factors）

増悪因	例
耳道の変化	浮腫，ポリープ，狭窄
耳道上皮の変化	耳垢過多，上皮移動障害
分泌腺の変化	アポクリン腺・脂腺・汗腺の炎症／過形成
鼓膜の変化	肥厚，拡張，憩室，破綻
耳道周囲の変化	周辺結合組織の石灰化
中耳の変化	耳垢充満，中耳炎，骨髄炎

素因・持続因

　素因と持続因を表3，4に示す。特に素因として，短頭種などで耳道が潰れており，うまく耳垢の排出ができない状況などをよくみかける。素因には生活環境や他の疾患の関与など，耳だけみていては気付けないものが多いため，注意深い問診が必要となる。

　また，持続因では耳道やその周囲の変化が多くを占めることに着目してほしい。つまり，外耳炎を繰り返していると耳道の浮腫や周囲の石灰化，鼓膜の異常などが起き，外耳炎を助長するため，外耳炎を完治させることが困難になる。したがって，たかが外耳炎と思わず，より初期に対応する必要がある。

診断

　外耳炎は急性であれば炎症，腫脹，紅斑を特徴とし，慢性化すると表皮・真皮の増殖，耳垢腺・

脂腺の増殖から外耳道狭窄を引き起こすこともある。このため，多くは耳の痛みや掻痒を主訴に来院し，上記症状以外に耳垂れや悪臭を示す。

治療[3]

耳道の洗浄

基本的には PSPP システムにおいて何が問題なのかを考え，それに対応した症状を治療していくことになる。しかし，多くの場合で症状を緩和させ，薬剤などが通るようにするために，まず耳道の洗浄を行う必要がある。

耳道の洗浄は，ビデオオトスコープで観察を行いながら徹底的に洗浄するのが理想だが，麻酔が必要となるため，実際には最初は自宅にて洗浄剤と用手による洗浄を週2～3回行う。基本は外耳道を洗浄剤で満たし，外耳道の外側から60秒間マッサージをした後に，動物に頭を振らせて洗浄剤とともに耳垢などを除去する。残った汚れはティッシュなどで拭き取る。鼓膜が破損している場合，どの洗浄剤を使っても耳毒性をゼロにすることはできないため，飼い主へのインフォーム時には行動の変化など耳毒性に伴う症状を監視するように伝える。どうしても耳毒性が許容できない場合は，生理食塩水を使用する。また，綿棒は耳垢を押し込むため家庭では極力使用しないことも伝える。耳道の洗浄時には痛みを伴うことが多いため，事前にガバペンチンや鎮痛薬を投与しておくと実施が容易になる。

ビデオオトスコープで洗浄を行う場合は，耳は比較的刺激に敏感な臓器のため，検査麻酔よりも麻酔深度を深くする必要がある。ビデオオトスコープによる十分な観察と採材を行った後に，温めた生理食塩水を用いて水流で耳垢を剥がしていく。この際に軟らかい栄養チューブなどの先端を少し加熱して曲げたものを用意し，角度によって使い分けていく。あまりにも耳垢が詰まっている場合は，耳垢溶解剤を最初に用いて，耳垢を軟らかくしてから耳道の洗浄を行う。

外用抗菌薬

外用抗菌薬は局所において非常に高い濃度となるため，どれを選んでもあまり大きな差はない。しかし，アミノグリコシド系抗菌薬は膿の中で失活するといわれているため，しっかりと耳道を洗浄した後に使用する必要がある。

点耳量の目安としては，猫や小型犬であれば0.3～0.4 mL，中型犬で0.5～0.7 mL，大型犬で0.8～1.2 mLといわれているが，外耳道の体積は体重に依存しないことも指摘されているため[10]，犬種ごとに用量を変えることの有益性ははっきりとしていない。参考までに，各点耳薬が何滴で1 mLになるかを示しておく（表5）[11]。

医療用はちみつ

医療用はちみつを用いるのも1つの手である。外耳炎を呈した犬15頭の報告では，医療用はちみつを1 mL点耳することで，2週間のうちに7割の症例で臨床症状が軽快したとされている。この中にはマラセチア8例，ブドウ球菌5例，腸球菌2例，緑膿菌1例が含まれており，菌種によらず効果を発揮している[12]。

抗菌薬の全身投与

抗菌薬を全身投与する際には，薬剤感受性試験に基づいて抗菌薬を選択する必要がある。しかし，軟部組織のブレイクポイントで「感受性」と出ても，あくまでも皮下レベルの感受性であり，表皮または耳道にその濃度の抗菌薬は到達しない。このため，抗菌薬の全身投与は皮下組織の病原体に対する効果がメインであり，耳道内の病原体には外用抗菌薬を併用することになる。選び方は

表5　点耳薬の1滴の用量とラベル記載の用法

製品	滴/mL	ラベル記載の用法		
モメタオティック （7.5 g ／ 15 g ／ 30 g ボトル）	40	＜15 kg の場合，　4 滴 q24h		
		15〜24 kg の場合，　6 滴 q24h		
		≧24 kg の場合，　8 滴 q24h		
オトマックス （7.5 g チューブ）	37	＜15 kg の場合，　4 滴 q12h		
		15〜24 kg の場合，　6 滴 q12h		
		≧24 kg の場合，　8 滴 q12h		

実際には±2滴程度の誤差がある。
文献11より引用・一部改変

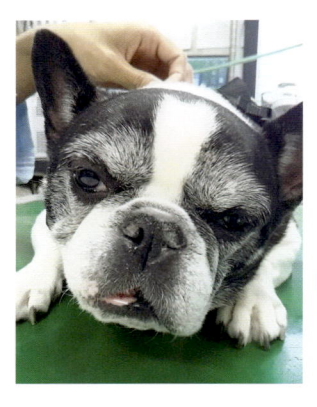

図5　顔面神経麻痺を起こしている症例
中耳炎が原因の場合，病変は顔面神経麻痺と同側にある
（図の症例では左側）ため，耳鏡で観察する際は正常側を観
察してから行う。

Chapter2-1「皮膚感染症」の「膿皮症」の項を参考にしていただきたい。
　治療中は7〜10日後を目安に再検査し，微生物の消失を確認し，すべての臨床症状が消失して
からさらに2週間使用して，投薬終了とする。またこれらで治癒しなかった場合，最終的には全耳
道切除が適応となるため，ごく初期からPSPPシステムに則って，きちんと治療しておくことが大
切である。

中耳炎

概要・病態

　中耳炎は診断の難易度が高く，同時に治療にも難渋する非常に厄介な疾患である。定義は「中耳
領域に炎症が起きること」だが，炎症は外耳・内耳ともに波及するため，外耳炎症状や，眼振・運
動失調・顔面神経麻痺などの神経症状を呈することもある（図5）。犬では急性外耳炎の16%，慢
性外耳炎の52%で中耳炎を合併しており，外耳の炎症が中耳に波及することで症状を呈する[13]。ま
た，キャバリア・キング・チャールズ・スパニエルやボストン・テリア，その他の短頭種などでは
例外的に原発性滲出性中耳炎（primary secretory otitis media：PSOM）が生じるため，感染徴候

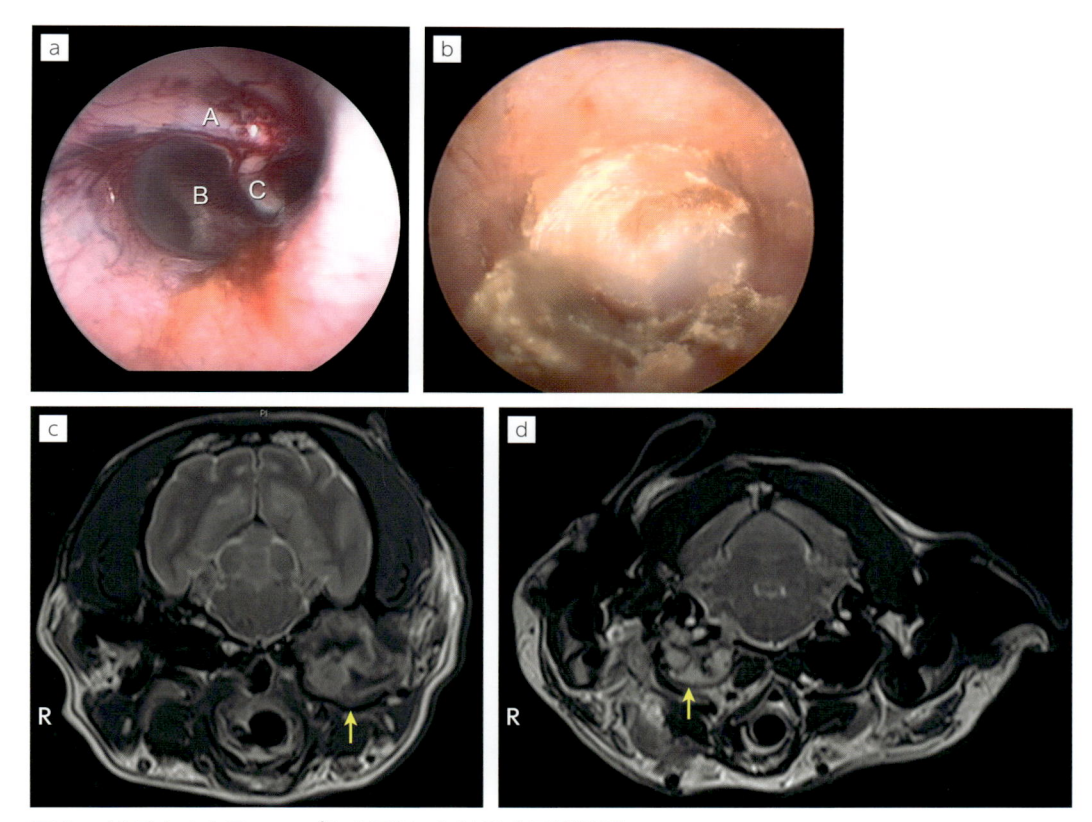

図6　ビデオオトスコープと MRI における中耳炎所見

a：正常な鼓膜（Ａ：鼓膜弛緩部，Ｂ：鼓膜緊張部，Ｃ：ツチ骨付着部）。
b：中耳炎による炎症によって透明度を失い，中から膨らんでいる鼓膜。
c，d：中耳炎症例における MRI T2 強調画像。本来液体がないはずの鼓室胞に液体が貯留するため T2
　　　強調画像において高信号となるが（矢印），真珠腫や髄膜炎の診断のために拡散強調や造影剤を
　　　使用した撮影を行うことが好ましい。
a，b の出典：Cole L, Nuttall T., Vet Dermatol. 2021 Jun; 32(3): 302-e82., John Wiley & Sons Ltd (c) 2021 The Au-
　　　thors. Veterinary Dermatology published by John Wiley & Sons Ltd on behalf of the ESVD and
　　　ACVD.

がみられなくても鑑別診断リストから外さないようにしておきたい。その一方で，猫では中耳炎／
内耳炎の 63％では耳感染症の既往がなく[14]，剖検時に 59/3,442 頭（1.7％）で偶発的に発見され，
その大半 53/59 頭（90％）で臨床症状を認めていなかったと報告されている[15]。同じように，猫の
CT 検査において臨床症状がない中耳炎が 34/101 頭（34％）で検出されている[16]。

診断

　診断方法は画像検査が中心であり，単純 X 線検査による鼓室胞の不透過性亢進・骨融解の検
出，ビデオオトスコープによる中耳内圧の上昇に伴う鼓膜の膨隆や破綻の観察があるが（図6a，
b）[17]，これらは中耳炎の除外診断が困難である。このため MRI 検査を行うことが望ましく（図
6c，d），撮影できない事情があれば次善策として CT 検査を行う。

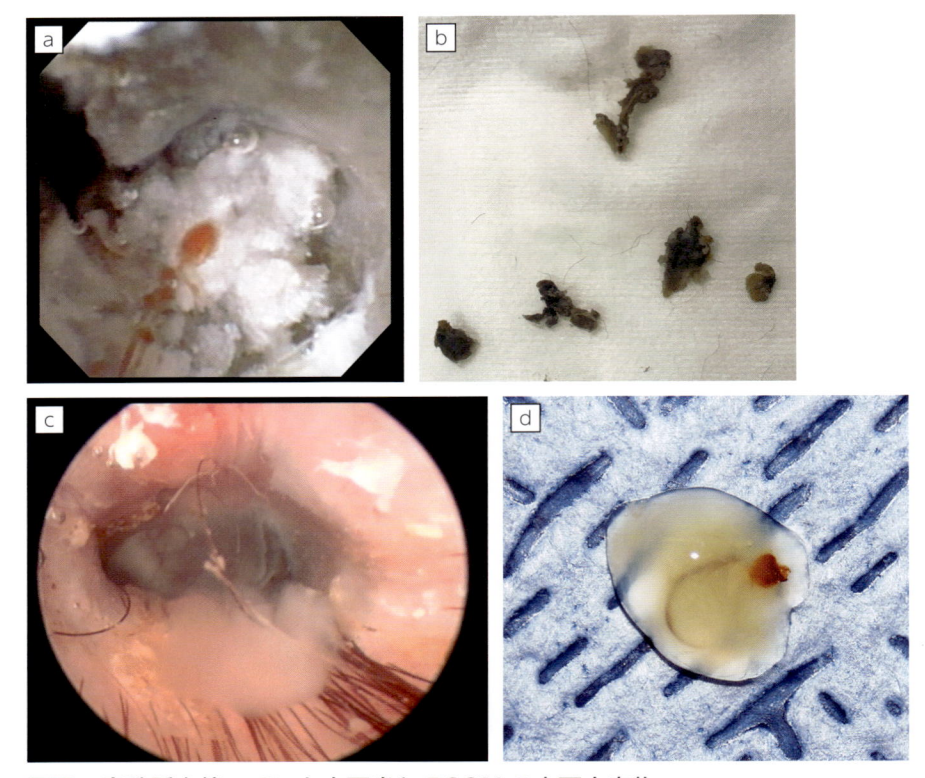

図7　真珠腫を伴っていた中耳炎とPSOMの中耳内容物

a：真珠腫により鼓膜が完全に破壊されていた中耳の内容物
b：真珠腫の症例から摘出された内容物
c：PSOMによって耳道外まで出てきた粘液
d：PSOMの症例から摘出された粘液
PSOMによって内容物があっても，鼓膜は完全性を保っていることがあり，この場合
は鼓膜を穿刺して排除する。しかし内容物の粘稠性が高く小さな穴では摘出できない
場合もあるため，穴を広げて吸引しながら摘出を試みる。
cの出典：Cole L, Nuttall T., Vet Dermatol. 2021 Jun; 32(3): 302-e82., John Wiley & Sons Ltd (c)
　　　　2021 The Authors. Veterinary Dermatology published by John Wiley & Sons Ltd on
　　　　behalf of the ESVD and ACVD.
dの出典：Weinstein NM, et al., Vet Clin Pathol. 2016 Mar; 45(1): 195-6., John Wiley & Sons Ltd
　　　　(c) 2016 American Society for Veterinary Clinical Pathology.

治療

耳道の洗浄

　治療の基本は外耳道および中耳道の洗浄であり，全身麻酔下でビデオオトスコープを使用して洗
浄する。耳は比較的刺激に敏感な臓器のため，洗浄の際には検査麻酔よりも麻酔深度を深くする必
要がある。温めた生理食塩水を用いて，フラッシュしながら洗浄していく。また鼓膜が残存してい
る場合は，洗浄前に鼓膜を穿刺し，内容物を吸引して細胞診，細菌培養検査，薬剤感受性試験に供
する。筆者はトムキャットカテーテルの先を斜めに切って鋭くしたものをよく用いている。鼓膜自
体は平均30日程度で再生するが，炎症が重度の場合は4カ月程度かかることもある[17]。PSOMの
場合はなかなか吸引できないこともあり，生理食塩水によるフラッシュと吸引を繰り返しながら粘
液を排出していく（**図7**）[17, 18]。なお，鼓膜が穿孔している場合は外耳道と菌叢が混ざっているた

め，あまり診断的な価値はないと考えられる。

外用抗菌薬

　洗浄が終了した後は点耳薬を投与するが，抗菌薬が含有されているものを使用することが多い。中耳炎による鼓膜の破綻，もしくは洗浄手技により鼓膜に穴が開いているため中耳に薬剤が侵入するが，これによる耳毒性は完全に防ぐことができないため，飼い主には事前にインフォームを行い，耳毒性症状（難聴や前庭症状）が現れた場合はすぐに投薬を中止する。

全身療法

　抗菌薬の全身投与は耳道へ分布しにくく，また耳道内部へ分泌されることはないため，耳道周辺組織の感染対策として使用することになる。グルココルチコイドは炎症を抑制し，疼痛を緩和する目的で重症例において使用することがある。耳道が狭窄している場合は中耳洗浄ができないため，グルココルチコイドを外用薬として短期間用いることもある。これで対応できない場合は外側鼓室胞骨切り術を行い，中耳内容物をすべて除去することになるが，外耳炎から波及している場合は全耳道切除とあわせて実施することになる。

■ 参考文献

1．アニコム ホールディングス株式会社．アニコム 家庭どうぶつ白書 2022．https://www.anicom-page.com/hakusho/book/pdf/book_202212.pdf

2．Choi N, Edginton HD, Griffin CE, et al. Comparison of two ear cytological collection techniques in dogs with otitis externa. Vet Dermatol. 2018; 29(5): 413-e136.

3．Miller WH, Griffin CE, Campbell KL. Diseases of Eyelids, Claws, Anal Sacs, and Ears. Muller and Kirk's Small Animal Dermatology. 7 ed. Saunders, 2013, p. 739-744.

4．Favrot C, Steffan J, Seewald W, et al. A prospective study on the clinical features of chronic canine atopic dermatitis and its diagnosis. Vet Dermatol. 2010; 21(1): 23-31.

5．Picco F, Zini E, Nett C, et al. A prospective study on canine atopic dermatitis and food-induced allergic dermatitis in Switzerland. Vet Dermatol. 2008; 19(3): 150-5.

6．Hariharan H, Coles M, Poole D, et al. Update on antimicrobial susceptibilities of bacterial isolates from canine and feline otitis externa. Can Vet J. 2006; 47(3): 253-5.

7．Mekić S, Matanović K, Šeol B. Antimicrobial susceptibility of Pseudomonas aeruginosa isolates from dogs with otitis externa. Vet Rec. 2011; 169(5): 125.

8．Tang S, Prem A, Tjokrosurjo J, et al. The canine skin and ear microbiome: A comprehensive survey of pathogens implicated in canine skin and ear infections using a novel next-generation-sequencing-based assay. Vet Microbiol. 2020; 247: 108764.

9．Tesin N, Stojanovic D, Stancic I, et al. Prevalence of the microbiological causes of canine otitis externa and the antibiotic susceptibility of the isolated bacterial strains. Pol J Vet Sci. 2023; 26(3): 449-459.

10．Cole LK, Podell M, Kwochka KW. Impedance audiometric measurements in clinically normal dogs. Am J Vet Res. 2000; 61(4): 442-5.

11．Noxon JO. Western Veterinary Conference. 2020.

12．Maruhashi E, Braz BS, Nunes T, et al. Efficacy of medical grade honey in the management of canine otitis externa - a pilot study. Vet Dermatol. 2016; 27(2): 93-8e27.

13．Miller WH, Griffin CE, Campbell KL. Diseases of Eyelids, Claws, Anal Sacs, and Ears. Muller and Kirk's Small Animal Dermatology. 7 ed. Saunders, 2013, p. 741-767.

14．Moore SA, Bentley RT, Carrera-Justiz S, et al. Clinical features and short-term outcome of presumptive intracranial complications associated with otitis media/interna: a multi-center retrospective study of 19 cats (2009-2017). J Feline Med Surg. 2019; 21(2): 148-155.

15．Schlicksup MD, Van Winkle TJ, Holt DE. Prevalence of clinical abnormalities in cats found to have nonneoplastic middle ear disease at necropsy: 59 cases (1991-2007). J Am Vet Med Assoc. 2009; 235(7): 841-3.

16．Shanaman M, Seiler G, Holt DE. Prevalence of clinical and subclinical middle ear disease in cats undergoing computed tomographic scans of the head. Vet Radiol Ultrasound. 2012; 53(1): 76-9.

17．Cole L, Nuttall T. Clinical Techniques: When and how to do a myringotomy - a practical guide. Vet Dermatol. 2021; 32(3): 302-e82.

18．Weinstein NM, Boes KM, Mauldin E, et al. What is your diagnosis? Middle ear material from a dog. Vet Clin Pathol. 2016; 45(1): 195-6.

4　上気道感染症

Point

- □ 呼吸器感染症における臨床症状を正しく理解し，どの部位の異常かを鑑別する。
- □ 原発性の細菌性鼻炎は非常にまれであり，多くの症例では背景疾患が存在する。
- □ 慢性鼻炎は抗菌薬のみで治療する疾患ではなく，背景疾患の精査が必要となる。

　日常診療において呼吸器疾患は診察割合が皮膚疾患や消化器疾患よりも低いが[1]，診断への正しいプロセスを知らないために，多くの獣医師が苦手としている分野である。呼吸器は解剖学的には鼻・鼻腔・副鼻腔・鼻咽頭・喉頭で構成されている上気道と，気管・気管支・肺・胸腔で構成されている下気道に分かれる。疾患としては上気道，気管／気管支，肺／胸腔といった3つのブロックに分けると考えやすい（図1）。

　本節では，上気道感染症について解説する。

呼吸器感染症における検体の採取

　鼻汁・鼻腔などの細菌培養は原則行わない。これは，持続的に鼻症状を呈した動物において，原発性の細菌性感染症は犬で1％程度[2]，猫ではほぼなく[3]，多くの場合は他の原因による二次感染だからである。また，呼吸器から細菌を採取した際にはpolymicrobial pattern（複数菌種がみられること）を示すことが多く，有効な抗菌薬を選べないことも多い。このため，まずはペニシリン系抗菌薬やセフェム系抗菌薬といった第一選択薬によって二次感染をコントロールし，背景疾患の探索を行うことになる。

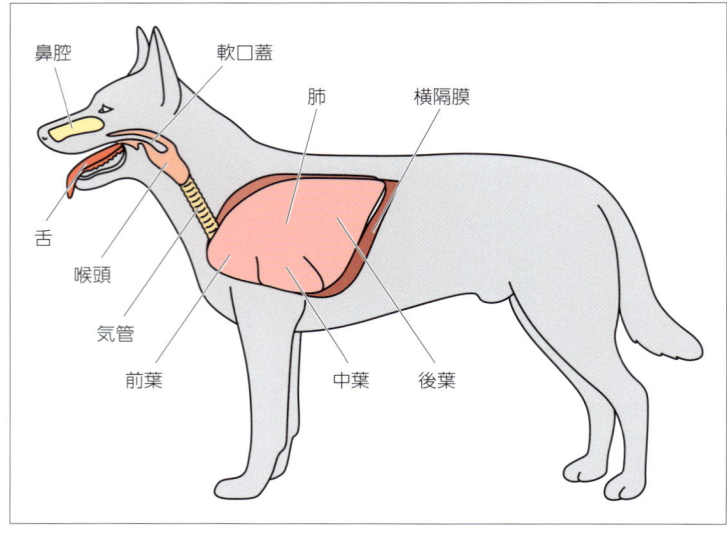

図1　呼吸器の解剖

上気道疾患における臨床症状

　呼吸器疾患における代表的な臨床症状には，くしゃみ・逆くしゃみ・鼻汁・咳嗽・異常呼吸音・開口呼吸・呼吸不全などがある。これらの臨床症状について正しく理解することで，どの部位による異常であるか鑑別できるようになる。本節ではこの中で上気道に大きくかかわるくしゃみ・逆くしゃみ・鼻汁の評価方法を解説する。

くしゃみ・逆くしゃみ

　くしゃみとは，鼻腔内の刺激物に対する排除反応（不随意運動）である。鼻腔内に刺激物が侵入すると，その刺激は篩骨神経から三叉神経に投射され，脳幹の三叉神経脊髄路核の腹内側領域へと伝達される。ここから横隔膜・呼吸筋の動きを統合して**強力な呼気反射**を引き起こし，発作性の強力な呼気を使用して，鼻腔内の異物を外に排出する[4-6]。

　逆くしゃみは犬・猫が鼻をすすれないために生じる**強力な吸気反射**であり，軟口蓋と喉頭の刺激により生じる発作性の吸引反射で，鼻咽頭内の異物を除去しようとする動きである。大きな雑音とともに繰り返し頭部を後ろに引くため，神経発作のように見えるので飼い主は心配することが多いが，生理的な反射のため単回のエピソードで心配する必要はなく，報告によっては50％以上の犬で起きている。特に，小型犬や高齢犬，都市部で生活している犬に多い傾向がある[7]。持続性がある場合や長期的に続く場合は，他の呼吸器臨床症状と同様に精査をする必要がある。

鼻汁

　疾患に対する特異性はそこまで高くない所見であるが，呼吸器にかかわる臨床症状の中で観察容易なものであり，診察のきっかけとなることも多い。鼻汁の中でも両側性で血液の混じるものについては，鼻疾患を探索するよりもまずは全身疾患を除外する必要がある。また，疾患の項目で詳細を記載するが，原発性の細菌性感染症によって鼻症状を呈することは犬では1％程度，猫ではほぼなく，多くは二次感染であるため[2, 3]，==鼻汁を用いた細菌培養検査は解釈が困難であり大きな利益がなく==，実施しないことが推奨されている[8]。

　鼻汁の性状としては漿液性・粘液性・膿性・血粘液性・出血性（表1）があるが，多くの漿液性鼻汁において細菌感染は存在しない。しかし，現実にはこれらの性状が混在していることが大半のため，注意深い観察が必要である[9]。

表1　鼻汁の性状

分類	性状
漿液性	さらさらとしており透明
粘液性	粘稠性があり，白色化してくる
膿性	より粘稠性が増し，黄色～緑色を示すいわゆる青っ洟（あおっぱな）
血粘液性	鼻汁に部分的に血液混入があるもの
出血性	全体的に鮮血色を示すもの

表2　猫の上気道における疾患とその主な臨床症状

疾患	経過	シグナルメントと発症年齢	くしゃみ	鼻汁	呼吸音の異常
ウイルス感染	急性	若齢〜老齢	しばしば	漿液性〜粘液膿性	ときおり
細菌感染	慢性	好発年齢なし	ときおり	粘液膿性	ときおり
真菌感染	慢性	好発年齢なし	ときおり	粘液膿性〜出血性	ときおり
鼻咽頭ポリープ	慢性	若齢	ときおり	粘液膿性	しばしば
慢性副鼻腔炎	慢性	好発年齢なし	しばしば	粘液膿性〜出血性	ときおり
腫瘍	慢性	老齢	ときおり	粘液膿性〜出血性	しばしば
鼻咽頭狭窄	慢性	好発年齢なし	まれ	一般的でない	しばしば
異物	急性	好発年齢なし	しばしば	様々	まれ

文献10より引用・改変

上気道感染症の診断

　上気道感染症の多くは確定診断を待たず，臨床診断をもって治療開始となる。これは急性症状ではウイルス感染が大半であり，確定診断を行うためのツールが限られている上に，支持療法を実施して結果を待っているうちに，良化してしまうためである。したがって，支持療法で良化しない場合に，追加の検査を実施していくという流れが多くなる。臨床症状の多くは上気道に問題があることを示唆するが，疾患の特定には至らないケースが多い（表2）[10]。

犬ジステンパー

　犬ジステンパーウイルスによって起こる感染症であり，最近はコアワクチンの接種によってほぼみなくなった疾患ではあるが，未だに散発している地域もある。呼吸器症状や消化器症状が先行し，その後神経症状を呈することが多い。生ワクチンに関連する犬ジステンパーウイルス感染では神経症状のみを認めるため[11, 12]，このことから自然発生かワクチン関連かを鑑別することができる（Chapter2-12「神経・運動器疾患」を参照）。症状に関連する部位から採取した検体を用いたPCRによってウイルスを検出することができるが[13]，有効な治療法はないため，診断により治療法が変わることはない。

犬感染性呼吸器疾患（CIRD）

　犬感染性呼吸器疾患（canine infectious respiratory disease：CIRD）は俗にケンネルコフと呼ばれる様々な病原体によって起こる呼吸器疾患で，主に子犬が罹患する。主な原因となるものは犬ジステンパーウイルス以外に，犬アデノウイルス2型，犬パラインフルエンザウイルス，犬インフルエンザウイルス，犬ヘルペスウイルス，犬呼吸器コロナウイルス，汎親和性犬コロナウイルス，犬ニューモウイルス，レオウイルス，*Bordetella bronchiseptica*，*Mycoplasma*属菌，*Streptococcus*

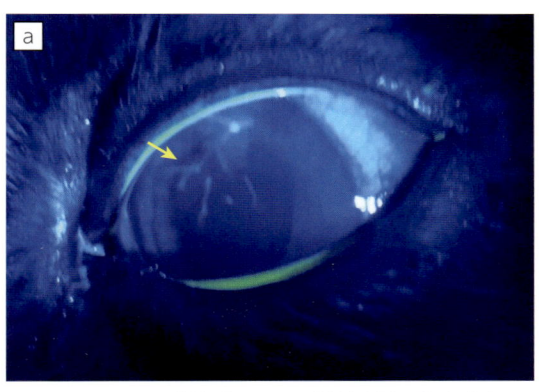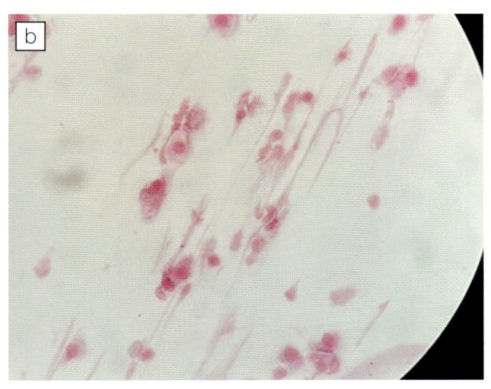

図 2　FHV-1 感染症による樹枝状角膜潰瘍とその領域の細胞診

a：フルオレセイン染色でも観察できるが（矢印），深部まで観察する際にはローズベンガル染色が
　必要になる。
b：スワブによる細胞診では，クラミジアでみられるような細胞質内封入体を認めなかった。

equi subsp. *zooepidemicus* と多岐にわたる[14, 15]。前述のように急性経過をたどり時間とともに回復
し，二次感染を伴うこともあるため培養検査および PCR の結果の解釈が難しく，実施する意義は
乏しい。このため，PCR はシェルターなどで起こる大規模アウトブレイクの原因特定に使用され
る。2023 年からオレゴン州をはじめとして新たな CIRD を疑う症例が増えてきているため[16]，今後
日本でも同様の疾患によるアウトブレイクが起きないか，注視する必要がある。ただし 2024 年 1
月末より急速に症例数が減少しているため，2024 年 6 月現在は日本への伝播の可能性は低いと考
えられている。CIRD による感染防護のためには犬同士が接触しないようにする必要があるが，空
気感染であるため 7.5 m 以上離すことが提案されている[17]。

　通常，臨床症状は軽度であり 10 日以内に自然に解消するため，抗菌薬は必要ない。**発熱，元
気・食欲低下に加えて粘性の膿性鼻汁がある場合のみに，抗菌薬の使用を検討する**。*B. bronchi-
septica* と *Mycoplasma* 属菌の感受性から，ガイドラインではドキシサイクリンを第一選択薬とし
ているが，*Pasteurella* 属菌やレンサ球菌の二次感染も多く，アモキシシリンなどでも十分効果的
であると考えられる。

猫ヘルペスウイルス 1 型感染症（FHV-1 感染症）

　若齢猫でよくみられる，猫ヘルペスウイルス 1 型（FHV-1）による感染症である。直接または
飛沫感染によって伝播するが，猫ではくしゃみによって発生する呼気が犬より弱く，飛沫は 1.8 m
程度しか飛散しないといわれている[18]。呼吸器症状以外に眼症状が特徴的であり，眼脂，結膜炎
（結膜充血や結膜浮腫），角膜潰瘍，角膜炎などを併発することも多い[19]。それ以外にも皮膚炎や，
非特異的症状として元気・食欲の低下，嗜眠などを示す[20, 21]。回復した後，ウイルスは主に三叉神
経節（他には嗅球・視神経・前庭など）に残存し，キャリアーとなる。このため，ストレスなどで
ウイルスが再活性化することがある[22, 23]。

　診断は結膜スワブや鼻汁を用いた PCR によって行うことができるが，眼における樹枝状角膜潰
瘍も特異性の高い所見の 1 つである（図 2）。

表3　猫の急性上気道感染症における臨床症状

	FHV-1 感染症	FCV 感染症	クラミジア症	ボルデテラ症
結膜浮腫	○	○	◎	−
結膜充血	◎	○	○	−
角膜炎	○	○	−	−
樹枝状角膜潰瘍	○	−	−	−
呼吸器症状 （くしゃみ・鼻汁）	◎ 初回時は特に症状が強い	◎	○	◎
流涎	−	◎	−	−
口腔内潰瘍	○	◎	−	−

　FHV-1 感染症は抗ウイルス薬が奏効する。しかしアシクロビルは FHV-1 の阻害効果が弱く，副作用が多いため[24, 25]，ファムシクロビルの使用が推奨される[26]。しかし，休薬後再発を繰り返すことも多いため，急性期を乗り切るためや，結膜の癒着を防ぎ視覚を残すためなど，目的をもって使用するべきである。その他に用いられている治療薬としては L-リジンやインターフェロン ω，λ-カラギーナン，レフルノミド，ラクトフェリン，プロバイオティクスなどがあるが，臨床的に明確な有効性を示したものはない[27-29]。猫フェイシャルフェロモン（フェリウェイ）の使用によってくしゃみの回数が減ったという報告があるため[30]，よほど症状がひどければ検討する価値があるかもしれない。角膜の癒着を防ぐためにグルココルチコイドの点眼あるいは全身投与を行う獣医師がいるが，ウイルスの再排出を促すため使用するべきではない[31]。シクロスポリンは良化と悪化の両方の報告があるため，使用に関して筆者は推奨していない[32]。細菌の二次感染に対する治療は，Chapter2-13「眼科感染症」を参照されたい。

猫カリシウイルス感染症（FCV 感染症）

　猫カリシウイルス（FCV）による感染症で，FHV-1 感染症と似たような臨床症状を呈するが（表3），基本的に症状は FHV-1 感染症より軽症であり，死亡することはまれである[33]。特徴的な臨床症状は口腔内潰瘍であり（図3），この痛みによって食欲が減退することも多い。

　FCV は高病原性を示す株があり，この場合に感染猫は顔面や四肢の浮腫・黄疸・血管炎から多臓器不全を生じ，死亡する。この疾患はアメリカ，イギリス，イタリア，ブラジルで報告があるが，日本では 2024 年 12 月現在のところ報告されていない[34-36]。

　FCV 感染症は様々な所見から疑うことはできるが，確定診断を行うことが非常に難しい。ウイルスの分離が行えた場合でも，健常猫からも検出されるため唯一の原因だと証明できない[37]。しかし，そもそもの治療法は対症療法のみであるため，暫定診断のまま治療を開始してよい。特に鼻症状によって嗅覚・味覚が鈍くなるため，食欲が減退する。したがって，食味をよくする（風味の強い食事を与えたり，ウェットフードを加熱する）ことで，食欲が改善する場合もある。ネコインターフェロンについては，投与により口内炎の治療期間が有意に短くなり臨床症状が緩和したといった報告はなく，ウイルス量が低下するという報告のみなされている[27, 38, 39]。

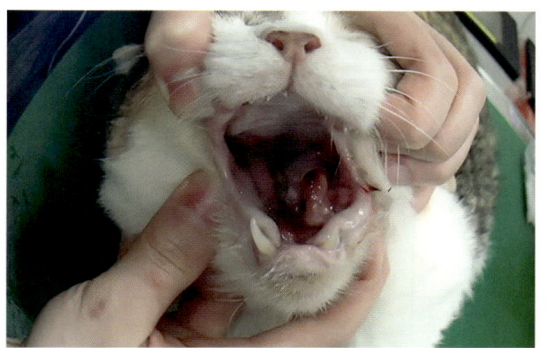

図3 FCV による口内炎

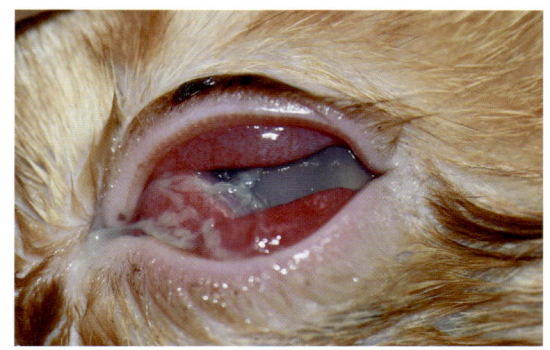

図4 FHV-1 と *C. felis* に混合感染した猫の結膜炎

画像提供：アニマルアイケア・東京動物眼科醫院

クラミジア症

Chlamydia felis によって起こる，急性の結膜炎を主症状とする感染症である（**図4**）。潜伏期間は2〜5日間だが，無症状であったり慢性の持続感染となることもあるため，特に新たに子猫を導入する際には注意が必要である[19]。

診断方法としては，結膜スワブを用いた PCR がゴールドスタンダードとなるが，前述のように実施されることは少ない。細胞診における結膜上皮細胞内の好塩基性の細胞質内封入体は特異性の高い所見ではあるが，偽陽性もあるため注意が必要である[40]。

治療は抗菌薬の全身投与が効果的であり，ドキシサイクリンが第一選択である。ポルフィリン症（ヘム合成経路異常に伴うポルフィリンの組織沈着）などを考慮して若齢ではアモキシシリン・クラブラン酸を用いることがあり，4週間の治療が実施される。アジスロマイシンは臨床症状を改善させるが，*C. felis* の完全除去ができないため注意が必要である[8]。

鼻炎

前述のように原発性の細菌性鼻炎は非常にまれであり，犬では鼻疾患全体の1％程度で，猫ではほぼない（**表4**）[2, 41]。多くの場合は背景疾患によって鼻粘膜の免疫機構が破壊され，常在菌が過剰増殖しているだけである。

このため，背景疾患によっては抗菌薬の全身投与によって二次感染を良化させても，症状を繰り返すことになる。また，ネブライザーによる鼻腔への抗菌薬投与は効果がはっきりしておらず，湿らせることによって鼻汁の排出を促しているだけの可能性もある。重度の感染がある場合には内視鏡を用いて鼻腔洗浄を行うことができる[42]。繰り返しにはなるが，**慢性鼻炎は抗菌薬のみで治療する疾患ではないため，きちんとした原因探査が必要となる。**

細菌性鼻炎

原発性の細菌性鼻炎は滅多にみられないが，その原因として *B. bronchiseptica*，*Mycoplasma* 属菌，*C. felis* が多い。急性症状は抗菌薬なしで改善することが多く，慢性化して細菌性を疑われた

表4　犬・猫における持続的症状を呈した鼻疾患の主な原因

犬		猫	
疾患	割合（%）	疾患	割合（%）
慢性鼻炎	24	腫瘍	39
腫瘍	15	慢性鼻炎	35
真菌感染	9	異物	10
口蓋裂	9	鼻咽頭狭窄	6
根尖周囲膿瘍	4	真菌感染	3
寄生虫	1	ポリープ	3
異物	1	鼻孔狭窄	3
原発性細菌感染	1	外傷	1

文献2，41 より引用・改変

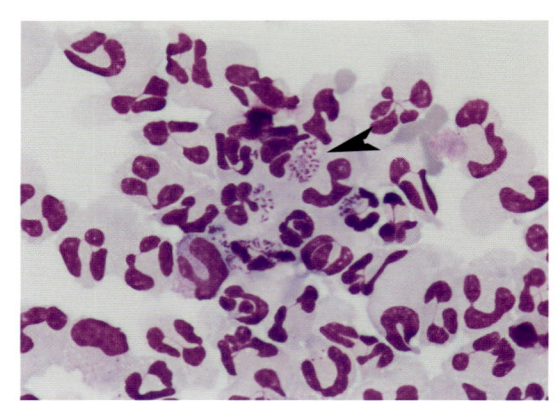

図5
脳脊髄液から検出された
***B. bronchiseptica* のライトギムザ染色像**

好中球内に菌体がみえる（矢頭）。
出典：Rylander H, et al. Case Report: Bordetella bronchiseptica Meningoencephalomyelitis in a Dog. Front Vet Sci. 2022; 9: 852982. (CC BY 4.0)

場合に，薬剤感受性試験に基づいた抗菌薬の全身投与が行われる。

　鼻粘膜のスワブなどでは特異的な所見を認めず，検査する意義も薬剤感受性試験を行う意義も乏しい[15]。*B. bronchiseptica* は呼吸器感染症において最も一般的な起炎菌であり，PCR によって犬の15%，猫の9%で検出される。しかし，健常動物からも検出される上に培養が困難なため[43, 44]，検査結果で治療法は変わらないことが多い。

　特に大きな問題となるのはシェルターなどに入る際であり，この場合はワクチンを接種するとよい。ワクチンは鼻腔内投与を行うことで高い予防効果を示せる可能性があり，コストが許すのであれば検討するとよい[45]。非常にまれだが，中枢神経に侵入したという報告もなされている（図5）[46]。

上気道アスペルギルス症

　犬は副鼻腔，猫は副鼻腔−眼窩に好発し，原因菌は *Aspergillus fumigatus* が一番多い。上気道アスペルギルス症は非常に厄介な病態だが死亡することはまれで，容易に死に至る播種性アスペルギルス症とは別物である[47]。臨床症状は非特異的なものから始まり，出血を伴った鼻汁や鼻の痛

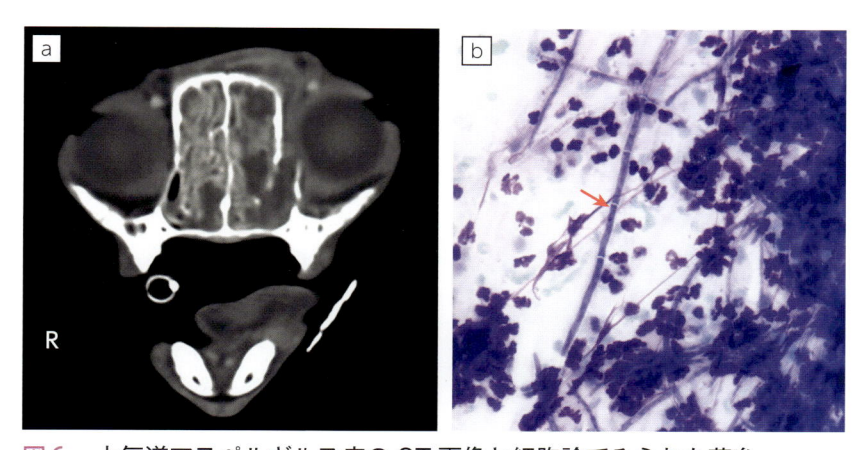

図6　上気道アスペルギルス症の CT 画像と細胞診でみられた菌糸
a：CT 横断像　b：細胞診
両鼻腔に造影増強される病変が存在し（a），その部位から得られた検体では菌糸
を認める（b 矢印）。

み，潰瘍形成を生じる。眼窩周囲に感染があると，眼球突出や開口時の痛みなどを示す[48]。

　確定診断は病理検査により組織中の真菌の増殖を認めることだが，細胞診で菌糸を認めて診断されることもある（図6）。この際に鼻汁や盲目的鼻腔スワブでは 20％ 程度しか診断されず，内視鏡下で認めた真菌プラーク（菌塊）を採材して圧扁することが最も診断精度が高い。また，これらのサンプルを培養しても真菌が生えてくるのは 30〜40％ であり，培養検査陽性をもって確定診断とし，それから治療を開始するとその間に病態が進行してしまう[49, 50]。これは，*Aspergillus* 属菌が空気面に接していないと胞子形成をせず，菌糸を培地に播種してもうまく生えないこともあるために起きる問題である。*Candida* 属菌などと異なり，ダーマキットなどの皮膚糸状菌検査培地（DTM 培地）に播種しても生えないため，真菌培地（ポテトデキストロース寒天培地が一般的）を動物病院に置いていない場合は，一般的な無菌スピッツ管などに入れて検査機関へ送付することになる。他に診断の助けになる方法としては，*Aspergillus* 属菌のガラクトマンナンを検出する抗原検査があるが，他の真菌や *Listeria monocytogenes*，竹串の使用などでも偽陽性となるため[51]，注意深く解釈をする必要がある。また，PCR によって病原体を特定する方法もあるが，感度が高いため単なる環境中の真菌を検出してしまい偽陽性となることもあり，検査結果には慎重な解釈が必要となる。さらに，治療後の評価として残存病変を定量 PCR（qPCR）によって評価する方法もあるが，感度が 65％ と高くないため，完治したのかの判断には使いづらい[52]。

　治療は，篩板が壊れていれば基本的に全身療法となる。イトラコナゾールかフルコナゾールを 6〜12 週間投与するが，治療しても鼻汁は改善しないことがある。寛解は 60％ 程度の症例で得られ，3 カ月〜5 年後と長期にわたり再発する可能性があり，再寛解に至るには非常に苦慮することになる[50, 53]。再発性の上気道アスペルギルス症に対する全身療法については，ポサコナゾール 5 mg/kg q12h 6 カ月間の経口投与に加えて，テルビナフィン 30 mg/kg q12h ＋ ドキシサイクリン 5 mg/kg q12h 6〜18 カ月間の経口投与を行ったところ，寛解 7/10 頭，部分寛解 3/10 頭で，再発 2/10 頭であったと報告されている[54]。その他には再発時に局所療法を行うことがあり，外科的に病変のデブリードマンを行った後にエニルコナゾールや 1％ クロトリマゾールを浸漬する方法

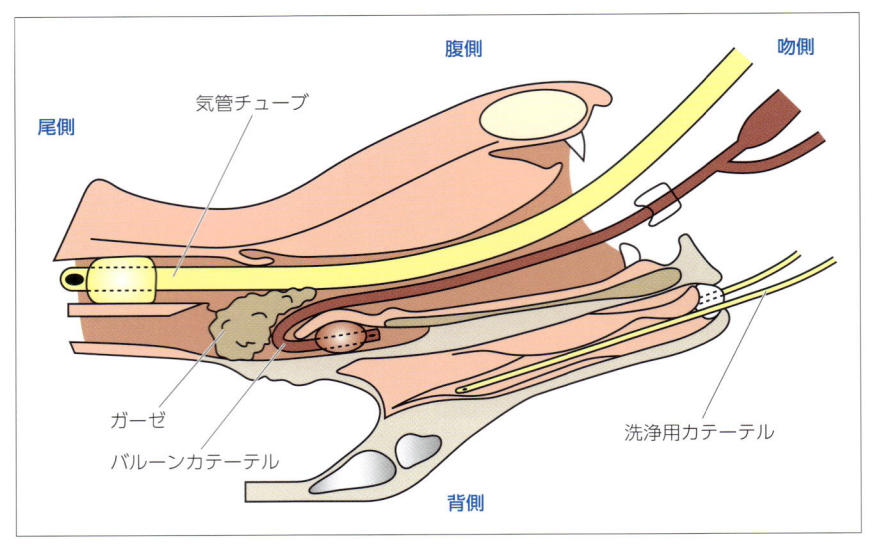

図7　鼻腔内浸漬のやり方
実施前に可能な限り真菌プラークを除去し，咽頭部をガーゼなどで封鎖する。その後クロトリマゾールの漏出を防ぐためにバルーンカテーテルを口から挿入し，咽頭で反転させて鼻腔内に挿入し，バルーンで閉鎖する。前頭洞から副鼻腔を穿孔させるか，できない場合は鼻からカテーテルを入れて，生理食塩水で感染領域を洗浄後，浸漬液を入れて静置する。この際に同成分のクリーム剤を入れて閉鎖する場合もある。

や[48, 55, 56]（図7），デブリードマンを行った領域にカデキソマーヨウ素を浸漬させたガーゼを留置し，開放下で肉芽形成するまで3週間程度繰り返すという非常にたいへんな方法もある[57]。

クリプトコッカス症

Cryptococcus 属菌によって引き起こされるまれな感染症だが，呼吸器疾患のみならず全身の播種性感染症へと波及していく。発症年齢は様々だが，犬・猫ともに若齢の方が多い。猫免疫不全ウイルス（FIV）感染症や猫白血病ウイルス（FeLV）感染症との関連性は認められていない。

犬では診断時に中枢神経症状が多くみられ，猫では呼吸器症状がみられる。その他には皮膚の丘疹や結節，潰瘍（図8），眼病変としてぶどう膜炎や脈絡網膜炎，視神経炎を認めることが多い[58-61]。眼底を観察すると標的状の病変を認めることもあり（図9），特異性の高い所見の1つである。病変部から採取されたサンプルを染色・鏡検することで厚い莢膜を特徴とする酵母様真菌を認めるが，低倍率では注視していないと見逃すことがある。菌体はライトギムザ染色では好塩基性に染色され，グラム染色ではグラム陽性に染まるため，グラム染色の方が見落としづらい（図10）。

菌体が観察できた検体を検査機関に送り，培養同定後に確定診断となる。真菌の中では比較的早く生え，サブローデキストロース寒天培地では10日間程度で生える上に，一般細菌の検出培地でも増殖することがある。しかし，鼻汁など呼吸器から採られたサンプルでは常在菌が混入しているため，クロラムフェニコール添加培地などを用いる必要がある[59]。その他，診断の補助となるものとしてPCRと抗原検査があり，抗体検査は無症候感染と区別できないため，用いることができない。抗原検査は偽陰性となることもあり，決して感度が高いわけではない。治療とともに抗原の検

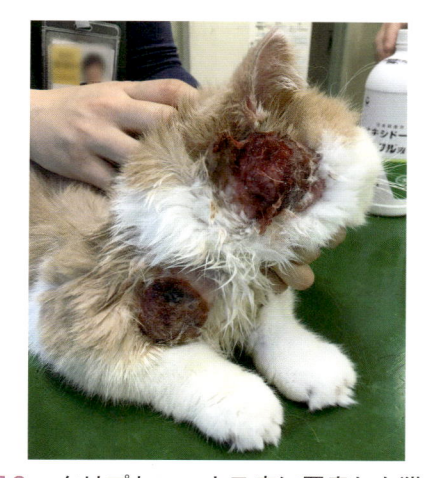

図8 クリプトコッカス症に罹患した猫
皮膚の大きな結節が自壊し，潰瘍化している。なお，図では個人防護具のないままさわっているが，きちんと装着する必要がある。

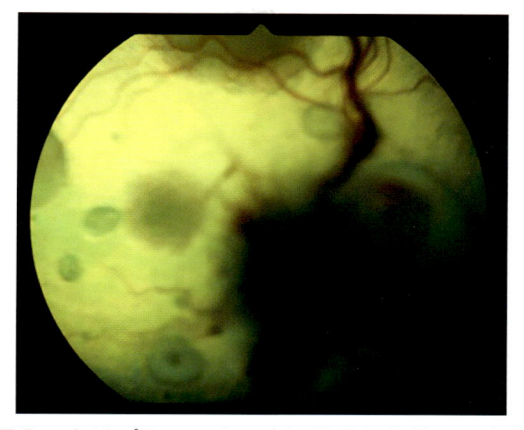

図9 クリプトコッカス症に罹患した猫の眼底像
標的状の病変が認められる。

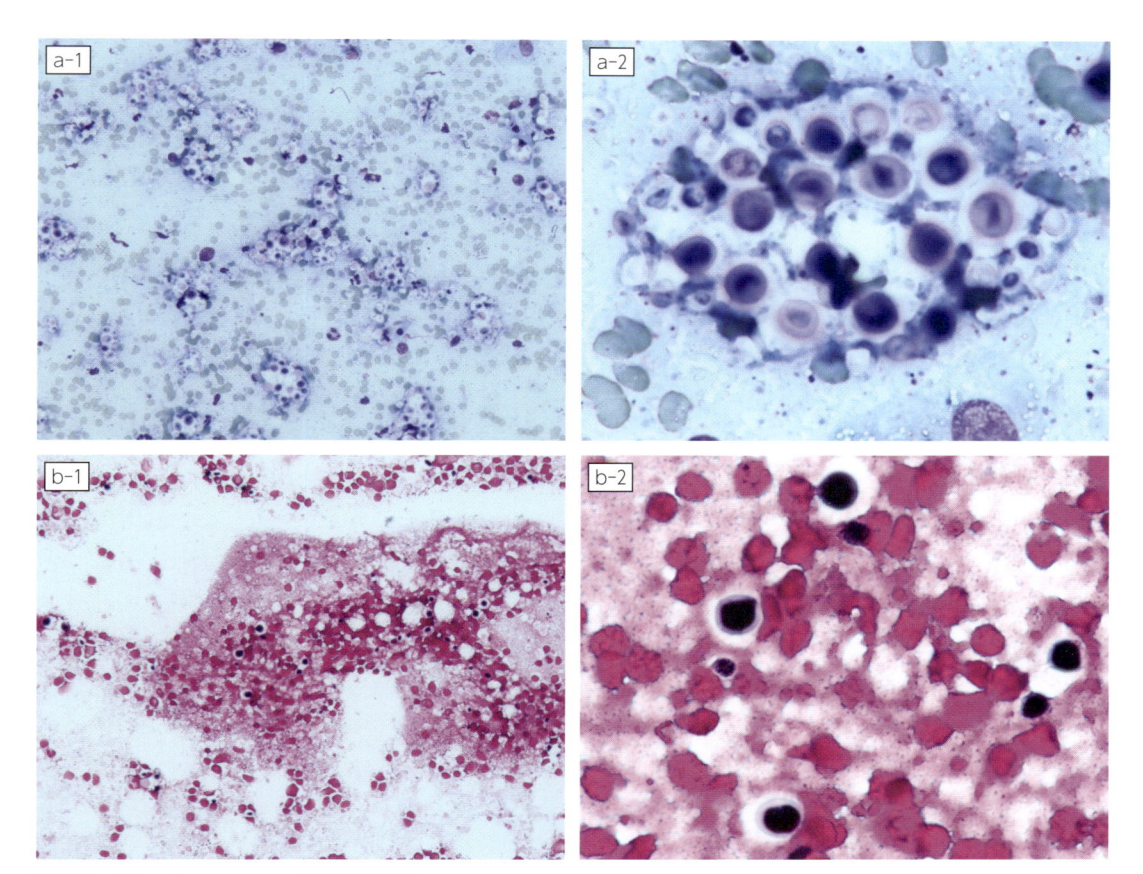

図10 *Cryptococcus* 属菌の菌体
a：ライトギムザ染色　a-1：低倍率　a-2：高倍率
b：グラム染色　b-1：低倍率　b-2：高倍率
ライトギムザ染色（a）では，核と似た染色性をもつ。高倍率（a-2，b-2）にすれば一目瞭然であるが，低倍率では意識しないと見落とす可能性がある（a-1，b-1）。

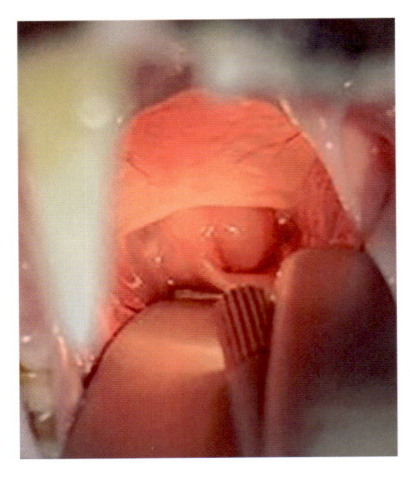

図11　猫の喉頭腫瘤
このように明確に腫瘤が形成されていても，腫瘍性でないこともある。

出割合は低くなっていくが，完全に陰転化しないこともあり，治療効果の評価として用いる場合には注意が必要である[62, 63]。β-D-グルカンの検出については学会報告レベルであり，まだ診断精度を比較した報告はない。

　治療は中枢神経にも移行するようにフルコナゾールやボリコナゾールを用いることが成書に記載されているが，実臨床上はイトラコナゾールでも治療効果が得られている。アムホテリシンBを用いることもあるが，治療効果についてはイトラコナゾールと大きな差はない[63]。このため，アムホテリシンBの迅速な殺真菌効果を期待したい初期治療や，症状が重篤な場合に，アムホテリシンBとアゾール系抗真菌薬を併用することが検討される。また，診断時には多くの場合で髄膜炎や脳圧亢進を認めており，これらを軽減するために人と同様にグルココルチコイドの投与を行うことも検討できる[64]。実際に診断時のグルココルチコイドの投与については長期予後に差がなかったとする報告があり，特に中枢神経症状を呈し，致死的経過をたどりやすい犬では，有益な場合がある[60]。薬剤感受性試験を実施したいところだが，Chapter1-7「細菌培養検査・薬剤感受性試験」でも述べたように真菌の薬剤感受性試験は難しく，信頼のおける検査機関で実施する必要がある。

　なお，2024年現在日本の犬において，*Cryptococcus gattii*によるクリプトコッカス症は報告されていないが，検出された場合は人への強い感染性があるため，注意が必要である[65]。

喉頭炎

　ほとんどは続発性であり，上気道炎を引き起こす感染体や薬物，異物，外傷などが原因となる。割合は犬よりも猫で多く，呼吸困難や喘鳴，発声障害などが代表的な症状である。ただの炎症のみであっても腫瘤を形成し（図11），吸気性の異常呼吸音（ストライダー音）を認めることがある[66-68]。

　診断は喉頭鏡による視診を行い，喉頭の浮腫や肥厚，非対称性，不規則な動き，発赤，狭窄，腫瘤を認めた際には，必要に応じて細胞診や病理検査を行う。喉頭の超音波検査は近年高周波のプローブが使えるようになったことで観察が容易になっており，現在知見の蓄積中である。

　治療は背景疾患の治療とともに，喉頭の過度の腫脹があればグルココルチコイドの投与を検討する。全身投与以外にグルココルチコイドの吸入を検討してもよい。明確な腫瘤により呼吸が障害さ

れている場合は，外科的な腫瘍の切除や減容積を検討する必要があるが，それにより呼吸機能が損なわれることがあり，実施する際には常に気管切開の準備をしてから臨む必要がある。

■ 参考文献

1．アニコム ホールディングス株式会社．アニコム 家庭どうぶつ白書 2022．https://www.anicom-page.com/hakusho/book/pdf/book_202212.pdf

2．Meler E, Dunn M, Lecuyer M. A retrospective study of canine persistent nasal disease: 80 cases (1998-2003). Can Vet J. 2008; 49(1): 71-6.

3．Henderson SM, Bradley K, Day MJ, et al. Investigation of nasal disease in the cat--a retrospective study of 77 cases. J Feline Med Surg. 2004; 6 (4): 245-57.

4．Li F, Jiang H, Shen X, et al. Sneezing reflex is mediated by a peptidergic pathway from nose to brainstem. Cell. 2021; 184(14): 3762-3773.e10.

5．Nonaka S, Unno T, Ohta Y, et al. Sneeze-evoking region within the brainstem. Brain Res. 1990; 511(2): 265-70.

6．Wallois F, Macron JM, Duron B. Activities of vagal receptors in the different phases of sneeze in cats. Respir Physiol. 1995; 101(3): 239-55.

7．López JT, Cubillos BG, Prieto AM. Survey research on reverse sneezing in 779 dogs in Southeast of Spain: Prevalence and possible related factors. Res Vet Sci. 2023; 160: 62-68.

8．Lappin MR, Blondeau J, Boothe D, et al. Antimicrobial use Guidelines for Treatment of Respiratory Tract Disease in Dogs and Cats: Antimicrobial Guidelines Working Group of the International Society for Companion Animal Infectious Diseases. J Vet Intern Med. 2017; 31(2): 279-294.

9．Plickert HD, Tichy A, Hirt RA. Characteristics of canine nasal discharge related to intranasal diseases: a retrospective study of 105 cases. J Small Anim Pract. 2014; 55(3): 145-52.

10．Quimby J, Lappin M. Feline focus: Update on feline upper respiratory diseases: introduction and diagnostics. Compend Contin Educ Vet. 2009; 31(12): E1-7.

11．Cornwell HJ, Thompson H, McCandlish IA, et al. Encephalitis in dogs associated with a batch of canine distemper (Rockborn) vaccine. Vet Rec. 1988; 122(3): 54-9.

12．McCandlish IA, Cornwell HJ, Thompson H, et al. Distemper encephalitis in pups after vaccination of the dam. Vet Rec. 1992; 130(2): 27-30.

13．Amude AM, Alfieri AA, Alfieri AF. Antemortem diagnosis of CDV infection by RT-PCR in distemper dogs with neurological deficits without the typical clinical presentation. Vet Res Commun. 2006; 30(6): 679-87.

14．Day MJ, Carey S, Clercx C, et al. Aetiology of Canine Infectious Respiratory Disease Complex and Prevalence of its Pathogens in Europe. J Comp Pathol. 2020; 176: 86-108.

15．Reagan KL, Sykes JE. Canine Infectious Respiratory Disease. Vet Clin North Am Small Anim Pract. 2020; 50(2): 405-418.

16．Organ Veterinary Medical Association. CANINE INFECTIOUS RESPIRATORY DISEASE. https://www.oregonvma.org/news/reports-of-severe-canine-infectious-respiratory-disease-in-oregon

17．Lister A. Atlantic Coast Veterinary Conference 2015.

18．Hurley KF. Feline Medicine Symposium 2011.

19．Sykes JE. Pediatric feline upper respiratory disease. Vet Clin North Am Small Anim Pract. 2014; 44(2): 331-42.

20．Berger A, Willi B, Meli ML, et al. Feline calicivirus and other respiratory pathogens in cats with Feline calicivirus-related symptoms and in clinically healthy cats in Switzerland. BMC Vet Res. 2015; 11: 282.

21．Gould D. Feline herpesvirus-1: ocular manifestations, diagnosis and treatment options. J Feline Med Surg. 2011; 13(5): 333-46.

22．Ohmura Y, Ono E, Matsuura T, et al. Detection of feline herpesvirus 1 transcripts in trigeminal ganglia of latently infected cats. Arch Virol. 1993; 129(1-4): 341-7.

23．Townsend WM, Jacobi S, Tai SH, et al. Ocular and neural distribution of feline herpesvirus-1 during active and latent experimental infection in cats. BMC Vet Res. 2013; 9 : 185.

24．Hussein IT, Miguel RN, Tiley LS, et al. Substrate specificity and molecular modelling of the feline herpesvirus-1 thymidine kinase. Arch Virol. 2008; 153(3): 495-505.

25．Owens JG, Nasisse MP, Tadepalli SM, et al. Pharmacokinetics of acyclovir in the cat. J Vet Pharmacol Ther. 1996; 19(6): 488-90.

26．Thomasy SM, Shull O, Outerbridge CA, et al. Oral administration of famciclovir for treatment of spontaneous ocular, respiratory, or dermatologic disease attributed to feline herpesvirus type 1: 59 cases (2006-2013). J Am Vet Med Assoc. 2016; 249(5): 526-38.

27．Ballin AC, Schulz B, Helps C, et al. Limited efficacy of topical recombinant feline interferon-omega for treatment of cats with acute upper respiratory viral disease. Vet J. 2014; 202(3): 466-70.

28．Bol S, Bunnik EM. Lysine supplementation is not effective for the prevention or treatment of feline herpesvirus 1 infection in cats: a systematic review. BMC Vet Res. 2015; 11: 284.

29．Thomasy SM, Maggs DJ. A review of antiviral drugs and other compounds with activity against feline herpesvirus type 1. Vet Ophthalmol. 2016; 19 Suppl 1 (Suppl 1): 119-30.

30. Contreras ET, Hodgkins E, Tynes V, et al. Effect of a Pheromone on Stress-Associated Reactivation of Feline Herpesvirus-1 in Experimentally Inoculated Kittens. J Vet Intern Med. 2018; 32(1): 406-417.

31. Gaskell RM, Povey RC. Experimental induction of feline viral rhinotracheitis virus re-excretion in FVR-recovered cats. Vet Rec. 1977; 100(7): 128-33.

32. Stiles J. Feline herpesvirus. Vet Clin North Am Small Anim Pract. 2000; 30(5): 1001-14.

33. Zicola A, Saegerman C, Quatpers D, et al. Feline herpesvirus 1 and feline calicivirus infections in a heterogeneous cat population of a rescue shelter. J Feline Med Surg. 2009; 11(12): 1023-7.

34. Caringella F, Elia G, Decaro N, et al. Feline calicivirus infection in cats with virulent systemic disease, Italy. Res Vet Sci. 2019; 124: 46-51.

35. Pedersen NC, Elliott JB, Glasgow A, et al. An isolated epizootic of hemorrhagic-like fever in cats caused by a novel and highly virulent strain of feline calicivirus. Vet Microbiol. 2000; 73(4): 281-300.

36. Pereira JJ, Baumworcel N, Fioretti JM, et al. Molecular characterization of feline calicivirus variants from multicat household and public animal shelter in Rio de Janeiro, Brazil. Braz J Microbiol. 2018; 49(4): 777-784.

37. Hofmann-Lehmann R, Hosie MJ, Hartmann K, et al. Calicivirus Infection in Cats. Viruses. 2022; 14(5): 937.

38. Hennet PR, Camy GA, McGahie DM, et al. Comparative efficacy of a recombinant feline interferon omega in refractory cases of calicivirus-positive cats with caudal stomatitis: a randomised, multi-centre, controlled, double-blind study in 39 cats. J Feline Med Surg. 2011; 13(8): 577-87.

39. Liu Y, Liu X, Kang H, et al. Identification of Feline Interferon Regulatory Factor 1 as an Efficient Antiviral Factor against the Replication of Feline Calicivirus and Other Feline Viruses. Biomed Res Int. 2018; 2018: 2739830.

40. Mills D. Diagnosis of Chlamydophila felis by Conjunctival Cytology in Shelter Cats. British Small Animal Veterinary Congress 2016.

41. Henderson SM, Bradley K, Day MJ, et al. Investigation of nasal disease in the cat—a retrospective study of 77 cases. J Feline Med Surg. 2004; 6(4): 245-57.

42. Johnson LR, Kass PH. Effect of sample collection methodology on nasal culture results in cats. J Feline Med Surg. 2009; 11(8): 645-9.

43. Canonne AM, Billen F, Tual C, et al. Quantitative PCR and Cytology of Bronchoalveolar Lavage Fluid in Dogs with Bordetella bronchiseptica Infection. J Vet Intern Med. 2016; 30(4): 1204-9.

44. Michael HT, Waterhouse T, Estrada M, et al. Frequency of respiratory pathogens and SARS-CoV-2 in canine and feline samples submitted for respiratory testing in early 2020. J Small Anim Pract. 2021; 62(5): 336-342.

45. Edinboro CH, Ward MP, Glickman LT. A placebo-controlled trial of two intranasal vaccines to prevent tracheobronchitis (kennel cough) in dogs entering a humane shelter. Prev Vet Med. 2004; 62(2): 89-99.

46. Rylander H, Djani DM, Cameron S. Case Report: Bordetella bronchiseptica Meningoencephalomyelitis in a Dog. Front Vet Sci. 2022; 9 : 852982.

47. Barrs VR, Beatty JA, Dhand NK, et al. Computed tomographic features of feline sino-nasal and sino-orbital aspergillosis. Vet J. 2014; 201(2): 215-22.

48. Sharman MJ, Mansfield CS. Sinonasal aspergillosis in dogs: a review. J Small Anim Pract. 2012; 53(8): 434-44.

49. De Lorenzi D, Bonfanti U, Masserdotti C, et al. Diagnosis of canine nasal aspergillosis by cytological examination: a comparison of four different collection techniques. J Small Anim Pract. 2006; 47(6): 316-9.

50. Talbot JJ, Kidd SE, Martin P, et al. Azole resistance in canine and feline isolates of Aspergillus fumigatus. Comp Immunol Microbiol Infect Dis. 2015; 42: 37-41.

51. Petti MC, Prignano G, Mengarelli A, et al. Cross-recognition of aspergillus galactomannan caused by Listeria monocytogenes infection. Diagn Microbiol Infect Dis. 2013; 76(2): 250-1.

52. Watt PR, Robins GM, Galloway AM, et al. Disseminated opportunistic fungal disease in dogs: 10 cases (1982-1990). J Am Vet Med Assoc. 1995; 207(1): 67-70.

53. Benitah N. Canine nasal aspergillosis. Clin Tech Small Anim Pract. 2006; 21(2): 82-8.

54. Stewart J, Bianco D. Treatment of refractory sino-nasal aspergillosis with posaconazole and terbinafine in 10 dogs. J Small Anim Pract. 2017; 58(9): 504-509.

55. Barrs VR, van Doorn TM, Houbraken J, et al. Aspergillus felis sp. nov., an emerging agent of invasive aspergillosis in humans, cats, and dogs. PLoS One. 2013; 8(6): e64871.

56. Furrow E, Groman RP. Intranasal infusion of clotrimazole for the treatment of nasal aspergillosis in two cats. J Am Vet Med Assoc. 2009; 235(10): 1188-93.

57. Preston TJ, Hosgood GL, Paul A. Surgical management of refractory nasal aspergillosis using iodine cadexomer dressings in three dogs. Aust Vet J. 2016; 94(11): 405-410.

58. O'Brien CR, Krockenberger MB, Wigney DI, et al. Retrospective study of feline and canine cryptococcosis in Australia from 1981 to 2001: 195 cases. Med Mycol. 2004; 42(5): 449-60.

59. Pennisi MG, Hartmann K, Lloret A, et al. Cryptococcosis in cats: ABCD guidelines on prevention and management. J Feline Med Surg. 2013; 15(7): 611-8.

60. Sykes JE, Sturges BK, Cannon MS, et al. Clinical signs, imaging features, neuropathology, and outcome in cats and dogs with central nervous system cryptococcosis from California. J Vet Intern Med. 2010; 24(6): 1427-38.

61. Trivedi SR, Sykes JE, Cannon MS, et al. Clinical features and epidemiology of cryptococcosis in cats and dogs in California: 93 cases (1988-2010). J Am Vet Med Assoc. 2011; 239(3): 357-69.

62. Belluco S, Thibaud JL, Guillot J, et al. Spinal cryptococcoma in an immunocompetent cat. J Comp Pathol. 2008; 139(4): 246–51.
63. O'Brien CR, Krockenberger MB, Martin P, et al. Long-term outcome of therapy for 59 cats and 11 dogs with cryptococcosis. Aust Vet J. 2006; 84(11): 384–92.
64. Maciel RA, Ferreira LS, Wirth F, et al. Corticosteroids for the management of severe intracranial hypertension in meningoencephalitis caused by Cryptococcus gattii: A case report and review. J Mycol Med. 2017; 27(1): 109–112.
65. Duncan C, Stephen C, Campbell J. Clinical characteristics and predictors of mortality for Cryptococcus gattii infection in dogs and cats of southwestern British Columbia. Can Vet J. 2006; 47(10): 993–8.
66. Oakes MG, McCarthy RJ. What is your diagnosis? Soft-tissue mass within the lumen of the larynx, caudal to the epiglottis. J Am Vet Med Assoc. 1994; 204(12): 1891–2.
67. Padrid P. Use of inhaled medications to treat respiratory diseases in dogs and cats. J Am Anim Hosp Assoc. 2006; 42(2): 165–9.
68. Taylor SS, Harvey AM, Barr FJ, et al. Laryngeal disease in cats: a retrospective study of 35 cases. J Feline Med Surg. 2009; 11(12): 954–62.

5 下気道感染症

Point

- □ 呼吸器感染症における臨床症状を正しく理解し，どの部位の異常か，そして異常の種類を鑑別する。
- □ 原発性の細菌性気管支炎は多くなく，様々な原因が複合して生じる。
- □ 肺炎は原因により起炎菌が変わるため，原因を区分することが重要である。
- □ 肺炎の治療効果判定は，変化の早い指標を用いるべきである。
- □ 膿胸では診断と治療を兼ねてドレナージを行い，そのグラム染色の結果をもとに抗菌薬を選択するとよい。

　Chapter2-4「上気道感染症」に続いて，下気道である気管・気管支・肺・胸腔の感染症について解説する（Chapter2-4 図 1 を参照）。上気道感染症と同様に，下気道においても原発性の細菌性感染症は多くなく，基本的には背景疾患に伴う二次感染が主である。このため，抗菌薬は感染が疑われ，かつ急性増悪を抑えるために使用するという観点を忘れてはいけない。

下気道疾患における臨床症状

　下気道疾患における代表的な臨床症状には，咳嗽・異常呼吸音・開口呼吸・呼吸不全などがあるが，定義について曖昧な獣医師・愛玩動物看護師が多い。これらの臨床症状について正しく理解することで，原因部位のみならず，異常の種類を鑑別できることがある。ここでは，咳嗽と呼吸の評価方法を解説する。

咳嗽（せき）

　咳嗽とは，気道内の異物の排除反射であり，声門を閉鎖して胸腹部の呼気筋の収縮が起こり，胸腔内圧を上昇させることで声門が開いて，異物を外へ排出する。分類として，下記の 2 つを考える。

　1．期間：急性と慢性
　2．反射様式：咳反射と呼気反射

1．期間

　咳嗽の期間は急性：3 週間以内，亜急性：3～8 週間，慢性：8 週間以上と分類されている。急性症状であったとしても，原因が解除されなければ慢性咳嗽となってしまうが，おおむね疾患ごとに 表 1 のような傾向をとると考えられている[1]。急性では多くの場合で自然回復するため，原因の追究は難しい。また，原因となるものを治療しても 2 カ月程度咳嗽が残ってしまうこともある。このため期間ではなく，重症度で治療介入するかどうかを決めることとなる。

表1　咳嗽の鑑別診断と期間

鑑別診断	期間
誤嚥性肺炎	急性
心原性肺水腫（犬）	急性
非心原性肺水腫／急性呼吸窮迫症候群	急性
肺出血	急性
肺血栓塞栓症（PTE）	急性
気管・気管支異物	急性
気管気管支炎	急性
肺炎（細菌性・真菌性・原虫性）	両方
好酸球性気管支肺炎	両方
犬糸状虫症（フィラリア症）	両方
間質性肺疾患（肺線維症など）	両方
器質化肺炎を伴う閉塞性細気管支炎	両方
縦隔腫瘍	両方
気管気管支リンパ節腫脹	両方
気管虚脱（犬）	慢性
喘息／アレルギー性気道疾患（猫）	慢性
気管支拡張症	慢性
慢性無菌性気管支炎	慢性
胃食道逆流症	慢性
左心房拡大	慢性
肺寄生虫	慢性
肺腫瘍（転移性または原発性）	慢性
気管腫瘤・気管狭窄	慢性

文献1より引用・改変

2．反射様式[2, 3]

　咳反射は下気道における異物排出の反射であり，腹部が膨らむほど大きく息を吸った後に喉を閉鎖して高い圧力を生み出し，異物を排除する。痰などの排出を想像すると分かりやすい。これに対して，呼気反射は気道へ侵入する物質の妨害であり，火事の煙を吸ったときや，飲水時に水を誤嚥したときにむせる，といった場面が相当する。このため，咳反射よりは穏やかな反応となる。これら2つの反射を厳密に分けることは難しいが，咳反射であれば気管〜肺・心臓の疾患，呼気反射であれば喉頭〜咽頭・食道の疾患である可能性がある。

　なお咳反射では，気道から入ってきた異物の刺激は受容体を介して脳幹の咳中枢に投射されるが，この一部にサブスタンスPを介する経路がある。そのため，サブスタンスPとニューロキニ

ン 1（NK1）受容体との結合を阻害するマロピタントを理論上の鎮咳薬として用いる獣医師がいるが，臨床的に完全な鎮咳を得ることは難しく，またマロピタントのみでは気管の炎症を抑えることはできないため，<mark>慢性気管支炎の治療薬とはならない</mark>[4, 5]。

呼吸の評価

　正常な呼吸は，吸気：呼気＝１：１〜２となる。また，安静時の呼吸数は 30 回/分未満であるが，院内で測るとこれ以上になっていることが多いため，頻呼吸の証明には基本的に自宅で測定してもらう必要がある[6]。回数以外にも異常呼吸に注意し，大きく分けると以下の６つがある[7]。

> 1．吸気努力
> 2．呼気努力
> 3．呼気異常音
> 4．浅速呼吸
> 5．混合努力呼吸
> 6．パラドキシカル呼吸

1．吸気努力

　上気道の異常によって吸気抵抗が増大し，吸気時間が延長する呼吸様式を指す。通常は吸気時間が倍近く延長することが多い。この際に閉塞があると，上気道閉塞音（スターター音・ストライダー音）が生じる。

　スターター音は，イメージとしていびきが近い。鼻腔周辺の病変によって発生する，断続的な低音である。吸気時に音が顕著となり，安静時によく聞こえるが，開口呼吸によって音が減弱または消失する。

　ストライダー音は笛を吹いているようなイメージが近い。喉頭−咽頭周辺の病変によって発生する，連続的な高音である。吸気時に音が顕著となり，興奮によって音が増強され，開口呼吸でも音が変わらない。

2．呼気努力

　下気道（胸腔内）の異常によって呼気抵抗が増大し，呼気時間が延長する呼吸様式を指す。

3．呼気異常音

　気管・気道レベルの異常で発生することが多く，気管虚脱でみられる goose honk（ガチョウのような鳴き声）や，液体に囲まれている閉じていた気道が開く際に聞こえるパチパチ音や大きな軟性気道（終末細気管支）が強制呼気中に潰れて発生するクリック音（expiratory snap）がある。

4．浅速呼吸

　呼吸数の増加を示すが，パンティングのようにあえぐほど呼吸数は多くなく（通常 40〜90 回/分），舌を突き出すことも通常はない。

5．混合努力呼吸

　上記の複数の異常呼吸が混ざった状態を指す。

6．パラドキシカル呼吸

　逆説的呼吸とも呼ばれ，吸気時に腹部が凹む呼吸を指す。主に呼吸筋の疲労などによる肋間筋活動の低下によって起こり，吸気努力が増加して腹部臓器を胸部側に牽引できるほど強くなり，肋骨

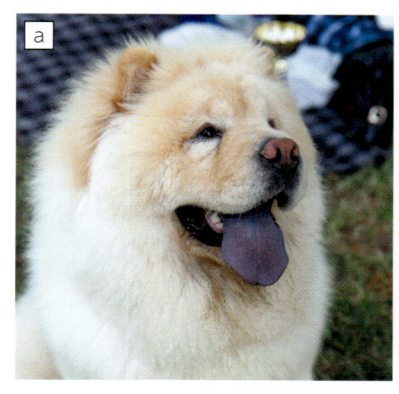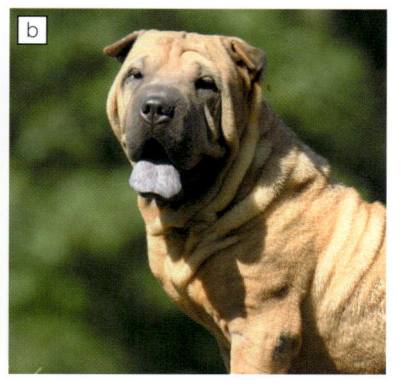

図1　チャウ・チャウとシャー・ペイの青い舌
a：チャウ・チャウ　b：シャー・ペイ
遺伝学的に青くなっていると考えられており，出生直後は赤いが，生後半年
までに舌全体へメラニン色素が分散し青くなってくる。

が膨らむと同時に腹部が陥凹する[8]。胸腔内圧が高い方が誘発しやすいため，胸水貯留や気胸，膿胸など，呼吸を阻害する物質が蓄積する病態や，肺水腫，間質性肺炎などで起こりうる。

注意すべき臨床症状

呼吸不全によって血中の酸素濃度が低下すると，チアノーゼを呈する。しかし一部の犬種では，舌のメラニンが全体に分散するため生後半年をかけて舌が青くなっていく。チャウ・チャウやシャー・ペイが代表例であり（図1），これらの犬種で特に若齢にもかかわらずチアノーゼと飼い主に言われた場合は，重症でないことを確認した後に，この知識があるか確認したほうがよいだろう。

気管支炎[9]

概要・病態

急性気管支炎は様々な理由によって起こり，**多くは犬・猫の上気道疾患の原因とオーバーラップする**。しかし原因追究のためにPCRなどを行っても，結果が報告される前に治ってしまうことが多い。咳嗽の症状は2カ月と遷延することもあるが，急性期を過ぎた症状に対して抗菌薬が著効することは珍しい。

診断

慢性気管支炎では原発性細菌感染が原因であることはほとんどなく，様々な原因が複合して起きている。このため多くの場合で原因の特定はできないが，PCRを実施すると病原体の単なる定着などによって偽陽性が多発するため[10]，誤診することが多い。確定診断には気管支内視鏡を用いて得た気管支肺胞洗浄（bronchoalveolar lavage：BAL）液の培養検査が必要となるが，実際の現場では気管支内視鏡で採材した材料において好中球の出現を確認して，臨床診断していることが多い。

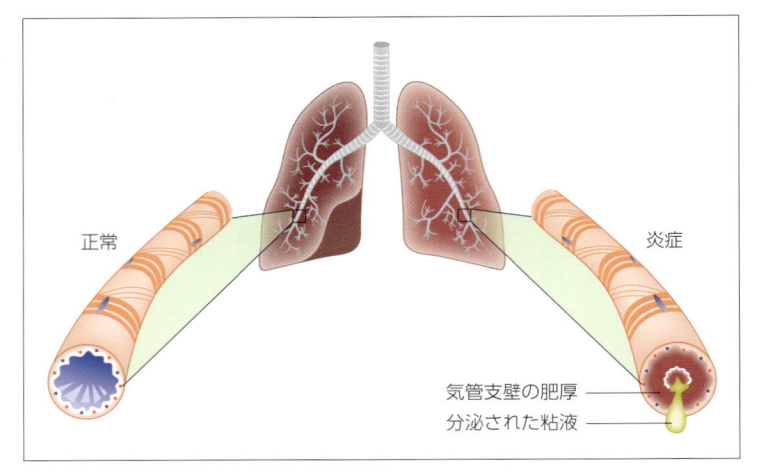

図2　炎症を起こしている気管支のイメージ図

治療

　重度の感染が疑われる場合はドキシサイクリンを7〜10日投与することがあるが，多くの場合は対症療法が主となる。気管支炎の一番の問題は炎症によって起きる気管支壁の肥厚や粘液分泌に伴って生じる閉塞，そしてこれらによって起こる酸素の供給阻害である（図2）。このため，一時的な症状緩和を目的に気管支拡張薬，炎症の緩和を目的にグルココルチコイド，粘液の排出反応に伴う咳嗽に対して鎮咳薬の投与を行う。つまり，気管支拡張薬だけでは根治的な解決に至らないことを頭に入れておく必要がある。

肺炎[9]

概要・病態

　肺炎とは，肺という臓器に炎症が起きる疾患であるが，極小のレベルで考えると炎症によって肺の間質が肥厚し，肺胞に液体が溜まる疾患である（図3）。この状態では酸素の拡散距離（肺胞から赤血球へ酸素を受け渡す距離）が長くなり，酸素の毛細血管への移動が少なくなる。つまり，溺れている状態だと考えることができる。

　通常，呼吸器は咳嗽やくしゃみを駆使して 10^7 個/mL 程度の物体を排除できるが，これを超える原因物質が侵入すると，排除できずに炎症を惹起する。この原因には，外因性としては感染体や粉じん，内因性としては胃酸や唾液，免疫担当細胞などが挙げられる。このため，誤嚥を疑うような背景疾患がある場合は誤嚥性肺炎を考え，家などで突如発症した場合は市中肺炎，人工呼吸管理中に発生した場合は人工呼吸器関連肺炎と，原因を分ける必要がある。

　細菌性市中肺炎の場合，その原因は *Bordetella bronchiseptica* であることが多いが，ブドウ球菌，大腸菌に起因することもある。起炎菌は1菌種であることが多いため，抗菌薬のスペクトルを考えることはそこまで難しくない[11]。

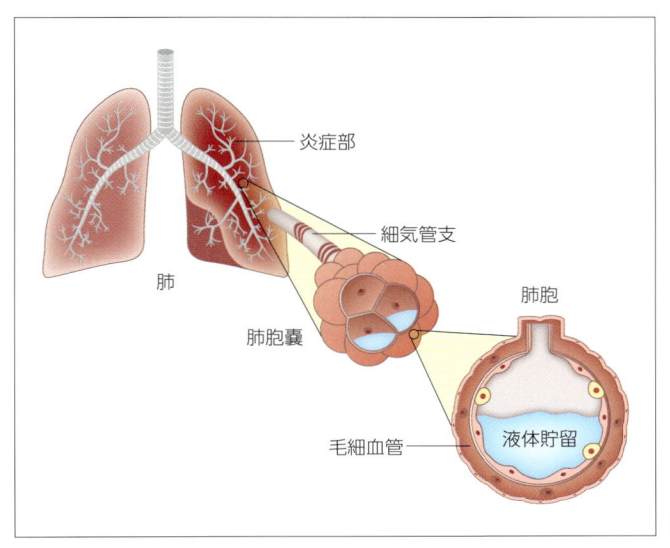

図3　肺炎のイメージ図

　しかし，誤嚥性肺炎の場合は口腔内の菌が侵入してくるため polymicrobial pattern となることが多く，菌種も腸内細菌群（主に大腸菌，*Klebsiella* 属菌），緑膿菌，ブドウ球菌，レンサ球菌，腸球菌と多岐にわたるため，複数の抗菌薬の使用を検討する。確定診断には BAL が必要となるが，肺には正常菌叢が存在しており[12]，BAL 液中の貪食像や菌量でカットオフを定める試みがなされているが，未だに統一見解は存在しない[13]。

診断

　肺炎は通常，臨床症状と胸部 X 線検査によって診断される。呼吸状態が悪く BAL が行えない際に，犬・猫では人と異なって喀痰検査ができないため，起炎菌情報を得るために血液培養を検討することもある。パイロット研究レベルではあるが，犬において BAL 液と血液培養検査の結果が一致していた割合は 2/9 頭（22％）であり，polymicrobial pattern も反映されることがある[14]。しかし人で実施された際も陽性率は 6 ％程度であり[15]，リーズナブルな検査かどうかはなかなか評価が難しい。

治療

　現在のところ β-ラクタム系抗菌薬＋フルオロキノロン系抗菌薬を主軸に，スペクトルが外れている際にアミノグリコシド系抗菌薬を加える治療が一例として示されているが，他の治療と比較した論文は存在しておらず，1 菌種でも複数菌種でも生存率に差はないため[16]，この治療法がよいかは不明である。抗菌スペクトルを考えるのであれば，グラム陰性桿菌のカバーを主軸とし，加えてグラム陽性球菌，重症時にはさらに緑膿菌をカバーするかたちが合理的である。このため筆者は，セフメタゾールを主軸にミノサイクリンを追加するか，緑膿菌までカバーする場合はイミペネム・シラスタチン＋ミノサイクリンなどを使用する。重症でなければセフメタゾールのみを投与し，3 〜 6 時間後に呼吸状態の変化をみて，ミノサイクリンの追加を検討することも多い。

　また，誤嚥性肺炎については他の肺炎と区別する必要がある。胃酸や胆汁酸を誤嚥した場合，通

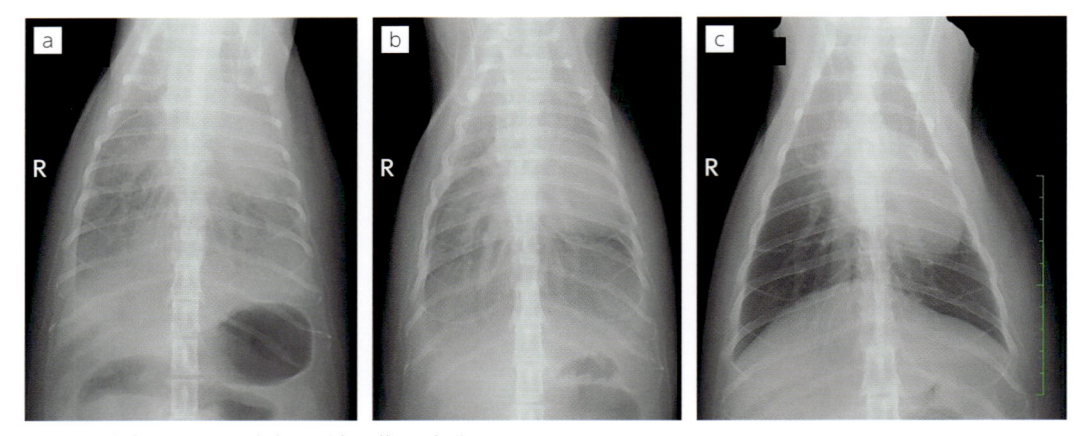

図4　肺炎における胸部 X 線画像の変化

a：第1病日　b：第3病日　c：第14病日
症例は第3病日にはバイタルサインが安定し，食事を開始していたが，X 線画像上では大きな変化は
みられていなかった。

常これらは無菌のため化学性肺臓炎（pneumonitis）※に区分する必要がある。これらは基本的に支持療法を主体として，軽度〜中等度であれば抗菌薬の投与を控えることが好ましい[17]。実験的に犬の肺野に塩酸を注入して発生させた炎症は肺炎を引き起こし，動脈血酸素分圧（PaO_2）を低下させることが分かっているが，この状態にグルココルチコイドを投与しても，96 時間後までは良化割合に差がなかったとされている[18, 19]。しかし，炎症部位に二次感染を引き起こす可能性はあるため，化学性肺臓炎が疑われる場合は 72 時間程度観察し，抗菌薬投与の是非を検討する。なお，プロトンポンプ阻害薬を投与されていた場合は，胃内の菌叢変化が起こることが知られており[20]，感染リスクを増大させる可能性がある。

　喉頭麻痺などで慢性的に誤嚥性肺炎を生じる症例がいるが，このような場合には口腔ケアが感染コントロールの一助になる可能性がある。人では機械的口腔ケアが高齢者における肺炎発症のオッズ比を低下させ[21]，犬でも歯ブラシを用いた歯みがきによって口腔内細菌量が減少することが分かっている[22]。

　肺炎の治療では，抗菌薬の投与以外にできることは多くなく，通常換気において低酸素であれば酸素吸入を行い，クパージュ（胸郭を連続的に叩く理学療法）によって痰の除去を促進させることくらいである。輸液はショックを引き起こしていなければ大量に投与する必要性はなく，利尿薬はかえって禁忌となる。また，ネブライザーは気道分泌物を加湿して気道クリアランスを上げるために用いられるのであり，抗菌薬を添加した際の効果は不明である。アミノグリコシド系抗菌薬を吸入薬として用いる獣医師が多いが，pH 変化を考えると無用となっている可能性の方が高い。同じくグルココルチコイドの併用についても効果は不明である[23]。

　肺炎における治療効果判定は呼吸努力や呼吸回数，呼吸音，酸素化状態などの，変化が現れるのが早い指標で判断するべきである。特に X 線画像上の変化は遅いため（図4），治療効果判定を間

※化学性肺臓炎：気道に侵入した気体や粉じん，液体の化学作用によって起こる肺傷害で，感染が原因の肺炎（pneumonia）と区別される。

違えないようにする必要がある。筆者は安静時呼吸数が最も簡便なため用いている。

膿胸[9]

概要・病態

胸腔内に膿が蓄積する疾患であるが，原因については地域性や生活環境に大きく影響を受ける。犬では原因の特定率が2〜22％と低いが，芒（のぎ）などの異物混入が一番多いとされている。猫では報告によって原因の特定率に差があり6〜67％とされているが，これは飼育背景が変わってきていることが大きな要因である可能性がある。かつては咬傷が多く，その後は肺炎や肺膿瘍からの波及が原因とされていたが，現在は原因不明が大半（94％）といわれている[24, 25]。

診断・治療

画像診断が普及したため膿瘍の診断は難しくないが，治療方針が犬・猫で若干異なる。基本的には胸腔ドレナージ＋／－胸腔洗浄を行って感染物を減らすことが第一であり，これはどの膿瘍でも同じである。しかし犬は異物除去のために手術が必要となることが多く，猫は内科療法のみでよく反応することが多い。ガイドライン上はエンロフロキサシンとペニシリン系抗菌薬，またはエンロフロキサシンとクリンダマイシンの投与を勧めているが，起炎菌として緑膿菌が多くないこと，ブドウ球菌のカバーが不十分なことから，日本においてこの抗菌薬の組み合わせを使用することに筆者は懐疑的である。特に膿胸は胸腔ドレナージで起炎菌推定が容易なため，グラム染色の結果をもとに考えた方がよりよい治療を提供できると考えられる。

■ 参考文献

1．Cohn L, Cote E. Cough. In: Cote's Clinical Veterinary Advisor: Dogs and Cats. 4 ed. Elsevier, 2019.

2．Martin M, Pereira YM. Approach to the coughing dog. In Practice. 2013; 35(9): 503-517.

3．Hsieh BM, Beets AK. Coughing in Small Animal Patients. Front Vet Sci. 2020; 6 : 513.

4．Grobman M, Reinero C. Investigation of Neurokinin-1 Receptor Antagonism as a Novel Treatment for Chronic Bronchitis in Dogs. J Vet Intern Med. 2016; 30(3): 847-52.

5．Kinobe RT, Miyake Y. Evaluating the anti-inflammatory and analgesic properties of maropitant: A systematic review and meta-analysis. Vet J. 2020; 259-260: 105471.

6．Rishniw M. Panting. In: The 5 Minute Veterinary Consult: Canine and Feline. 1 ed. Tilley LP, Smith FWK, ed. Williams & Wilkins, 1997, p. 116-117.

7．Benavides K, Rozanski E, Anastasio JD, et al. The effect of inhaled heliox on peak flow rates in normal and brachycephalic dogs. J Vet Intern Med. 2019; 33(1): 208-211.

8．Le Boedec K, Arnaud C, Chetboul V, et al. Relationship between paradoxical breathing and pleural diseases in dyspneic dogs and cats: 389 cases (2001-2009). J Am Vet Med Assoc. 2012; 240(9): 1095-9.

9．Lappin MR, Blondeau J, Boothe D, et al. Antimicrobial use Guidelines for Treatment of Respiratory Tract Disease in Dogs and Cats: Antimicrobial Guidelines Working Group of the International Society for Companion Animal Infectious Diseases. J Vet Intern Med. 2017; 31(2): 279-294.

10．Burnet A, Baldasso M, Cervone M, et al. Detection of Pathogens Implicated in Canine Infectious Respiratory Disease Complex in Dogs Without Respiratory Signs Hospitalized in a Veterinary Teaching Hospital. ECVIM-CA Online Congress, 2020.

11．Proulx A, Hume DZ, Drobatz KJ, et al. In vitro bacterial isolate susceptibility to empirically selected antimicrobials in 111 dogs with bacterial pneumonia. J Vet Emerg Crit Care (San Antonio). 2014; 24(2): 194-200.

12．Vientós-Plotts AI, Ericsson AC, Rindt H, et al. Respiratory Dysbiosis in Canine Bacterial Pneumonia: Standard Culture vs. Microbiome Sequencing. Front Vet Sci. 2019; 6 : 354.

13．Reinero C, Vientós-Plotts AI. Advances in Diagnostics and Therapeutics in Aspiration Pneumonia. ACVIM Virtual Forum, 2021.

14. Vientós-Plotts AI, Ericsson AC, Rindt H, et al. Blood cultures and blood microbiota analysis as surrogates for bronchoalveolar lavage fluid analysis in dogs with bacterial pneumonia. BMC Vet Res. 2021; 17(1): 129.

15. Campbell SG, Marrie TJ, Anstey R, et al. The contribution of blood cultures to the clinical management of adult patients admitted to the hospital with community-acquired pneumonia: a prospective observational study. Chest. 2003; 123(4): 1142-50.

16. Tart KM, Babski DM, Lee JA. Potential risks, prognostic indicators, and diagnostic and treatment modalities affecting survival in dogs with presumptive aspiration pneumonia: 125 cases (2005-2008). J Vet Emerg Crit Care (San Antonio). 2010; 20(3): 319-29.

17. Mandell LA, Niederman MS. Aspiration Pneumonia. N Engl J Med. 2019; 380(7): 651-663.

18. Gates S, Huang T, Cheney FW. Effects of methylprednisolone on resolution of acid-aspiration pneumonitis. Arch Surg. 1983; 118(11): 1262-5.

19. Grimbert FA, Parker JC, Taylor AE. Increased pulmonary vascular permeability following acid aspiration. J Appl Physiol Respir Environ Exerc Physiol. 1981; 51(2): 335-45.

20. Garcia-Mazcorro JF, Suchodolski JS, Jones KR, et al. Effect of the proton pump inhibitor omeprazole on the gastrointestinal bacterial microbiota of healthy dogs. FEMS Microbiol Ecol. 2012; 80(3): 624-36.

21. Kaneoka A, Pisegna JM, Miloro KV, et al. Prevention of Healthcare-Associated Pneumonia with Oral Care in Individuals Without Mechanical Ventilation: A Systematic Review and Meta-Analysis of Randomized Controlled Trials. Infect Control Hosp Epidemiol. 2015; 36(8): 899-906.

22. Watanabe K, Kijima S, Nonaka C, et al. Inhibitory effect for proliferation of oral bacteria in dogs by tooth brushing and application of toothpaste. J Vet Med Sci. 2016; 78(7): 1205-8.

23. Sherman R, Karagiannis M. Aspiration Pneumonia in the Dog: A Review. Top Companion Anim Med. 2017; 32(1): 1-7.

24. Epstein SE, Balsa IM. Canine and Feline Exudative Pleural Diseases. Vet Clin North Am Small Anim Pract. 2020; 50(2): 467-487.

25. Krämer F, Rainer J, Bali MS. Short- and long-term outcome in cats diagnosed with pyothorax: 47 cases (2009-2018). J Small Anim Pract. 2021; 62(8): 669-676.

6 口腔内感染症

- □ 口腔内の疾患は歯と関連することが多いため，歯の位置情報を確認する。
- □ 歯周病において治療薬として抗菌薬を使用することは不適切であり，使用目的・適応症例を正しく判断する。
- □ 根尖周囲膿瘍の治療の第一選択はドレナージであり，膿瘍内容物の薬剤感受性試験に基づいて抗菌薬を決定する。

　口腔内感染症と言われるとそんなに多くないと感じるかもしれないが，歯周病と根尖周囲膿瘍には遭遇する頻度が高く，意識されていないだけである。猫はこれに加えて口内炎もみられ，特に猫の慢性歯肉口内炎は感染と異常な免疫反応によって起きることが示唆されている（図1）[1]。

歯式

　口腔内の疾患は歯と関連することが多いため，病変周囲の歯をよく調べカルテに記録を残しておく必要がある。歯式は切歯・犬歯・前臼歯・後臼歯の順で表現され，幼犬は 313/313，幼猫は 313/312※，成犬は 3142/3143，成猫は 3131/3121（上顎/下顎）となる。位置表記は3桁表記が分かりやすく，右上（100s）から時計回りに 200s・300s・400s と記載し，例えば右上顎第2前臼歯

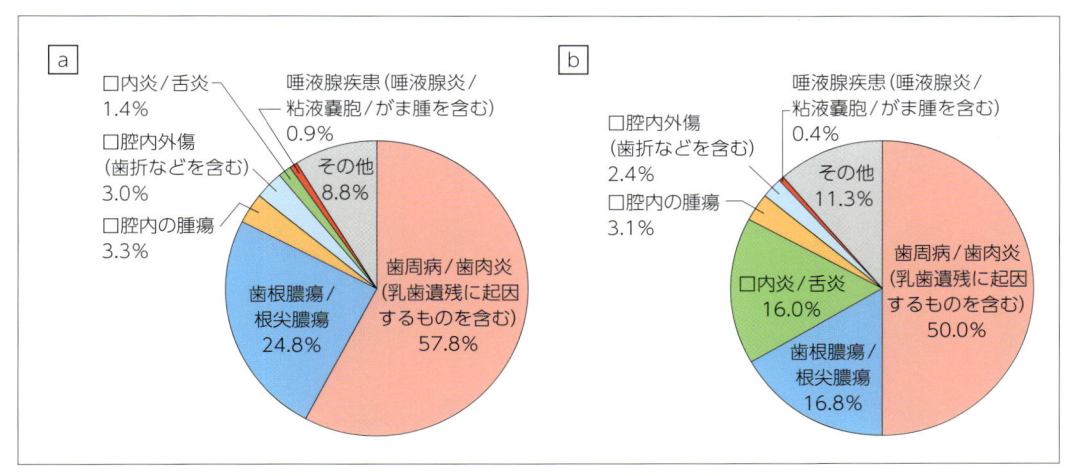

図1　犬と猫の歯および口腔の疾患の分類

a：犬　b：猫
文献1より引用・改変

※幼犬・幼猫では前臼歯・後臼歯の区別をせず乳臼歯として記載する。

であれば 106 となる（**図2**）。

歯肉炎・歯周病[2]

概要・病態

歯周病は歯周組織（歯肉，歯周靱帯，セメント質，歯槽骨）の破壊を引き起こす進行性の炎症性疾患で，歯肉だけに留まっているものを歯肉炎と呼ぶ。

歯肉縁上の歯垢は歯を洗浄してから24時間以内に形成され，犬・猫は唾液中のカルシウムが多いため歯垢形成から数時間で石灰化が始まり歯石となり，72時間以内に臨床的に検出可能になる。歯石の下で細菌が維持され，歯肉上皮に侵入して炎症を惹起し，炎症を進行させて歯周組織を破壊する。このように，歯肉炎は歯垢形成からおよそ2週間後から起こることが分かっており，最

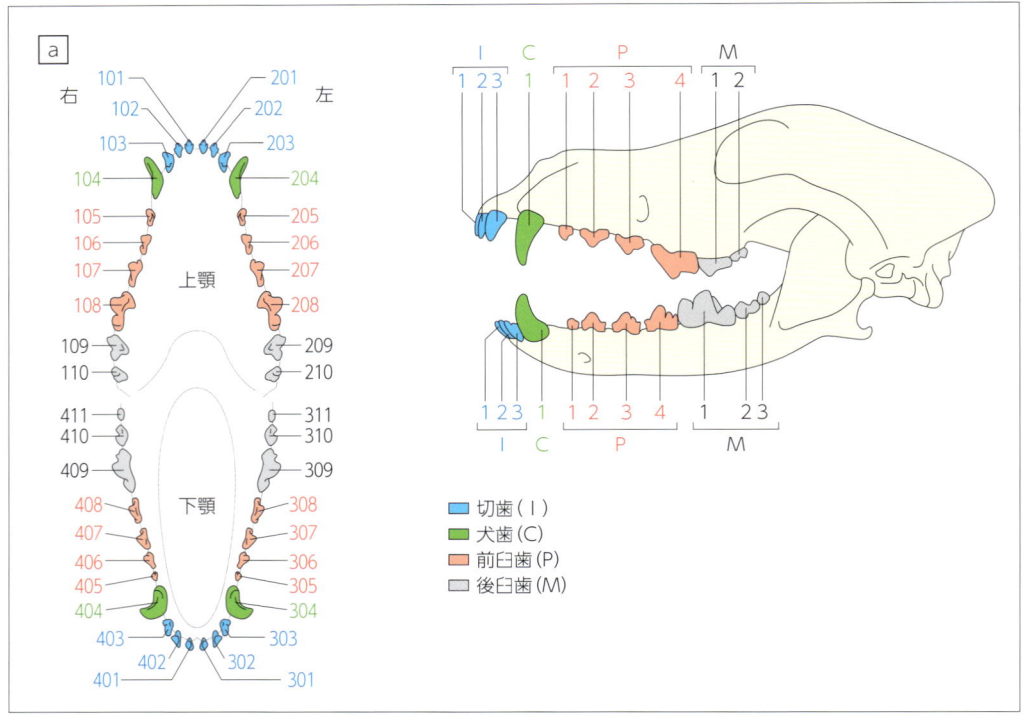

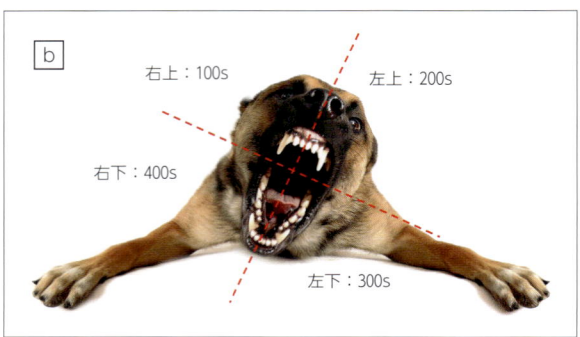

図2　犬の歯と位置情報の記載の仕方

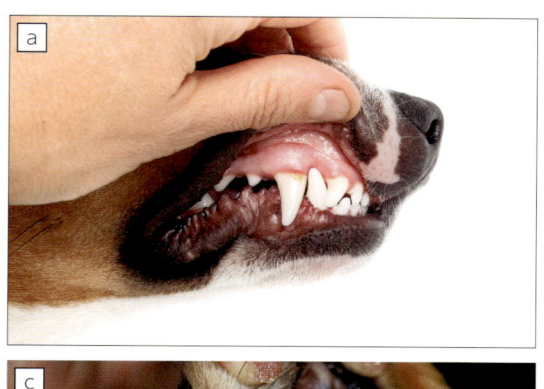
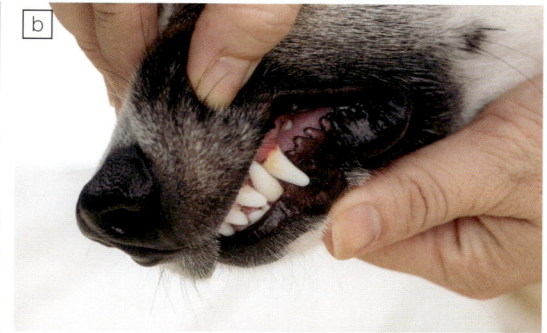
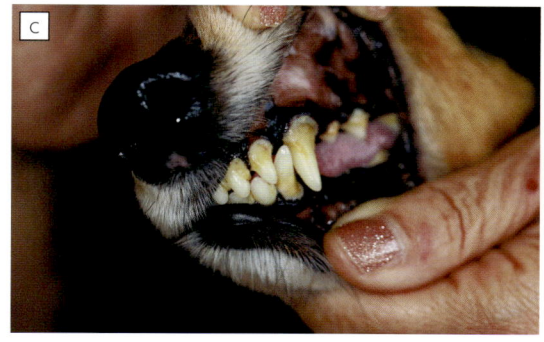
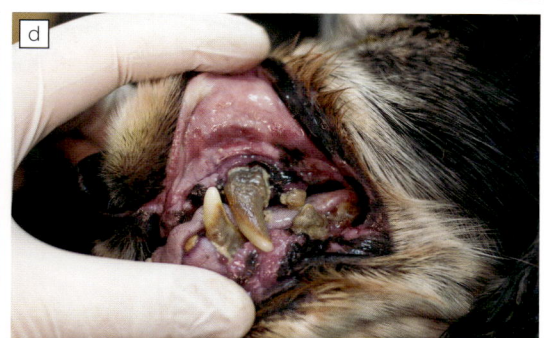

図3　歯周病のステージ
a：ステージ0　b：ステージ1　c：ステージ2　d：ステージ4

終的には歯槽骨まで破壊されることで，歯が脱落する。歯周病のステージとしては以下のようになり，初期は大半が無症状だが，進行するにつれて口臭，歯肉出血，歯の動揺，くしゃみ，鼻汁，周辺軟部組織の腫脹，疼痛などを示すようになる。

歯周病のステージ（図3）

ステージ0
歯肉の炎症や歯周炎は臨床的に明らかではなく，検査所見は正常である。わずかな歯石が認められる場合もある。

ステージ1
歯肉炎はあるが歯と歯肉の付着に問題はなく，歯石の付着が顕著になってくる。

ステージ2
初期の歯周炎で歯肉の炎症と腫れがあり，歯肉は歯から外れてきているが付着部の喪失は25％以内であり，X線検査では単歯で25％未満の骨吸収を認めることもある。

ステージ3
中等度の歯周炎で，歯と歯肉の付着部は25～50％喪失しており，X線検査では1本以上の歯で25％以上の骨吸収を認めることがある。

ステージ4
重度の歯周炎で，歯と歯肉の付着部の50％以上が喪失しており，X線検査では複数歯において大規模な骨吸収が存在する。

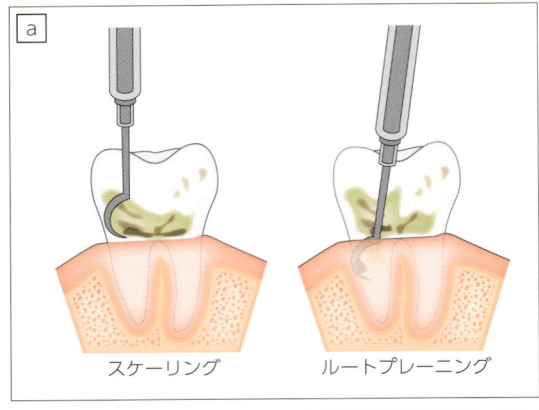

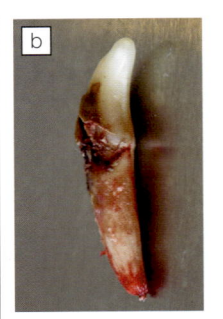

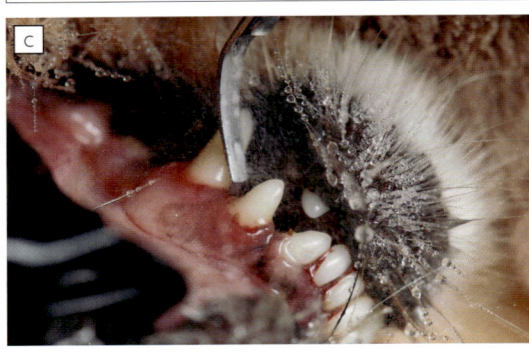

図4　スケーリングとルートプレーニング
a：スケーリングとルートプレーニングの違い。
b：歯肉縁下まで歯石がある場合，歯の表面だけク
　　リーニングを実施しても下で炎症が進行し，歯が
　　脱落する。
c：超音波スケーラーによるスケーリング後の歯。

　さらに，歯冠とプローブの評価をするためには歯科用 X 線装置が必要となる。

治療（図4）

　ステージごとに治療法は異なり，スケーラーを用いた歯の表面における歯石やバイオフィルム（細菌の塊）を除去する処置（スケーリング）や，歯周ポケット内部の歯石や歯根表面の汚染されたセメント質を除去し，歯の根（root）を滑らかにする処置（ルートプレーニング），抜歯などが行われる。

・ステージ1：歯の表面のクリーニング
・ステージ2：ステージ1の治療＋歯肉縁・歯周ポケットのスケーリング
・ステージ3：ルートプレーニングまたは抜歯
・ステージ4：抜歯

　これらの処置は基本的には出血を伴うため，獣医師以外が実施することはできない。また，**疼痛を伴う処置のため無麻酔下でスケーリングなどを実施することは動物倫理的に許容されない（無麻酔歯科，nonanesthetic dentistry：NAD）**。無麻酔下での処置は目に見える部分のみの清掃に留まり，これでは歯肉縁の処置ができず，美容上の価値しかない。すると外観上はきれいになるため，歯周病の状態であっても飼い主は治療が必要だと認識せずに治療の開始が遅れてしまい，不利益であるとアメリカ獣医歯科学会（American Veterinary Dental College）からも声明が出ている。

　また，歯周病における抗菌薬の立ち位置は大きく勘違いされている。スケーリングの際には一時的な菌血症が起こることが分かっており[3]，施術の1週間前からクリンダマイシンを投与すること

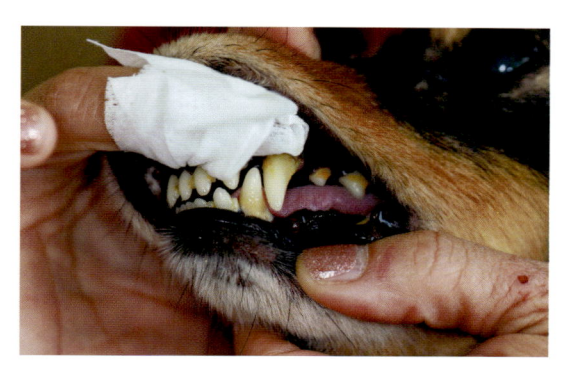

図5　ガーゼを用いた歯みがき

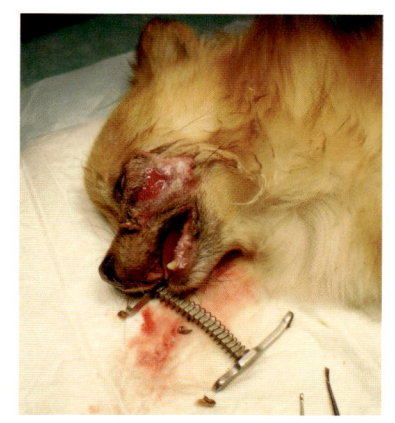

図6　瘻管形成

で菌血症の頻度が低下するが，ゼロにはならない[4]ことが重要である。なお，重度の歯石付着があれば通常の咀嚼でも菌血症になるが，これに健康な動物は耐えられると考えられているため，日常的に問題になることはない。実際に施術の2週間前から一切抗菌薬を使わなかった場合，4/13頭で菌血症が発生しているが，全例で臨床症状を示さず，抗菌薬の投与なしで菌血症は解消されたと報告されている[5]。このため**抗菌薬を使用するのは，免疫不全状態の症例やインプラントを挿入した場合，重度の全身症状がある場合に限られる**。また，重度の口腔内感染症において抗菌薬を使用する場合，その目的は施術時の炎症と出血をコントロールするためであり，歯科処置をしない場合は治療薬としての使用は不適切である。

予防

　犬・猫では人よりも圧倒的に早く歯石が付くため，予防として早めに歯垢を除去する必要がある。飼い主によるオーラルケアとしては歯みがきによる歯垢の物理的除去が第一となる。嫌がる犬・猫も多く，慣れるまで時間がかかるが，最初は指にガーゼを巻いて歯みがきを行うことで，早く慣れてもらうことができる（図5）。オーラルケア用のおやつは歯垢の完全な除去はできないため，あくまでも補助として使用するよう飼い主に指導する必要がある[6]。

根尖周囲膿瘍

概要・病態

　歯の根尖まで感染が波及した状態であり，特に犬の上顎第4前臼歯は破折が起こりやすく，そこから感染することが多い。根尖から周囲へ波及することで骨髄炎や蜂窩織炎，鼻炎を引き起こすこともある。炎症が起こると痛みが出てくるが，悪化すると炎症で歯髄への栄養供給が断たれることで歯髄が壊死し，神経が遮断されてこれ以上の痛みの伝導が起きなくなる[7]。したがって，痛みが2週間以上続くことは珍しく，痛みがなくなったことを臨床症状が改善したと勘違いして放置し，瘻管形成にまで至ることも多い（図6）。

表1 口内炎の主な鑑別診断リスト

主な原因	主な診断名
免疫異常	壊死性潰瘍性歯肉口内炎 真菌性（主に *Candida* 属菌），ウイルス性（FIV，FeLV） 抗がん剤治療 先天性疾患（グレーコリー症候群，TNS など）
自己免疫性疾患	天疱瘡，SLE／DLE，シェーグレン症候群
過敏症	薬剤性，昆虫刺咬
感染性	猫カリシウイルス
その他	物理損傷（薬物，電気，刺激物，異物，腫瘍） 代謝疾患（尿毒症，糖尿病） 好酸球性肉芽腫複合体 猫慢性歯肉口内炎 マルチーズの家族性潰瘍性口内炎

FIV：猫免疫不全ウイルス　FeLV：猫白血病ウイルス　TNS：遺伝性好中球減少症
SLE：全身性エリテマトーデス　DLE：円板状エリテマトーデス

治療

　治療法は抜歯＋根尖周囲の掻爬となり，大きく欠損した場合は歯肉フラップ形成を実施する。膿瘍に対してはドレナージを行う必要があるが，抗菌薬はこの膿の薬剤感受性試験に基づいて処方する。経験的にクリンダマイシンが用いられることが多いが[8]，この点について筆者は懐疑的である。なぜなら，実際に分離される菌の中にクリンダマイシンが効かないグラム陰性桿菌や腸球菌，*Clostridium* 属菌などが多く含まれるためである[9]。術後のフォローアップは 7〜10 日後に行うが，根管治療を実施した場合には 6〜12 カ月後に X 線検査を実施する必要がある。

口内炎

概要・病態

　口腔内の炎症は，すべて口内炎として診断名がつけられる。実際には歯周組織〜舌・中咽頭の領域の炎症を指す。代表的な鑑別診断は表1のとおりである。

　若齢猫で猫ヘルペスウイルスと猫カリシウイルスの感染を考える場合，口内炎が 1 つの判定基準になり，口内炎がみられる場合は猫カリシウイルスの可能性が高い。また，これ以外の原因で起こる多くの場合は，免疫異常によって起きている。特に猫免疫不全ウイルス（FIV）感染症・猫白血病ウイルス（FeLV）感染症では，最大で 40％程度口腔内疾患が発生し（図7a），その罹患率は 5 歳齢までは年齢に伴って増加していくという報告もある[10]。また，これ以外では猫慢性歯肉口内炎（feline chronic gingivostomatitis：FCGS）が圧倒的に多い（図7b）。

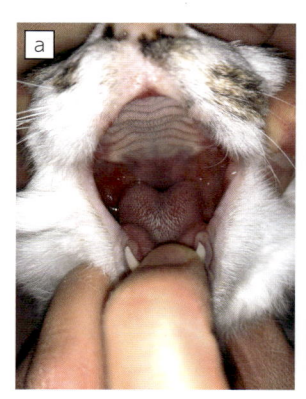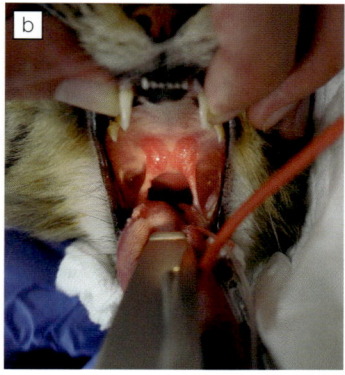

図7　口内炎
a：FIV 感染症の猫の口内炎
b：猫慢性歯肉口内炎

治療

　細菌感染が原因であることは珍しいため**抗菌薬が著効することは少なく，ごく短期間使用して治療反応を評価し，**反応がなければ**継続しないことが大切**である。また，多くの場合で抜歯が治療法として選択されることが多いが[11]，CO_2 レーザーによるアブレーション[12] や局所のクロルヘキシジン消毒[13] が用いられることもある。

　内科療法としては，低アレルゲン食の給与や鎮痛薬の投与が行われる。さらに，シクロスポリンの投与により一部の口内炎の猫で改善したという報告もあるため，用いられることがある[11]。

猫の口腔顔面痛症候群

　歯科処置後に口腔内の問題が解決しているにもかかわらず症状が残存する場合，本疾患を疑うことがある。原因不明だが，口腔内に投射している三叉神経終末の過反応により生じるといわれている。ほとんどがバーマンで発生すると報告されているが，他の猫でも起こる可能性はゼロではない。治療法はないため疼痛緩和を行い，フェノバルビタールやガバペンチンで良化することが報告されている[14]。

■ 参考文献

1．アニコム ホールディングス株式会社. アニコム 家庭どうぶつ白書 2018. https://www.anicom-page.com/hakusho/book/pdf/book_201812.pdf
2．Bellows J, Berg ML, Dennis S, et al. 2019 AAHA Dental Care Guidelines for Dogs and Cats. J Am Anim Hosp Assoc. 2019; 55(2): 49-69.
3．Nieves MA, Hartwig P, Kinyon JM, et al. Bacterial isolates from plaque and from blood during and after routine dental procedures in dogs. Vet Surg. 1997; 26(1): 26-32.
4．Bowersock TL, Wu CC, Inskeep GA, et al. Prevention of bacteremia in dogs undergoing dental scaling by prior administration of oral clindamycin or chlorhexidine oral rinse. J Vet Dent. 2000; 17(1): 11-6.
5．Blazevich M, Miles C. The Presence of Bacteremia in 13 Dogs Undergoing Oral Surgery Without the Use of Antibiotic Therapy. J Vet Dent. 2024; 41(4): 312-323.
6．Cunha E, Tavares L, Oliveira M. Revisiting Periodontal Disease in Dogs: How to Manage This New Old Problem? Antibiotics (Basel). 2022; 11(12): 1729.
7．Gingerich W. Diseased Teeth, Should They Stay or Should They Go? Southwest Veterinary Symposium 2017.
8．Logan EL. Dental Diseases. In: Handbook of Small Animal Practice. 5 ed. Morgan RV, ed. Elsevier, 2008, p. 315.

9 . Wang AL, Ledbetter EC, Kern TJ. Orbital abscess bacterial isolates and in vitro antimicrobial susceptibility patterns in dogs and cats. Vet Ophthalmol. 2009; 12(2): 91-6.

10. Kornya MR, Little SE, Scherk MA, et al. Association between oral health status and retrovirus test results in cats. J Am Vet Med Assoc. 2014; 245(8): 916-22.

11. Soltero-Rivera M, Goldschmidt S, Arzi B. Feline chronic gingivostomatitis current concepts in clinical management. J Feline Med Surg. 2023; 25(8): 1098612X231186834.

12. Abreu Villela P, Souza NC, Baia JD, et al. Antimicrobial photodynamic therapy (aPDT) and photobiomodulation (PBM - 660nm) in a dog with chronic gingivostomatitis. Photodiagnosis Photodyn Ther. 2017; 20: 273-275.

13. Gorrel C, Inskeep G, Inskeep T. Benefits of a 'dental hygiene chew' on the periodontal health of cats. J Vet Dent. 1998; 15(3): 135-8.

14. Rusbridge C, Heath S, Gunn-Moore DA, et al. Feline orofacial pain syndrome (FOPS): a retrospective study of 113 cases. J Feline Med Surg. 2010; 12(6): 498-508.

7　下痢

Point

- □ 下痢は急性／慢性，小腸性／大腸性で鑑別診断リストが異なるため，症状を把握して分類することが重要である。
- □ 糞便検査の一番の目的は寄生虫の検出である。
- □ 糞便中には正常でもらせん菌や芽胞菌が認められるため，これらがみられたからといって抗菌薬を使用するのは避けるべきである。
- □ 急性下痢では基本的に抗菌薬の使用は推奨されず，また慢性下痢でも抗菌薬使用に先んじて食事の変更をする。

　日常診療で犬において第2位，猫において第1位の診察割合を占めるのが消化器疾患であり（図1）[1]，下痢は代表的な症状である。そのためアップデートも多い分野であり，感染性疾患の治療法や抗菌薬の使い方が大きく変化してきている。この分野において最も大切なのは診断であり多くの検査を行うが，下痢の分類と糞便検査をおろそかにする獣医師が多い。これらをしっかりと行うことで，多くの鑑別疾患から原因の絞り込みができる。

下痢の分類

　一口に下痢といっても，その原因は様々である。これらを区別する上で大切な情報は時間経過（急性／慢性）と病変部位（小腸性／大腸性）の鑑別である。

急性／慢性

　急性下痢とは発生して2週間以内に治まったものを指し，慢性下痢とはそれ以上（通常2～3週間以上）続くものを示す。これらは鑑別診断リストが異なり，急性下痢でいきなり内視鏡検査を行うことはほぼない（表1）[2]。

小腸性／大腸性

　小腸性下痢と大腸性下痢の区別は，表2のような分類がよく知られている[2]。ここで重要なことは，すべての項目を満たすことではなく，各下痢でこのような特徴的な症状があれば診断が容易になるということである。例えば，メレナ・糞便量の増加などが問診で聴取されれば小腸性下痢である可能性が高くなり，粘液便・しぶり・排便頻度の増加などがあれば大腸性下痢である可能性が高くなる。

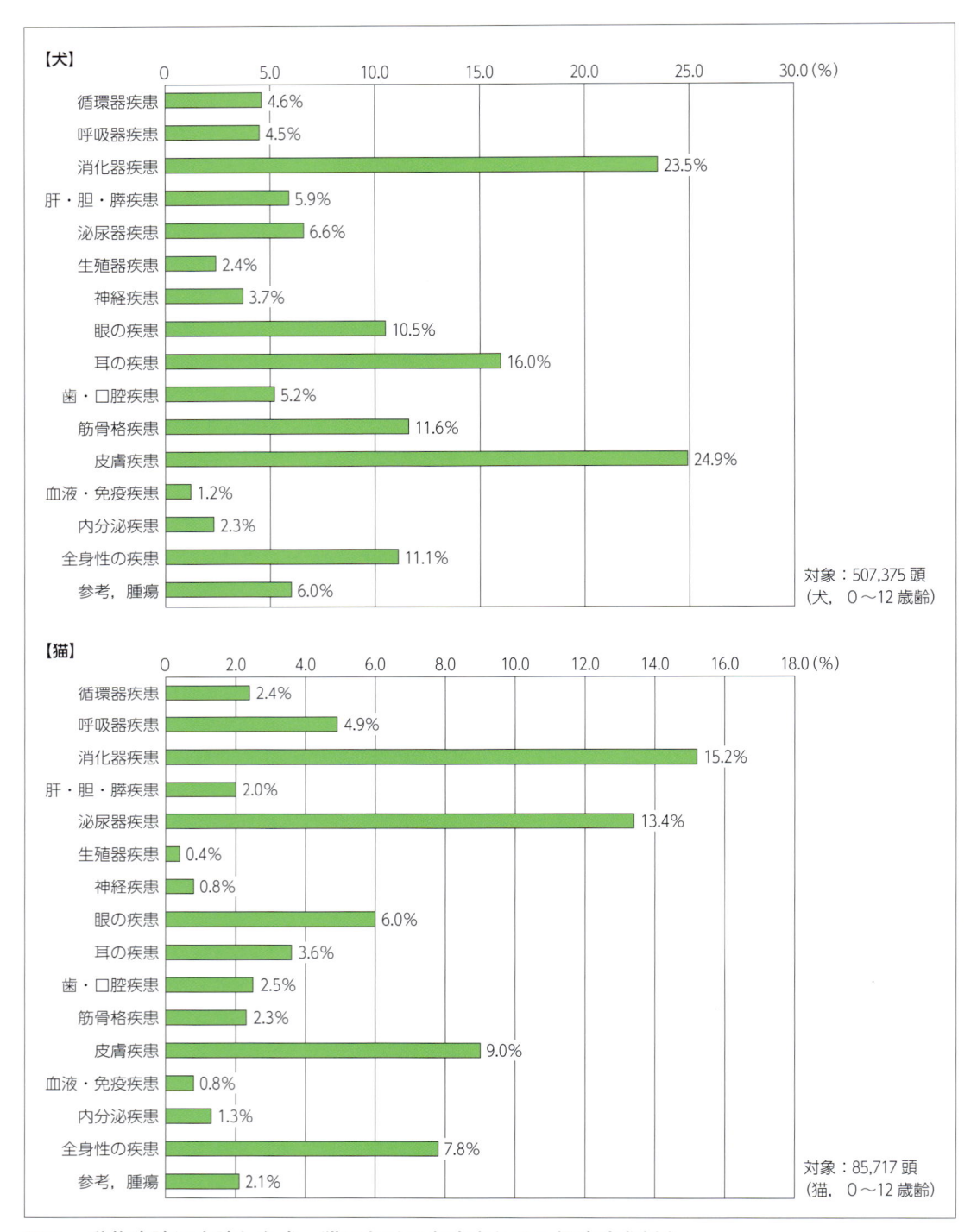

図 1　動物病院に来院した犬・猫における各疾患とその保険請求割合

文献 1 より引用・改変

表1 下痢の主な鑑別診断リスト

分類	鑑別疾患
食事性	食物不耐症／アレルギー，乳糖不耐症，急激な食事の変更，過食，質の悪いフード
感染性	寄生虫，細菌，ウイルス，真菌，リケッチア
炎症性	炎症性腸疾患（IBD），出血性下痢症候群，リンパ管拡張症，肉芽腫性大腸炎，犬種特異性下痢，好酸球過多症候群，絨毛萎縮
腫瘍性	肥満細胞腫，リンパ腫，平滑筋肉腫，腺癌
中毒性	非ステロイド性抗炎症薬（NSAIDs），有機リン，抗菌薬，ラクツロース，抗がん剤，重金属
消化管外	膵炎，肝疾患，腎臓病，膵外分泌不全（EPI），副腎皮質機能低下症（アジソン病），ケトアシドーシス，甲状腺機能亢進症
その他	異物，腸重積，腸捻転，過敏性腸症候群，抗菌薬反応性腸症，特発性（例：若齢猫の慢性下痢）

文献2より引用・改変

表2 小腸性下痢と大腸性下痢における所見の違い

	小腸性	大腸性
体重減少	起こることがある	珍しい
食欲	減少	正常
嘔吐	起こることがある	珍しい
腹痛	起こることがある	起こることがある
消化管のガス貯留	起こることがある	珍しい
排便頻度	正常～軽度の増加	増加
排便後の便意	正常	増加
糞便量	増加	正常
しぶり	なし	あり
粘液便	なし	あり
血便	なし	あり
メレナ	起こることがある	なし
脂肪便	起こることがある	なし

文献2より引用・改変

糞便検査[3]

採取法

　糞便検査をおろそかにする動物病院が多いが，しっかりと実施することで，簡便かつ安価に診断できることも多い。**糞便検査の一番の目的は，寄生虫の検出である**。まず使用するサンプルは，飼い主が持ってきたものは原則使わず，直腸から直接採取するか，院内で排便されたものであれば症

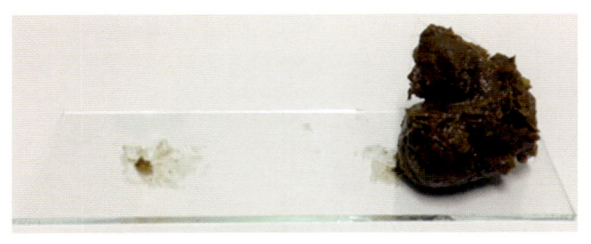

図2　糞便検査に必要な糞便量
左は直接鏡検，右は浮遊法（4g）で用いる糞便量である。直接鏡検では，カバーガラスが浮いて動いてしまう場合は糞便量が多すぎる。作製したスライド標本の反対側にある文字が読めるくらいの薄さが目安となる。

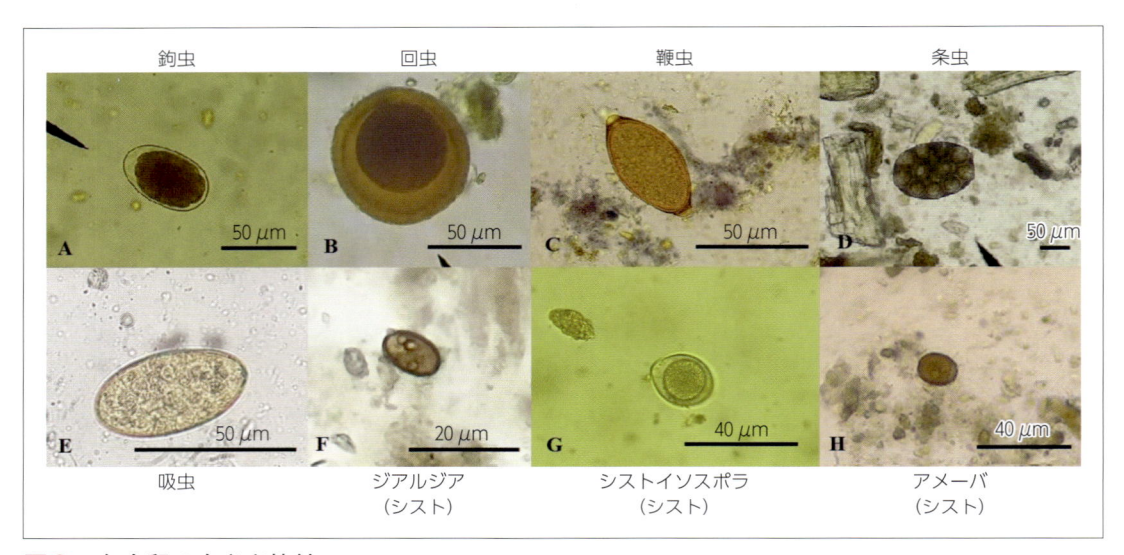

図3　各虫卵の大きさ比較
出典：Souza JBB, Silva ZMA, Alves-Ribeiro BS, et al. Prevalence of Intestinal Parasites, Risk Factors and Zoonotic Aspects in Dog and Cat Populations from Goiás, Brazil. Veterinary Sciences. 2023; 10(8): 492. (CC BY 4.0) を一部改変

例の糞便であることが確実な検体で行う。特に運動性原虫（ジアルジア，トリコモナスなど）の運動性は動物の体から排出された後5分程度で低下し，さらに30分以内に死にはじめるといわれているため，新鮮便であることが好ましい。

　しかし，病院内で多量の糞便が採取困難な場合は飼い主に自宅から持ってきてもらう必要があるため，その際は空気を抜いた袋に入れてもらい，排便後2時間以内に糞便検査を実施する。

評価法

　得られた大量の糞便では，まずその状態を評価する。硬い固体状なのか，液体状なのかを評価した後，分割し，内部を観察して条虫の受胎片節などがないかを確認する。その後，中央部や粘液周辺のごく少量の糞便を直接鏡検に供し，残りは浮遊法に用いる。浮遊法には2〜5gの糞便が必要であり，実際に測定してみると分かるが，かなりの量の糞便を必要とする（図2）。

　多くの動物病院では自然浮遊法を行っているかと思われるが，スピッツ管などに糞便と1〜2mL程度の浮遊液を入れてよく溶解した後，浮遊液をスピッツ管の口まで満載し，カバーガラスを載せて10分静置した後，鏡検する（図3）[4]。浮遊液として飽和食塩水を使用している動物病院が多いが，飽和食塩水の比重は1.18であり，条虫卵の比重1.23より低いため条虫卵が浮遊せず，

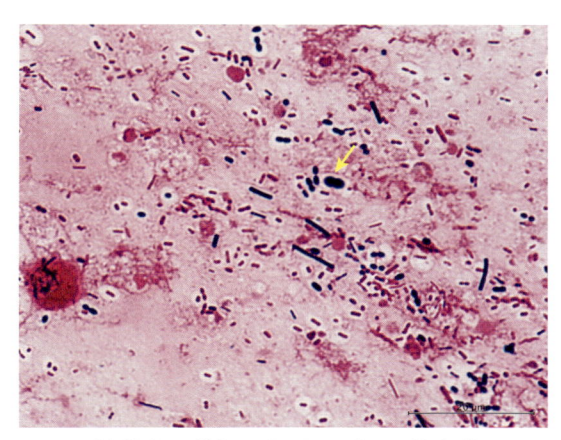

図4 健常犬の糞便におけるグラム染色像

やや分かりづらいが，グラム陽性菌と陰性菌の比率は全体でおよそ１：１であった。中央に見えているグラム陽性の大型球菌（矢印）はおそらく真菌であり，このように正常でも容易に検出される。

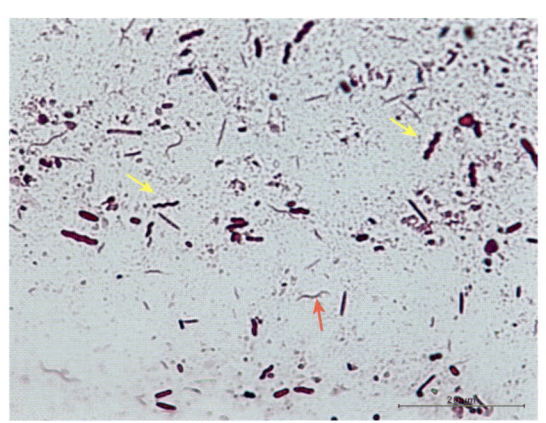

図5 *Campylobacter* 属菌の見え方

赤矢印のらせん菌が *Campylobacter* 属菌であり，黄矢印のらせん菌は非病原性細菌である。*Campylobacter* 属菌は基本的にらせん数３であり，通常の菌よりはるかに細く見える。

見落としのリスクがあることを理解しておく。飽和ショ糖液であれば比重 1.27 であり，検出が可能となる。

　また，しっかりと観察しても感度が高い検査ではないため，時間を空けて３回実施することで感度を高めることができる。しかし，このような時間がとれない場合も多く，その場合は試験的駆虫を試みてもよい。

糞便のグラム染色

　糞便のグラム染色は，グラム染色好きな筆者にとって非常に悩ましい問題である。グラム染色は糞便上の細菌（一部真菌）の区別をすることができるが，大まかな区別が行えるのみであり，糞便検査における意義の多くはまだ研究中である。

　まず，スライド標本はごく薄く作製する必要があり，厚く作製すると固定染色が行われず，不十分な検査試料となってしまう。鏡検による評価においては，正常では桿菌と球菌が入り混じっており，その比率は約１：１だと成書に書かれているが[3]，これについて明確に報告した論文はない。近年は個体に依存するため，比率に意義はないとする意見もある。標本中には少数の上皮細胞が混入しており，白血球が混入することもある。健常犬よりも下痢犬の方が白血球の出現割合が高い傾向を示すようである[5]。また，この中でごく少数でも芽胞菌やらせん菌，真菌が認められれば治療を試みる獣医師がいるが，これらは健常個体でも必ず存在しており，検出されたことが治療理由となることはない。下痢の原因と診断するためには，「細菌性下痢」の項にも記載しているが，非常に厳密な検査とロジックの積み重ねが必要となる（図4）。さらに，**多くの獣医師は「らせん菌＝*Campylobacter* 属菌」と認識しているが，大型らせん菌であれば非病原性であり，*Campylobacter* 属菌との区別を間違えないよう注意されたい**（図5）。

　このように，正常な糞便にも様々な菌がみられるため，特定の菌種が出現しているからといって治療対象にならないことが多い。芽胞菌に対して治療薬を使用するという獣医師が多いが，*Clostridium perfringens* は犬と猫の正常菌叢であり，報告によっては最大80％の非下痢犬で出現す

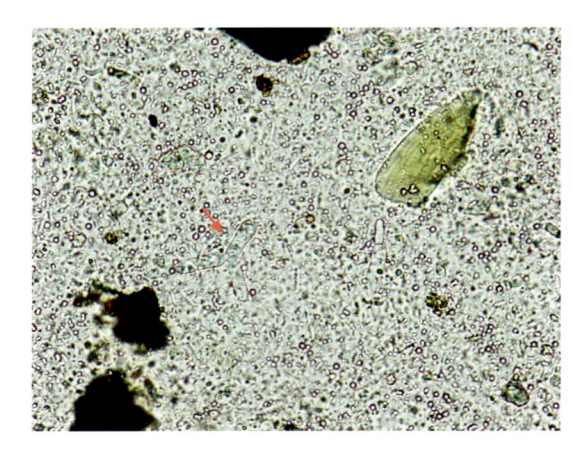
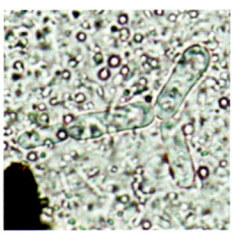

図6　糞便中の *Cyniclomyces guttulatus*

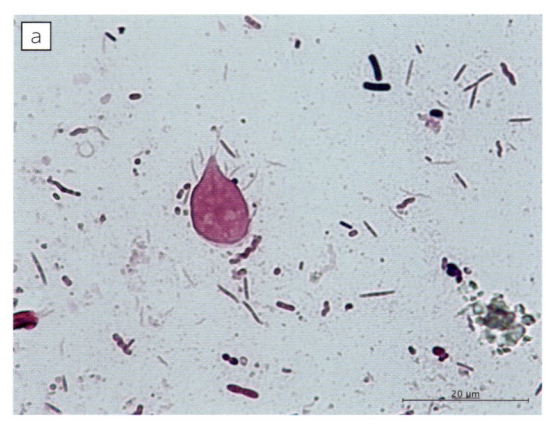
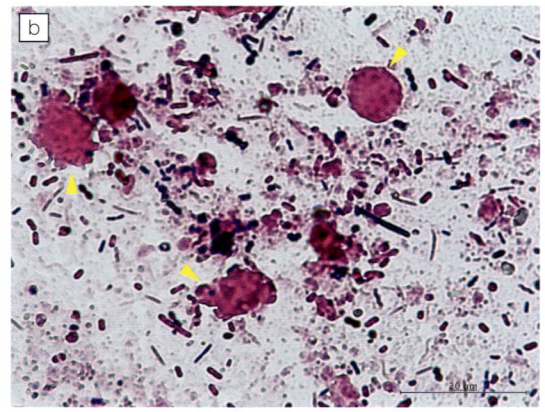

図7　*Giardia lamblia* のグラム染色像
a：適切な固定。きれいに虫体が観察できる。
b：不適切な固定。大半のスライド標本では，矢頭のように虫体が凝集して見えてしまう。

る[6]。また，糞便中の芽胞とエンテロトキシンの出現，下痢の状態には有意な相関がないことが分かっている。これは *Clostridioides difficile* でも同様であり，下痢犬において芽胞菌を検出しても特段の治療対象とならない[7-9]。実際のところ細菌性下痢という診断名は非常に難しく，これについては後述する。

　糞便からみつかる真菌として *Cyniclomyces guttulatus* がいるが，これも多くの場合は治療対象とならない。非常に大型でY字状の形態であり（図6），かつてはウサギ酵母などと呼ばれていた。ブラジルの下痢犬から報告されたのが最初であるが現在は全世界に分布しており，非下痢犬にも多く存在し下痢の原因になるかは現状不明である。地域差が大きく全く検出されないシェルターもあるなど，どのようなルートで本真菌が広がっていくのかも定かではなく，また治療薬として使われていたナイスタチンが日本では販売中止となったため[10-12]，2024年現在 *C. guttulatus* の治療を試みることはない。

　さらに，グラム染色では固定するため運動性原虫が見やすくなるのではと期待する方もいるが，非常に迅速に固定を行い，かつ適正な時間で固定を止めないと虫体が凝集してしまい，きれいに見えなくなる（図7）。このため，グラム染色による運動性原虫の観察においては，直接鏡検よりも

優れた方法とならない。

糞便の培養検査

糞便の細菌培養は原則行わない。なぜなら，人で一般的にいわれる腸管病原性細菌は犬では常在菌であることが多く，下痢の発症に関連しているかはっきりしないことが大半であるためである[6]。例えば前述のように，*C. perfringens* であれば下痢の状態と芽胞の出現に相関がなく，非下痢犬でもエンテロトキシンが検出される。*C. difficile* であれば非下痢犬の最大58％で検出され，下痢の有無で出現率に差がないことが知られている。

急性下痢

「下痢の分類」の項でも述べたように，急性下痢は時間的な定義があるため，急性下痢を主訴に受診した時点では，治癒するのか，それとも今後慢性化するのかは分からない。しかも多くの急性下痢は無治療でも良化するため，具体的な原因がみつからないことも多い。しかしながら，代表的な原因の探索と重症度評価はしておくべきである。特にワクチン接種歴の確認は重要であり，若齢またはワクチン未接種の場合は，パルボウイルスのチェックは必須であると考える。これ以外に消化管寄生虫，食事（特に盗食など，意図していないものを食べているか）の確認も必要である。PCR は Chapter2-5「下気道感染症」でも述べたように初期で実施する意義は乏しく，検査結果が報告される前に治ってしまうことが多い。

治療は特異的な原因に対する治療以外は支持療法のみを実施する。ただし，糞便検査における寄生虫の検出感度を鑑みて試験的駆虫が行われることもある。急性下痢では薬剤療法を行わずに，まず食事を低脂肪で消化に優れた食事（i/d，消化器サポートなど）へ3〜5日かけて変更することで対応できる場合もある。これ以外には可溶性繊維の追加やプロバイオティクス／プレバイオティクスの使用も可能である[13, 14]。

他の疾患にも共通していることだが，**急性下痢でも抗菌薬の使用は基本的に推奨されない**。これは急性下痢でも，重症である特発性急性出血性下痢においても，抗菌薬の使用が治療期間や予後に影響しないことが分かっており[15-17]，また急性下痢における抗菌薬の使用によって耐性菌の検出割合が増加し，場合によっては2カ月間も体内に耐性菌が残存することも分かっている[17-20]。このため，症例が重症であったり，免疫不全状態などの場合にのみ抗菌薬の投与が考慮される。近年はメトロニダゾールの投与によって下痢が改善するまでの治療期間がかえって延長するという報告もなされており[21]，下痢時の抗菌薬投与の意義がますます薄れてきている。

パルボウイルス感染症[22]

犬パルボウイルス感染症は犬パルボウイルス2型（CPV-2）感染によって起こるが，非常に感染力が強く，致死率の高い疾患である。**特に白血球減少は特異的な所見であるため，血液検査にて極端な白血球数減少を認めた際には必ず疑う必要がある**。CPV-2の検出には糞便検体を用いた検査キットによる抗原検査が一般的に行われているが，これはワクチン接種による影響をほとんど受けない。逆に PCR による検出ではワクチン接種後2週間以内は陽性化することもあり，また無症候でも10〜15％の動物で陽性になることが知られており，症状のある個体のみで検査する必要がある[23, 24]。猫パルボウイルス感染症は猫パルボウイルスによって起こるが，犬用キットの中には感

染猫において猫パルボウイルスが検出されないことがあるキットが知られており[25]，猫でも同様に使えるものであるか，事前に確認しておく必要がある。

　治療は，下痢による脱水が重度となるため輸液，白血球数減少による二次感染を防ぐための抗菌薬，消化管障害による嘔吐に対する制吐薬，そしてシリンジなどを使ったフィーディングが必要となる[26]。これらが自宅でもすべて満たせる場合は通院でも入院でも死亡率は変わらないという報告もある。その他に経験的に行われている治療が多数あるが，顆粒球コロニー形成刺激因子（G-CSF），免疫血漿，オセルタミビル，インターフェロンωの投与，糞便移植のいずれも，予後改善に有意な差を示していない[27-31]。

　このため予防の主体はワクチン接種となる。現在のワクチンであれば体格によらず一定量の投与であっても抗体価に差はなく[32]，プロトコルどおりにワクチン接種を行った場合の抗体価は陰転化するまで平均2.86年かかる[33]。初回は抗体価が陽性となるのに2〜3回の接種が必要となるが，ワクチン接種を止め，陰転化して48カ月経っていても再接種で94％がセロコンバージョン（抗体価が陽性になる）する[34, 35]。また，ワクチンにおいてはCRFK（Crandell-Reesネコ腎臓）細胞株でつくられたワクチンが猫の腎臓に障害を起こすという説を唱える者もいるが，ワクチン接種後に経過を観察しても腎疾患や組織学的な腎炎が起こらないことが分かっており，安全に接種できる[36, 37]。

寄生虫症

　診断方法は前述したため，治療法について簡単に述べる。検出された虫卵から薬剤を選択できるが，多くは合剤であるため様々な寄生虫に使用できる。しかし中には副作用報告が多いものもあり，注意が必要である。

　トリコモナス症（犬：*Pentatrichomonas hominis*，猫：*Tritrichomonas blagburni*）では，犬であればメトロニダゾール，猫であればロニダゾールが使用されるが，神経毒性・肝毒性の観点から12週齢未満の動物には推奨しない。体格が成長するにつれて克服できることもあるため，支持療法を行い，時間を稼ぐことも多い。

細菌性下痢[6]

　多くの獣医師が無意識にこの診断名をつけているが，筆者はこの診断名をつけたことがほぼない。それほどまでに診断が難しい疾患である。①臨床症状があり，②糞便から微生物が検出されており，③他疾患が除外されて，かつ④毒素が検出されていた場合に，この診断名をつけることができる。微生物の検出は培養検査がゴールドスタンダードであり，検体の採取から2時間以内に実施されるべきである。また，毒素の検出は細胞障害性アッセイによって証明されていることが好ましいが，日本では実施困難である。

　多発性神経根炎の犬では，健常犬の9.4倍の*Campylobacter*属菌が検出されることがオーストラリアから報告されており，鶏肉からの波及が疑われている[38]。*Campylobacter*属菌の蛋白質の一部がミエリン形成蛋白質群に類似しているため，抗体産生が起こることで多発性神経根炎が生じるといわれており，抗菌薬により菌量を減らすことで治療効果が期待できるかもしれない。この場合はエリスロマイシン15 mg/kg q8h が投与される。

慢性下痢

　急性下痢の支持療法が奏効せずしばらく時間が経過すると，慢性下痢として原因の追究をすることとなる。この場合でもやはり糞便検査を（できれば時間を空けて3回）実施するところからスタートする。感度などを考えると，場合によっては試験的駆虫を実施する。そして消化管外の原因による下痢を除外するために，血液検査（特に肝臓・腎臓・副腎・膵臓）と尿検査，腹部の画像検査を実施する。

　上記検査にて異常がなく，診断がつかない場合は**慢性腸症とし，かつては試験的抗菌薬治療を実施していたが，現在は先に食事を変更することが提案されている**。この根拠として，慢性腸症の大半が食事反応性腸症であり，抗菌薬反応性腸症やステロイド反応性腸症が少ないこと，抗菌薬反応性腸症は再発率が高いことが挙げられる。この際に加水分解食やアレルゲン除去食などがよく用いられており，同時にプロバイオティクスやプレバイオティクス，これらをあわせたシンバイオティクスの使用も勧められる。

　食事を変更しても反応せず，抗菌薬反応性腸症を疑って抗菌薬を使用する場合，使用する抗菌薬には色々あるが，後述する肉芽腫性大腸炎ではフルオロキノロン系抗菌薬の事前使用は予後悪化因子であるため，筆者はその可能性を考えて避けており，タイロシン（5〜15 mg/kg q24h）を好んで使用している。

肉芽腫性大腸炎

　肉芽腫性大腸炎は，かつては慢性組織球性潰瘍性大腸炎と呼ばれ，好発犬種はボクサーとフレンチ・ブルドッグである[39]。組織学的に確定診断されるが，細胞診で診断されることもある。粘膜浸潤性大腸菌に感染することで発症するが，その本質は宿主免疫の異常である。菌体を排除することで良化するため，抗菌薬で治癒する数少ない大腸炎である。エンロフロキサシンが最もよく使用されており，それ以外ではメトロニダゾール±アンピシリンが用いられることもある。このため，これらの抗菌薬に耐性を示すと治療が困難となり，負の予後因子となる[40, 41]。通常は抗菌薬投与後1〜2週間で反応が現れ，6〜8週間の治療が推奨される。再発する場合もあり，寛解期間は23〜78カ月とばらつきがあるが，長期の寛解を得られる[42]。

■ 参考文献

1．アニコム ホールディングス株式会社．アニコム 家庭どうぶつ白書 2018．https://www.anicom-page.com/hakusho/book/pdf/book_201812.pdf
2．Cohn L, Cote E. Cote's Clinical Veterinary Advisor: Dogs and Cats. 4 ed. Elsevier, 2019.
3．Washabau RJ, Day MJ, ed. Canine and Feline Gastroenterology. Elsevier, 2013.
4．Souza JBB, Silva ZMA, Alves-Ribeiro BS, et al. Prevalence of Intestinal Parasites, Risk Factors and Zoonotic Aspects in Dog and Cat Populations from Goiás, Brazil. Vet Sci. 2023; 10(8): 492.
5．Raskin RE, Meyer DJ. Canine and Feline Cytology. 3 ed. Elsevier, 2016.
6．Marks SL, Rankin SC, Byrne BA, et al. Enteropathogenic bacteria in dogs and cats: diagnosis, epidemiology, treatment, and control. J Vet Intern Med. 2011; 25(6): 1195-208.
7．Cave NJ, Marks SL, Kass PH, et al. Evaluation of a routine diagnostic fecal panel for dogs with diarrhea. J Am Vet Med Assoc. 2002; 221(1): 52-9.
8．Marks SL, Melli A, Kass PH, et al. Evaluation of methods to diagnose Clostridium perfringens-associated diarrhea in dogs. J Am Vet Med Assoc. 1999; 214(3): 357-60.
9．Weese JS, Staempfli HR, Prescott JF, et al. The roles of Clostridium difficile and enterotoxigenic Clostridium perfringens in diarrhea in dogs. J Vet Intern Med. 2001; 15(4): 374-8.

コラム　*Helicobacter* 属菌（図8）

　人医療ではピロリ菌（*Helicobacter pylori*）が有名だが，基本的に犬・猫には感染しない。このため，犬・猫で通常検出されるものは，*Helicobacter heilmannii ／ bizzozeronii ／ felis ／ salomonis* といった *H. pylori* で有名な毒性遺伝子 *CagA* を保有しない *Helicobacter* 属菌だけである。日本では *H. pylori* の名前だけが独り歩きして，犬・猫の *Helicobacter* 属菌にも病原性があると解釈されている傾向があると感じている。*Helicobacter* 属菌は酸を中和することで胃内でも生存できるが，胃の組織学的病変と菌の密度に相関はなく，*Helicobacter* 属菌の検出と胃炎の発生割合や重症度にも差はないことが報告されている[43-45]。胃のMALT リンパ腫との関連性を示唆する者もいるが，今のところ論文としての報告はされておらず，学会報告のみのため治療を行う根拠としては非常に弱い。また，*Helicobacter* 属菌は容易に再感染するため，環境における菌との接触をコントロールできない場合，除菌をすることの意義は乏しい。

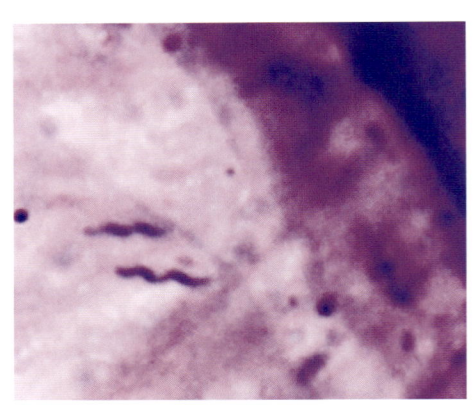

図8　胃内から検出された *Helicobacter* 属菌のライトギムザ染色像

10. Flausino G, Leal PD, McIntosh D, et al. Isolation and characterization of Cyniclomyces guttulatus (Robin) Van Der Walt and Scott, 1971 in dogs in Brazil. Curr Microbiol. 2012; 65(5): 542-6.
11. Mandigers PJ, Duijvestijn MB, Ankringa N, et al. The clinical significance of Cyniclomyces guttulatus in dogs with chronic diarrhoea, a survey and a prospective treatment study. Vet Microbiol. 2014; 172(1-2): 241-7.
12. Winston JA, Piperisova I, Neel J, et al. Cyniclomyces guttulatus Infection in Dogs: 19 Cases (2006-2013). J Am Anim Hosp Assoc. 2016; 52(1): 42-51.
13. Nixon SL, Rose L, Muller AT. Efficacy of an orally administered anti-diarrheal probiotic paste (Pro-Kolin Advanced) in dogs with acute diarrhea: A randomized, placebo-controlled, double-blinded clinical study. J Vet Intern Med. 2019; 33(3): 1286-1294.
14. Singleton DA, Noble PJM, Sánchez-Vizcaíno F, et al. Pharmaceutical Prescription in Canine Acute Diarrhoea: A Longitudinal Electronic Health Record Analysis of First Opinion Veterinary Practices. Front Vet Sci. 2019; 6 : 218.
15. Unterer S, Lechner E, Mueller RS, et al. Prospective study of bacteraemia in acute haemorrhagic diarrhoea syndrome in dogs. Vet Rec. 2015; 176(12): 309.
16. Unterer S, Strohmeyer K, Kruse BD, et al. Treatment of aseptic dogs with hemorrhagic gastroenteritis with amoxicillin/clavulanic acid: a prospective blinded study. J Vet Intern Med. 2011; 25(5): 973-9.
17. Werner M, Suchodolski JS, Straubinger RK, et al. Effect of amoxicillin-clavulanic acid on clinical scores, intestinal microbiome, and amoxicillin-resistant Escherichia coli in dogs with uncomplicated acute diarrhea. J Vet Intern Med. 2020; 34(3): 1166-1176.
18. Grønvold AM, L'abée-Lund TM, Sørum H, et al. Changes in fecal microbiota of healthy dogs administered amoxicillin. FEMS Microbiol Ecol. 2010; 71(2): 313-26.
19. Lawrence M, Kukanich K, Kukanich B, et al. Effect of cefovecin on the fecal flora of healthy dogs. Vet J. 2013; 198(1): 259-66.
20. Manchester AC, Webb CB, Blake AB, et al. Long-term impact of tylosin on fecal microbiota and fecal bile acids of healthy dogs. J Vet Intern Med. 2019; 33(6): 2605-2617.

21. Rudinsky AJ, Parker VJ, Winston J, et al. Randomized controlled trial demonstrates nutritional management is superior to metronidazole for treatment of acute colitis in dogs. J Am Vet Med Assoc. 2022; 260(S3): S23-S32.

22. Mylonakis ME, Kalli I, Rallis TS. Canine parvovirus enteritis: an update on the clinical diagnosis, treatment, and prevention. Vet Med (Auckl). 2016; 7 : 91-100.

23. Duijvestijn M, Mughini-Gras L, Schuurman N, et al. Enteropathogen infections in canine puppies: (Co-)occurrence, clinical relevance and risk factors. Vet Microbiol. 2016; 195: 115-122.

24. McKnight CA, Maes RK, Wise AG, et al. Evaluation of tongue as a complementary sample for the diagnosis of parvoviral infection in dogs and cats. J Vet Diagn Invest. 2007; 19(4): 409-13.

25. Neuerer FF, Horlacher K, Truyen U, et al. Comparison of different in-house test systems to detect parvovirus in faeces of cats. J Feline Med Surg. 2008; 10(3): 247-51.

26. Venn EC, Preisner K, Boscan PL, et al. Evaluation of an outpatient protocol in the treatment of canine parvoviral enteritis. J Vet Emerg Crit Care (San Antonio). 2017; 27(1): 52-65.

27. Bragg RF, Duffy AL, DeCecco FA, et al. Clinical evaluation of a single dose of immune plasma for treatment of canine parvovirus infection. J Am Vet Med Assoc. 2012; 240(6): 700-4.

28. de Mari K, Maynard L, Eun HM, et al. Treatment of canine parvoviral enteritis with interferon-omega in a placebo-controlled field trial. Vet Rec. 2003; 152(4): 105-8.

29. Mischke R, Barth T, Wohlsein P, et al. Effect of recombinant human granulocyte colony-stimulating factor (rhG-CSF) on leukocyte count and survival rate of dogs with parvoviral enteritis. Res Vet Sci. 2001; 70(3): 221-5.

30. Pereira GQ, Gomes LA, Santos IS, et al. Fecal microbiota transplantation in puppies with canine parvovirus infection. J Vet Intern Med. 2018; 32(2): 707-711.

31. Savigny MR, Macintire DK. Use of oseltamivir in the treatment of canine parvoviral enteritis. J Vet Emerg Crit Care (San Antonio). 2010; 20(1): 132-42.

32. Taguchi M, Namikawa K, Maruo T, et al. Effects of body weight on antibody titers against canine parvovirus type 2, canine distemper virus, and canine adenovirus type 1 in vaccinated domestic adult dogs. Can J Vet Res. 2012; 76(4): 317-9.

33. Vila Nova B, Cunha E, Sepúlveda N, et al. Evaluation of the humoral immune response induced by vaccination for canine distemper and parvovirus: a pilot study. BMC Vet Res. 2018; 14(1): 348.

34. Mouzin DE, Lorenzen MJ, Haworth JD, et al. Duration of serologic response to five viral antigens in dogs. J Am Vet Med Assoc. 2004; 224(1): 55-60.

35. Mouzin DE, Lorenzen MJ, Haworth JD, et al. Duration of serologic response to three viral antigens in cats. J Am Vet Med Assoc. 2004; 224(1): 61-6.

36. Lappin MR, Jensen WA, Jensen TD, et al. Investigation of the induction of antibodies against Crandell-Rees feline kidney cell lysates and feline renal cell lysates after parenteral administration of vaccines against feline viral rhinotracheitis, calicivirus, and panleukopenia in cats. Am J Vet Res. 2005; 66(3): 506-11.

37. Summers SC, McLeland SM, Hawley JR, et al. Effect of repeated administration of a parenteral feline herpesvirus-1, calicivirus, and panleukopenia virus vaccine on select clinicopathologic, immunological, renal histologic, and immunohistochemical parameters in healthy adult cats. Am J Vet Res. 2022; 83(7): ajvr.21.07.0087.

38. Martinez-Anton L, Marenda M, Firestone SM, et al. Investigation of the Role of Campylobacter Infection in Suspected Acute Polyradiculoneuritis in Dogs. J Vet Intern Med. 2018; 32(1): 352-360.

39. Sims CS, Nagle J, Tolbert MK, et al. Correlation of cytology to histology in a case of canine granulomatous colitis in a Boxer dog. Vet Clin Pathol. 2022; 50 Suppl 1 : 83-87.

40. Craven M, Dogan B, Schukken A, et al. Antimicrobial resistance impacts clinical outcome of granulomatous colitis in boxer dogs. J Vet Intern Med. 2010; 24(4): 819-24.

41. Mansfield CS, James FE, Craven M, et al. Remission of histiocytic ulcerative colitis in Boxer dogs correlates with eradication of invasive intramucosal Escherichia coli. J Vet Intern Med. 2009; 23(5): 964-9.

42. Cochran L, Hill S, Lotti U, et al. Clinical characteristics and long-term outcome of E. coli-associated granulomatous ileocolitis in dogs: five cases (2010-2014). J Small Anim Pract. 2021; 62(7): 588-598.

43. Biénès T, Leal RO, Domínguez-Ruiz M, et al. Association of gastric lymphofollicular hyperplasia with Helicobacter-like organisms in dogs. J Vet Intern Med. 2022; 36(2): 515-524.

44. Husnik R, Klimes J, Kovarikova S, et al. Helicobacter Species and Their Association with Gastric Pathology in a Cohort of Dogs with Chronic Gastrointestinal Signs. Animals (Basel). 2022; 12(10): 1254.

45. Suárez-Esquivel M, Alfaro-Alarcón A, Guzmán-Verri C, et al. Analysis of the association between density of Helicobacter spp and gastric lesions in dogs. Am J Vet Res. 2017; 78(12): 1414-1420.

8 肛門周囲の感染症

Point

☐ 肛門腺には抗菌薬が十分な濃度に到達しないため，肛門囊炎・肛門囊膿瘍では抗菌薬の全身投与よりもドレナージを中心に行う。

☐ 肛門囊炎・肛門囊膿瘍の症例で外科療法を行った際には，摘出した肛門囊を病理検査に提出する。

大半の動物病院では日常的に肛門腺絞りを行っているが，肛門周囲は感染トラブルをよくみる部位でもある。

肛門囊

肛門囊は，尾を 12 時方向に挙上すると肛門の 4 時と 8 時の位置に存在している（図 1）。肛門囊は導管を介して直腸へ開口しており，歩行や排便などの動きによって圧迫されて肛門腺液が排出される。特に小型犬では肛門腺内容物の排出がうまくいかないことがあり，人為的に排出させる必要がある。通常は図 1 の肛門囊の位置を外部から圧迫して排出させることが多いが（図 2），どうしても排出されない場合は直腸から指を入れて，内側と外側の両方から圧迫して排出させることになる。

排出された肛門腺内容物は様々な粘度や色調を呈するが，基本的にどのような色調でも正常である。唯一の異常所見は血液混入である[1-3]。成分としては油性のものが混じっているため，衣類などに付くと水洗だけでは落ちず，気を付けて圧迫排出をする必要がある。

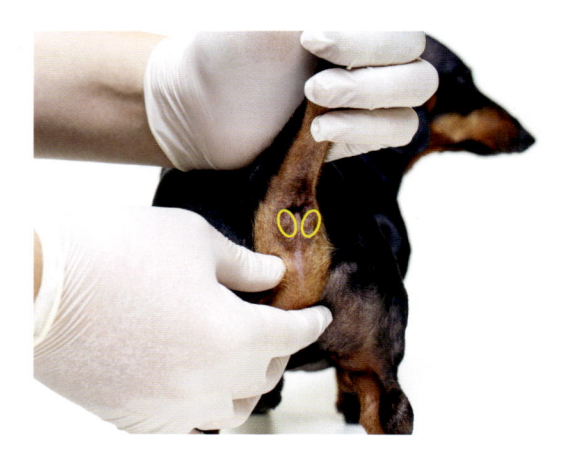

図 1　肛門囊の位置

肛門嚢炎・肛門嚢膿瘍

概要・病態

　本質は肛門嚢における炎症反応だが，多様な疾患が原因となる。代表的なものとしては肛門嚢の導管閉塞や腺の過剰分泌，感染，アトピー性皮膚炎や食物不耐症などの皮膚疾患，内分泌異常などが挙げられる。疫学的には小型犬や短頭種で多いが，年齢・性別を問わず発生し，下痢を起こすと発生率が高くなることが知られている[4, 5]。

　代表的な症状として，肛門周囲を気にして押し付けたり舐めようとしたりする様子がみられる。これ以外に肛門周囲の炎症や疼痛，便秘などがある。

診断

　通常，診断は病歴と身体検査に基づいて行われることが多いが，臨床症状が一切なく触診時にみつかることもある。

治療

　前述の解剖を理解すると分かりやすいが，肛門腺内容物の薬剤感受性試験を行う意義は乏しい。これは，肛門腺には抗菌薬が効力を発揮するのに十分な濃度まで到達しないためである。したがって，通常は抗菌薬の全身投与の対象にはならない。

　治療はまずはドレナージを実施することとなり，明確な背景疾患があればそれを治療しつつ，必要に応じて鎮静下での週1回の圧迫排出を行うが，これで対応できない場合は生理食塩水を用いた肛門嚢洗浄を行うこともある。この際に耳用の抗菌薬軟膏（ゲンタマイシンがよく用いられる）を注入することもある。実施する場合は2週に1回ほど実施し，寛解まで平均して3回程度実施することが多い[4, 6]。しかし再発率も高いため，どこまで上記の治療で対応するか，飼い主との相談が必要である。

　これらで解決しない場合や破裂してしまっている場合は外科療法として肛門嚢の切除を実施することがあるが，切除方法は閉鎖式と開放式のどちらを選んでもよい。合併症は閉鎖式の方が少ないといわれているが，きちんと腺組織が除去されていることが一番大切であるため，実施しやすい方

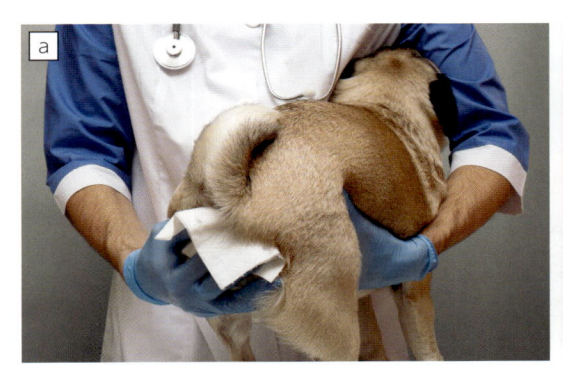
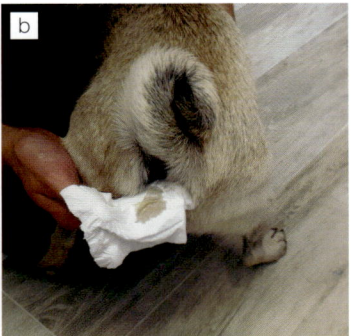

図2　肛門腺の絞り方（外部圧迫）

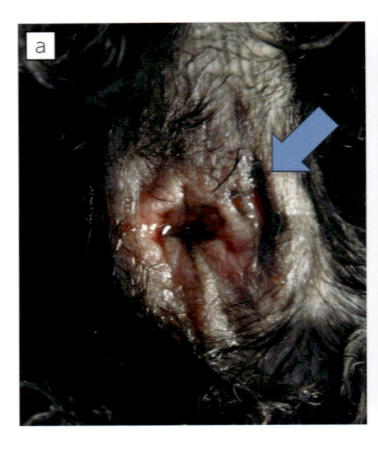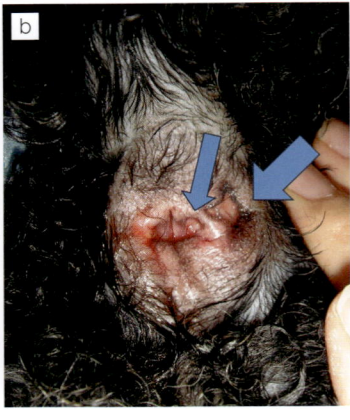

図3　肛門周囲フィステルの外観

肛門の動きにあわせて瘻孔（矢印）が見づらくなっていることが多いため，弛緩時（a）といきんでいるとき（b）の両方を観察することが望ましい。

を行うべきである。代表的な合併症は便失禁であり，瘻孔形成や創部感染がそれに続き，特に体重が軽い（15 kg 未満）症例で発生率が高くなる[7, 8]。難治性で外科手術に進んだ場合，腫瘍である可能性も相応にある。このため，**必ず摘出臓器を病理検査に提出しておくことを忘れてはいけない**。

肛門周囲瘻（肛門周囲フィステル）

肛門周囲瘻（肛門周囲フィステル）は，免疫介在性に肛門周囲に瘻管が形成され，慢性炎症を引き起こす疾患である（図3）。肛門嚢炎の症例でも肛門周囲に瘻孔ができることがあるため，これと間違えないように注意されたい。基本的に犬の疾患であり，猫ではきわめてまれである。

腫瘍性疾患の除外のために病理検査が行われることもあるが，臨床的に診断されることが多い。ジャーマン・シェパード・ドッグで好発する傾向にあり，組織学的には T 細胞性リンパ球により媒介された炎症反応がみられるため，これを標的とした免疫抑制療法が奏効する。しかし再発率が高いため，管理に注意が必要である[9]。治療は導入期と維持期の 2 つに分かれ，導入期は高用量の薬剤で開始し，通常 4 カ月間治療する。その後，用量を下げて維持期に向かう。代表的な初期用量は，シクロスポリン 4 〜 8 mg/kg q24h，プレドニゾロン　2 mg/kg q24h，アザチオプリン　2 mg/kg q24h[10]，オクラシチニブ　1 mg/kg q12h[11] だが，プレドニゾロンは副作用を防ぐため，2 週間程度で用量を下げていく必要がある。特に大型犬に多い疾患のため，プレドニゾロンは初期用量を 40 mg/m^2 q24h とすることも検討する必要がある[12, 13]。皮膚疾患であるため歴史的にシクロスポリンの使用経験が多いが，シクロスポリンは食事と一緒に与えると生物学的利用率が 22％低下するため[14]，効果不十分の際には用量増加よりも投薬方法の改善を行うべきである。なお，感染性疾患ではないため通常は抗菌薬の投与によって治癒しないが，二次感染を起こしていることが多く，治療初期の数週間は感染のコントロールに使用されることがある。最初は全身投与を行うが，局所療法に耐えられるようになったら局所抗菌薬や抗菌シャンプーによる洗浄などへ移行する。

また，局所療法としてタクロリムス軟膏も使用することができ，0.1％濃度の軟膏を 1 日 1 〜 2 回患部に薄く塗布して 4 週間後まで実施し，それ以降は 2 日に 1 回へ漸減し，2 週間に 1 回程度治療反応を評価し，さらに漸減が可能かを検討する[10]。

■ 参考文献

1. Frankel JL, Scott DW, Erb HN. Gross and cytological characteristics of normal feline anal-sac secretions. J Feline Med Surg. 2008; 10(4): 319-23.

2. Lake AM, Scott DW, Miller WH Jr, et al. Gross and cytological characteristics of normal canine anal-sac secretions. J Vet Med A Physiol Pathol Clin Med. 2004; 51(5): 249-53.

3. Robson DC, Burton GG, Lorimer MF. Cytological examination and physical characteristics of the anal sacs in 17 clinically normal dogs. Aust Vet J. 2003; 81(1-2): 36-41.

4. Corbee RJ, Woldring HH, van den Eijnde LM, et al. A Cross-Sectional Study on Canine and Feline Anal Sac Disease. Animals (Basel). 2021; 12(1): 95.

5. O Neill DG, Church DB, McGreevy PD, et al. Prevalence of disorders recorded in dogs attending primary-care veterinary practices in England. PLoS One. 2014; 9 (3): e90501.

6. Lundberg A, Koch SN, Torres SMF. Local treatment for canine anal sacculitis: A retrospective study of 33 dogs. Vet Dermatol. 2022; 33(5): 426-434.

7. Chen CL, Lapsley JM, Selmic LE. Minimal complications observed with a modified surgical approach for treatment of canine anal sac neoplasia. J Am Vet Med Assoc. 2021; 260(S1): S59-S64.

8. Hill LN, Smeak DD. Open versus closed bilateral anal sacculectomy for treatment of non-neoplastic anal sac disease in dogs: 95 cases (1969-1994). J Am Vet Med Assoc. 2002; 221(5): 662-5.

9. Day MJ, Weaver BMQ. Pathology of surgically resected tissue from 305 cases of anal furunculosis in the dog. J Small Anim Pract. 1992; 33(12): 583-589.

10. Cain CL. Canine Perianal Fistulas: Clinical Presentation, Pathogenesis, and Management. Vet Clin North Am Small Anim Pract. 2019; 49(1): 53-65.

11. Harvey R, Horton H. Successful treatment of perianal fistulas in two dogs with oclacitinib. Vet Dermatol. 2023; 34(5): 483-486.

12. Garden OA, Kidd L, Mexas AM, et al. ACVIM consensus statement on the diagnosis of immune-mediated hemolytic anemia in dogs and cats. J Vet Intern Med. 2019; 33(2): 313-334.

13. Sri-Jayantha LS, Doornink MT, Urie BK. Increased risk of select glucocorticoid adverse events in dogs of higher body weight. Can Vet J. 2022; 63(1): 32-38.

14. Steffan J, Strehlau G, Maurer M, et al. Cyclosporin A pharmacokinetics and efficacy in the treatment of atopic dermatitis in dogs. J Vet Pharmacol Ther. 2004; 27(4): 231-8.

9 肝臓・胆嚢・膵臓疾患

- □ 胆汁検査では，様々な理由から細菌の評価が難しいため，その限界を知っておく。
- □ 胆管炎では抗菌薬の長期投与が必要となることがある。
- □ 膵炎の治療として抗菌薬を用いることは基本的にない。
- □ 肝膿瘍は珍しい疾患だが，治療は感染巣の除去を第一とし，みえない微小膿瘍を抗菌薬で対応していく。

　胆嚢・胆管疾患は日々の診療で疑うことが比較的多いが，なかなか診断をつけることが難しい。このため，超音波検査などの画像検査とともに胆汁検査を実施することがあるが，この検査結果の解釈が難しく，我々をさらに謎に突き落とす。胆汁検査の中でも特に細菌の評価について理解を深め，適切な抗菌薬投与ができるようになってほしい。

胆汁検査

胆嚢穿刺

　胆嚢穿刺は胆汁の細胞診と培養検査を目的に行われ，超音波ガイド下で22G針を用いて安全に実施可能である。胆嚢穿刺後の合併症の発生率は肝胆道系疾患を疑われた犬では7/208頭（3.4％），猫では2/72頭（2.8％）であり，決して高いものではない。一番多かった合併症は少量の腹膜出血を疑う所見であり，それ以外では胆嚢壁浮腫・胆嚢の虚脱・胆嚢内の出血が認められ，動物が動いたために発生したと疑われるものもあるため，鎮静または麻酔が必要になる。合併症を確認するために，処置の15〜30分後に再度超音波検査を用いるのも1つの手である[1]。

評価

　胆汁検査において，難しいものが細菌の評価である。犬・猫ともに正常な胆汁中にも細菌を認めることがあるため，細菌の検出が即，感染性疾患の診断とはならない。しかし検出割合は低いため[2,3]，細菌を認めることは肝胆道系疾患である確率を多少高める。ある報告では，胆汁培養と胆嚢超音波検査の感度・特異度は，犬166頭において感度81％・特異度31％，猫47頭では感度96％・特異度49％となっている[1]。また，犬では胆泥は偶発所見であることが多く，診断の一助にはなりにくい[4]。

　胆汁はグラム染色による菌同定が非常に難しい材料である。その理由は，胆汁自体が細菌を傷害すること，胆汁の粘稠性が高いこと，免疫細胞も同様に傷害されて評価しづらいことが挙げられる。図1aは濃い胆汁中に認められた腸球菌であり，高倍率での観察では細胞壁が破壊されていることが分かるが，低倍率の簡単な観察のみで済ませるとレンサ球菌と間違えてしまう可能性がある。また，胆汁吸引時の抵抗が強い場合や胆汁の粘稠性が高い場合は菌体が変性していることが多

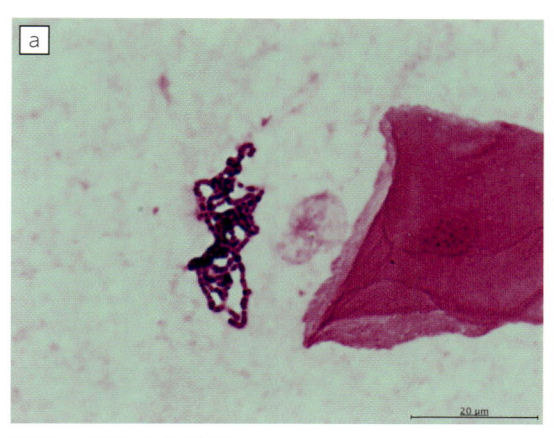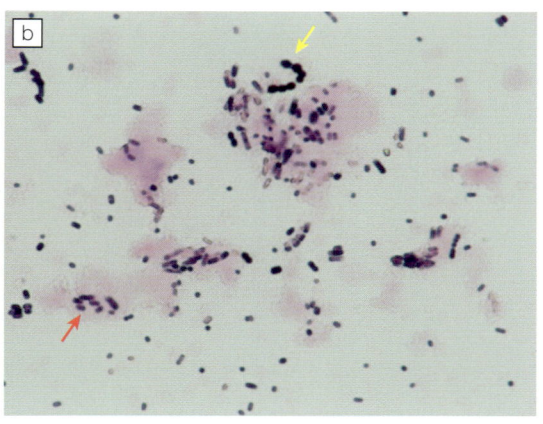

図1　胆汁中の細菌

a：濃い胆汁中に認められた *Enterococcus faecium*
b：薄い胆汁中に認められた大腸菌（グラム陰性桿菌，赤矢印）と腸球菌（グラム陽性球菌，黄矢印）

く，これらの情報を頭に入れておくと形態評価時に役立つ。

　さらに，胆汁検査では鏡検で細菌を認めても，培養検査では検出されないことも多い。なぜなら，前述のように胆汁自体が細菌に対して害であるため，培養検査までの時間がかかればかかるほど死滅してしまうためである。これを防ぐ方法は今のところないため，迅速に検体を検査機関に送付するしかない。加えて，一部の嫌気性菌が検出されることもあるため，嫌気ポーターなどの専用のキャリアーを用いて嫌気性菌の検出を試みるとよい。過去の報告では，大腸菌と腸球菌が最も多く検出されており，それ以外に *Clostridium* 属菌，*Campylobacter* 属菌，*Proteus* 属菌などが検出されている[1]。

胆嚢炎

概要・病態

　その名前のとおり胆嚢の炎症であり，時間経過で急性／慢性，組織学的に化膿性／非化膿性に分かれるが，そもそも原因が不明なことが大半である（図2）。ごく一部の病態（壊死性胆嚢炎・気腫性胆嚢炎・敗血症性胆嚢炎）は原因や治療法についての知見が多く，これらを区別することが大切である。

診断

　胆嚢炎自体は血液検査と超音波検査によって疑診することが多く，胆管拡張や胆嚢壁肥厚，胆石，猫の胆泥，胆嚢粘液嚢腫，腫瘤，胆嚢壁の気腫，胆嚢周囲の液体貯留などを指標とすることが多い[5]。

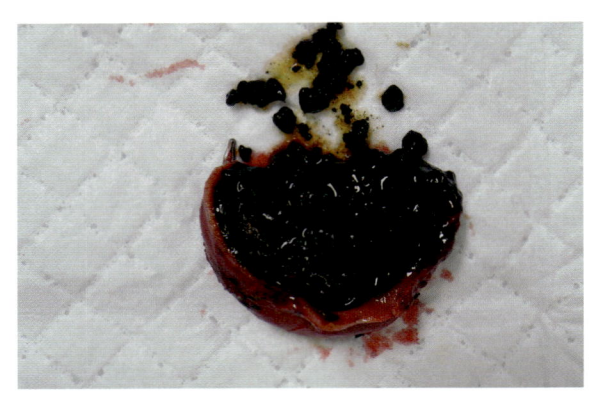

図2　胆石症によって引き起こされた胆嚢炎

治療

　特に気腫性胆嚢炎や敗血症性胆嚢炎では細菌感染が疑われるため，抗菌薬治療の対象となるが[6, 7]，胆嚢穿刺ができなかったり，培養検査の結果を待てない際には，アンチバイオグラムなどに基づいて処方することになる。エンロフロキサシンは胆嚢へ分布しやすいが，嫌気性菌への効果が乏しい。その他に胆嚢への分布がよい抗菌薬にはクロラムフェニコールやメトロニダゾールがあり，これらは嫌気性菌をカバーできる。

　免疫抑制を起こすような背景疾患によって発生することもあるため，背景疾患の確認が大切である[8]。ただし，胆嚢壁の脆弱化が画像検査から疑われ，胆嚢穿刺ができないことも多い。この場合は胆嚢切除術も適応となるため，それまでの内科管理として抗菌薬治療が行われることも多い。通常，内科療法単体として実施される場合は少なくとも1カ月間抗菌薬が投与され，胆嚢切除術後であれば7～14日程度であることが多い[9]。

　破裂して胆汁性腹膜炎となってしまった場合はきわめて予後が悪く，犬で胆汁性腹膜炎となり敗血症を併発した場合の死亡率は55％であるのに対して，無菌性の場合は13％であった[10]。敗血症を併発した場合は，重症敗血症に準拠した治療を行っていく。猫ではもう少し予後が悪いが，犬よりも発生率が低いため，明確な割合ははっきりしていない[11, 12]。

胆管炎

概要・病態

　胆管の炎症で胆管領域に限定しているものを胆管炎，実質まで炎症が波及しているものを胆管肝炎としている。犬よりも猫で圧倒的に多い疾患であり，肝胆道系疾患における発生率は犬で27/460頭（6％）[13]，猫で396/1,452頭（27％）[14]と報告されている。組織学的には猫では好中球性胆管炎が10～24％（図3），リンパ球性胆管炎が7～15％程度を占める[14-16]。それ以外にはリンパ球性門脈肝炎，肝吸虫関連性胆管炎などがある。

　臨床症状は非特異的なものが多く，発熱，食欲不振，嘔吐，下痢，嗜眠傾向，腹痛，黄疸などがみられる。

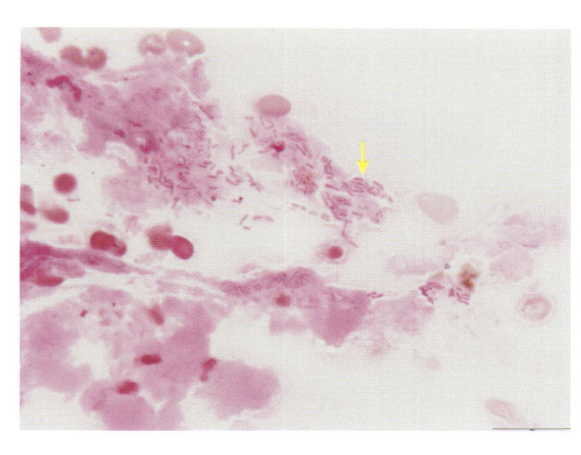
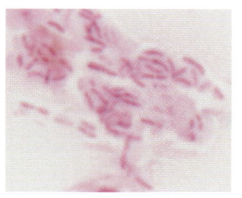

図3　緑膿菌による急性好中球性胆管炎が疑われた胆汁のグラム染色像
グラム陰性桿菌が多数認められる。

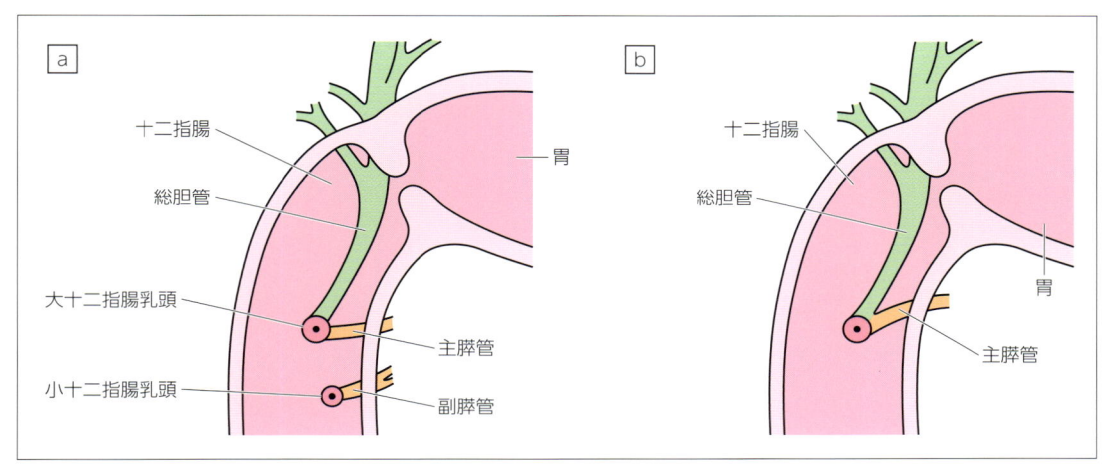

図4　犬と猫の膵管と胆管の解剖学的差異
a：犬　b：猫

　特に猫は胆管炎と膵炎，リンパ球性形質細胞性慢性腸症を同時に引き起こしやすく，俗に猫の三臓器炎といわれる。これは犬と猫の膵管の解剖学的差異が一部影響しているため猫に多くみられる病態だといわれており，犬は主膵管と副膵管が分かれているが，猫は分かれていない（図4）。このため膵炎やリンパ球性形質細胞性慢性腸症からの炎症が波及しやすいことが1つの要因であると疑われている。胆道にステントを留置した猫の実験において，胆道が細菌に汚染されても胆道の閉塞がなければ臨床症状を示さなかったことも，この仮説を補強している[17]。

診断

　病理検査によってどのタイプの胆管炎かを含めて確定診断されるが，多くの場合は臨床症状から疑診し，血液検査と超音波検査から臨床的に診断されることが多い。これらで診断できず疾患確率が高い場合は，治療的診断を行うこともある。

治療

抗菌薬は，細菌感染が原因である好中球性胆管炎に限らず，免疫介在性であるリンパ球性胆管炎であっても二次的な感染を抑えるために使用されることが多い。理想的には胆汁培養の結果に基づいて抗菌薬を選択すべきではあるが，分離される菌は大腸菌と腸球菌が最も多く，その他には *Klebsiella* 属菌，*Enterobacter* 属菌，*Salmonella* 属菌，レンサ球菌，ブドウ球菌なども検出される[18]。ただし，前述したように鏡検時にはサンプルの状態を把握して，不安な場合は広めにカバーできる抗菌薬を選択する。経験的にアモキシシリン，アモキシシリン・クラブラン酸，セファレキシン，エンロフロキサシンがよく使用され，嫌気性菌では *Clostridium* 属菌，*Bacteroides* 属菌が検出されるため，ここまでカバーできるように考える場合はメトロニダゾールが併用される。通常は4～8週間投与され，場合によっては3～6カ月間投与されることも珍しくない。

リンパ球性胆管炎であればプレドニゾロンが適応となることもある。それ以外に支持療法としてウルソデオキシコール酸と，S-アデノシルメチオニンまたはビタミンEの併用が行われる。胆管閉塞の軽減として外科的介入が必要になることはほとんどない。

非常にゆっくりと進む疾患のため，治療介入によって長期予後が改善する。犬では中央生存期間が671日，猫では好中球性胆管炎で1年，リンパ球性胆管炎であれば1,200日と報告されている。また，10歳齢以上の猫の80％で組織学的にリンパ球性門脈肝炎がみられるが，胆管や限界板・門脈周囲の壊死もなく，肝外疾患を反映する非特異的反応性変化と考えられており，通常は軽度で進行も緩やかなため，治療されないことが多い[18-20]。

膵炎[21]

概要・病態

膵臓の炎症だが，本質的には膵腺房細胞内の膵酵素が早期活性化されて起こる。原因の仮説にはカルシウムシグナルの異常や低酸素，細菌性胆嚢炎の波及やコレシストキニン（CCK）と酸化ストレスの関与といった様々なことがいわれているが，これらの原因が複合していることが一番疑われている。慢性膵炎と急性膵炎は発症後の期間ではなくどちらかというと組織学的に区別されており，臨床的には症状が非特異的であり，重症度を区別することしかできない。

診断

膵炎の確定診断は病理検査である。しかし，膵臓の生検は現実的ではないため，臨床現場では臨床症状と超音波検査所見をあわせて総合的に判断し，これらではっきりしない場合に血液検査による膵特異的リパーゼ（PLI）などの膵酵素測定を補助として用いることになる。このため，**臨床症状がない動物でPLIを測定することは誤診の原因となり，臨床症状があっても画像検査よりも前に測定する場合は有病率が高くないため，検査後の診断確率を大きく上昇させない**。一応のカットオフとしては犬膵特異的リパーゼ（Spec cPL）≦400 μg/Lの場合，感度が70～91％，特異度が74～88％であり，猫膵特異的リパーゼ（Spec fPL）＜5.3 μg/Lの場合，感度が67％，特異度が90％である[22-24]。

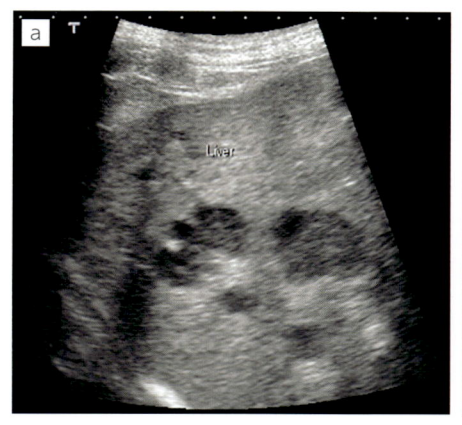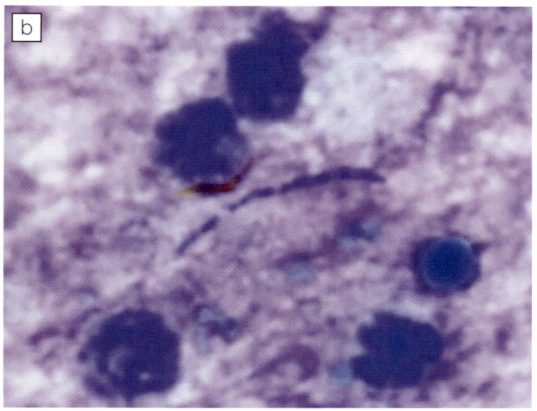

図5　肝膿瘍の超音波画像と細菌の検出

治療

　膵炎において抗菌薬を使用することは，基本的にない。使用する場合は他の感染性疾患から波及しているときや重症で敗血症に移行しうる病態が考えられるが，人においては重症膵炎においても予防的抗菌薬の生命予後や感染性合併症の改善効果は認められていない[25]。このため，抗菌薬の使用については今一度考える必要がある。

　また，膵炎発症の予防においては大きな間違いが散見され，「高脂肪食や盗食が膵炎を引き起こす」という相関関係は存在するが，「低脂肪食が膵炎を治療し予防する」という文献的根拠は存在しない。治療の際に低脂肪食の給与が推奨されているのは単なるエキスパートオピニオンに過ぎず，低脂肪食は回復期における安静時エネルギー要求量（RER）の充足を妨げるため，罹患後に高脂血症が続いていない限り脂肪分を排除する理由はない[26]。また，高 TG 血症の犬で PLI が有意に高くなるというのはミニチュア・シュナウザーでみつかった事象ではあるが，健常犬でも PLI が高い個体は存在している[27]。さらに膵炎症例では TG が高くなる傾向があり，膵炎の既往があると治療後も高値が続くこともあれば[28]，膵炎の治療に伴って高 TG 血症が解消することも多い。このため多くの獣医師が TG を低下させることで膵炎の発症予防になると誤認していると思われる。顕著な高脂血症が存在する場合は背景疾患の治療や低脂肪食の給与を行うが，それでも高脂血症が改善しない場合は ω-3 脂肪酸の投与やフィブラート系薬の使用を検討する[29]。

肝膿瘍

概要・病態・診断

　膿瘍自体の発生はまれだが，膿瘍の中では肝膿瘍の遭遇頻度が比較的高い。犬で多いが猫では非常に珍しく，単胞性・多巣性・微小膿瘍など様々な形態をとる[30]。臨床症状は非特異的なものが多いが，腹痛や肝腫大，腹囲膨満などで気付くこともある。これらの症状から肝臓の画像検査や細胞診，病理検査を行い，診断されることが多い（図5）。

　起炎菌は子犬の場合は明確であり，ブドウ球菌が細静脈炎を引き起こして感染を成立させる。致死率はきわめて高く，過去の文献では 46/49 頭（94％）が生後 4 週間までに死亡している[31]。成犬では糖尿病や免疫抑制，腫瘍，フェノバルビタールの使用などがリスクとして挙げられており，起炎菌は好気性の大腸菌や腸球菌，ブドウ球菌，嫌気性の *Clostridium perfringens* を主軸として，様々な菌が複合感染している像（polymicrobial pattern）を示すことが多い[30, 32]。このため培養検査に供する際には，必ず嫌気培養を実施できるように採取された膿瘍は嫌気ポーターなどのキャリアーに分けて入れて提出する必要がある。また，まれにアメーバや真菌，肝吸虫が原因となることもある[33]。

治療

　膿瘍であるため，基本的な治療法は切除・ドレナージである。これで対処しきれない部分に対して，微小膿瘍を含めて抗菌薬で治療することになる。人では 5 cm までの病変は抗菌薬のみで 80％ が完治しており[34]，多巣性の場合は動物においても一考する余地があるかもしれない。切除不能時にはエタノールアブレーションを行うことができ，経皮的ドレナージを実施した後，吸引した膿瘍の半分量のエタノールを膿瘍内に注入し，3 分静置後に吸引・除去する[35]。

　前述のように polymicrobial pattern をとることが多いため，抗菌薬は培養検査結果に基づいて選択されるべきだが，肝移行性などの観点からエンロフロキサシンが使用されることが多い。この場合の正確な治療期間に決まったものはないが，人では 2 ～ 6 週間の使用がよく行われている[36]。

■ 参考文献

1． Policelli Smith R, Gookin JL, Smolski W, et al. Association between Gallbladder Ultrasound Findings and Bacterial Culture of Bile in 70 Cats and 202 Dogs. J Vet Intern Med. 2017; 31(5): 1451-1458.
2． Kook PH, Schellenberg S, Grest P, et al. Microbiologic evaluation of gallbladder bile of healthy dogs and dogs with iatrogenic hypercortisolism: a pilot study. J Vet Intern Med. 2010; 24(1): 224-8.
3． Savary-Bataille KC, Bunch SE, Spaulding KA, et al. Percutaneous ultrasound-guided cholecystocentesis in healthy cats. J Vet Intern Med. 2003; 17(3): 298-303.
4． Kook PH, Schellenberg S, Rentsch KM, et al. Effects of iatrogenic hypercortisolism on gallbladder sludge formation and biochemical bile constituents in dogs. Vet J. 2012; 191(2): 225-30.
5． Aguirre A. Diseases of the Gallbladder and Extrahepatic Biliary System. In: Textbook of Veterinary Internal Medicine. 7 ed. Ettinger SJ, Feldman EC, ed. Elsevier, 2010.
6． Armstrong JA, Taylor SM, Tryon KA, et al. Emphysematous cholecystitis in a Siberian husky. Can Vet J. 2000; 41(1): 60-2.
7． Ward PM, Brown K, Hammond G, et al. Cholelithiasis in the Dog: Prevalence, Clinical Presentation, and Outcome. J Am Anim Hosp Assoc. 2020; 56(3): 152.
8． Neel JA, Tarigo J, Grindem CB. Gallbladder aspirate from a dog. Vet Clin Pathol. 2006; 35(4): 467-70.
9． Fossum TW, Edlund CS, Johnson AL, et al. Surgery of the Extrahepatic Biliary System. In: Small Animal Surgery. 3 ed. Fossum TW, ed. Elsevier, 2007, p. 570-572.
10． Mehler SJ, Mayhew PD, Drobatz KJ, et al. Variables associated with outcome in dogs undergoing extrahepatic biliary surgery: 60 cases (1988-2002). Vet Surg. 2004; 33(6): 644-9.
11． Bacon NJ, White RA. Extrahepatic biliary tract surgery in the cat: a case series and review. J Small Anim Pract. 2003; 44(5): 231-5.
12． Crews LJ, Feeney DA, Jessen CR, et al. Clinical, ultrasonographic, and laboratory findings associated with gallbladder disease and rupture in dogs: 45 cases (1997-2007). J Am Vet Med Assoc. 2009; 234(3): 359-66.
13． Tamborini A, Jahns H, McAllister H, et al. Bacterial Cholangitis, Cholecystitis, or both in Dogs. J Vet Intern Med. 2016; 30(4): 1046-55.
14． Bayton WA, Westgarth C, Scase T, et al. Histopathological frequency of feline hepatobiliary disease in the UK. J Small Anim Pract. 2018; 59(7): 404-410.
15． Hirose N, Uchida K, Kanemoto H, et al. A retrospective histopathological survey on canine and feline liver diseases at the University of Tokyo between 2006 and 2012. J Vet Med Sci. 2014; 76(7): 1015-20.

16. Callahan Clark JE, Haddad JL, Brown DC, et al. Feline cholangitis: a necropsy study of 44 cats (1986-2008). J Feline Med Surg. 2011; 13(8): 570-6.
17. Sung JY, Leung JW, Shaffer EA, et al. Ascending infection of the biliary tract after surgical sphincterotomy and biliary stenting. J Gastroenterol Hepatol. 1992; 7 (3): 240-5.
18. Harrison JL, Turek BJ, Brown DC, et al. Cholangitis and Cholangiohepatitis in Dogs: A Descriptive Study of 54 Cases Based on Histopathologic Diagnosis (2004-2014). J Vet Intern Med. 2018; 32(1): 172-180.
19. Brain PH, Barrs VR, Martin P, et al. Feline cholecystitis and acute neutrophilic cholangitis: clinical findings, bacterial isolates and response to treatment in six cases. J Feline Med Surg. 2006; 8 (2): 91-103.
20. Otte CM, Penning LC, Rothuizen J, et al. Retrospective comparison of prednisolone and ursodeoxycholic acid for the treatment of feline lymphocytic cholangitis. Vet J. 2013; 195(2): 205-9.
21. Forman MA, Steiner JM, Armstrong PJ, et al. ACVIM consensus statement on pancreatitis in cats. J Vet Intern Med. 2021; 35(2): 703-723.
22. Cridge H, MacLeod AG, Pachtinger GE, et al. Evaluation of SNAP cPL, Spec cPL, VetScan cPL Rapid Test, and Precision PSL Assays for the Diagnosis of Clinical Pancreatitis in Dogs. J Vet Intern Med. 2018; 32(2): 658-664.
23. McCord K, Morley PS, Armstrong J, et al. A multi-institutional study evaluating the diagnostic utility of the spec cPL[TM] and SNAP® cPL[TM] in clinical acute pancreatitis in 84 dogs. J Vet Intern Med. 2012; 26(4): 888-96.
24. Lee C, Kathrani A, Maddison J. Retrospective study of the diagnostic utility of Spec fPLin the assessment of 274 sick cats. J Vet Intern Med. 2020; 34(4): 1406-1412.
25. Guo D, Dai W, Shen J, Zhang M, et al. Assessment of Prophylactic Carbapenem Antibiotics Administration for Severe Acute Pancreatitis: An Updated Systematic Review and Meta-Analysis. Digestion. 2022; 103(3): 183-191.
26. Mansfield C, Beths T. Management of acute pancreatitis in dogs: a critical appraisal with focus on feeding and analgesia. J Small Anim Pract. 2015; 56(1): 27-39.
27. Xenoulis PG, Suchodolski JS, Ruaux CG, et al. Association between serum triglyceride and canine pancreatic lipase immunoreactivity concentrations in miniature schnauzers. J Am Anim Hosp Assoc. 2010; 46(4): 229-34.
28. Xenoulis PG, Cammarata PJ, Walzem RL, et al. Serum triglyceride and cholesterol concentrations and lipoprotein profiles in dogs with naturally occurring pancreatitis and healthy control dogs. J Vet Intern Med. 2020; 34(2): 644-652.
29. De Marco V, Noronha KSM, Casado TC, et al. Therapy of Canine Hyperlipidemia with Bezafibrate. J Vet Intern Med. 2017; 31(3): 717-722.
30. Farrar ET, Washabau RJ, Saunders HM. Hepatic abscesses in dogs: 14 cases (1982-1994). J Am Vet Med Assoc. 1996; 208(2): 243-7.
31. Hargis AM, Thomassen RW. Hepatic abscesses in beagle puppies. Lab Anim Sci. 1980; 30(4 Pt 1): 689-93.
32. Schwarz LA, Penninck DG, Leveille-Webster C. Hepatic abscesses in 13 dogs: a review of the ultrasonographic findings, clinical data and therapeutic options. Vet Radiol Ultrasound. 1998; 39(4): 357-65.
33. Center SA. Hepatobiliary Infections. In: Infectious Diseases of the Dog and Cat. 4 ed. Sykes JE, Greene CE, ed. Saunders, 2012, p. 995-996.
34. Bamberger DM. Outcome of medical treatment of bacterial abscesses without therapeutic drainage: review of cases reported in the literature. Clin Infect Dis. 1996; 23(3): 592-603.
35. Zatelli A, Bonfanti U, Zini E, et al. Percutaneous drainage and alcoholization of hepatic abscesses in five dogs and a cat. J Am Anim Hosp Assoc. 2005; 41(1): 34-8.
36. Lardière-Deguelte S, Ragot E, Amroun K, et al. Hepatic abscess: Diagnosis and management. J Visc Surg. 2015; 152(4): 231-43.

10 泌尿器感染症

Point

- □ 膀胱炎における正確な定義を再確認し，治療対象かどうか，また抗菌薬を使用すべきかどうか，慎重に判断する。
- □ 腎盂腎炎は症状が非特異的なこともあり，総合的に判断する。
- □ 腎盂腎炎では起炎菌から投与する抗菌薬を選択し，スペクトルが合っている場合は速やかに臨床症状が改善してくる。

　腎盂腎炎や膀胱炎は非常によく遭遇する泌尿器疾患である。診断には尿検査が非常に有用だが，尿検査を雑に行い診断を困難にしていることは珍しくない。このため尿検査とそこから診断される尿の状態を正確に把握する必要がある。本節では尿検査の正しい知識，およびそこから導かれる診断と治療・経過観察について学んでいただきたい。

尿検査[1]

尿の採取方法

　尿の採取方法にはフリーキャッチ，尿道カテーテル，膀胱穿刺などの方法があるが，この中で細菌性膀胱炎を診断するために最もよい採取方法は膀胱穿刺である[1, 2]。膀胱腫瘍では腫瘍播種の危険性があるため膀胱穿刺は禁忌であるが，そうでなければ基本的には全例膀胱穿刺で尿を採るべきである。表1に各採尿法の違いを記載したが，フリーキャッチ（図1）で採尿した場合にコンタミネーションなどが認められれば，その後に膀胱穿刺にて再度尿を採る必要があり，二度手間になる。また，汚染のない正確なフリーキャッチは手技が面倒であり，容器の汚れなどに結果が左右されるため，あまりお勧めできない。

　さらに，採った尿は採取後30分以内に評価を行うべきである[3]。このため，飼い主が家で採取した尿では採取方法やその後の処理を含めて正しく行われているか判断できないため，院内での採

表1　採尿法の比較

採尿法	採尿の容易さ	備考
フリーキャッチ	容易	・容器に残存している物質が混ざる ・白血球・細菌・蛋白質が陰性の場合，検査に使用可能
尿道カテーテル	器具が必要	・尿道外傷によって血液などがコンタミネーションする可能性 ・膀胱腫瘍の細胞評価には一番有用
膀胱穿刺	超音波検査が必要	・細菌評価に一番有用 ・血管を傷つけている可能性があるため赤血球評価に気を付ける

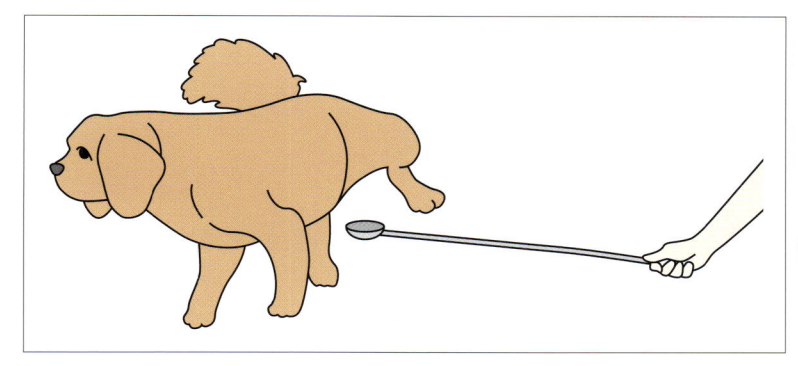

図1　フリーキャッチの正しい行い方
容器が汚染されないように採取する必要がある。

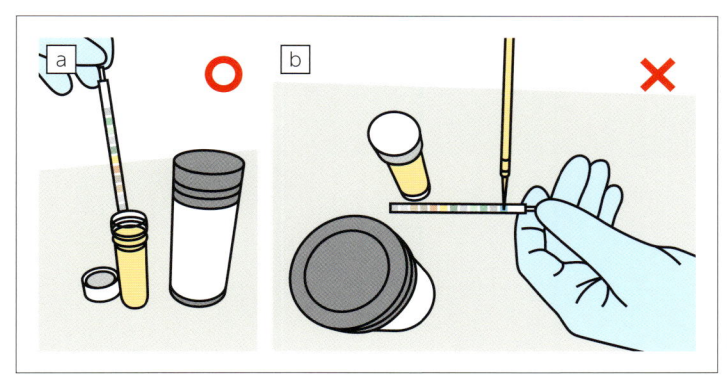

図2　ディップスティックの正しい使い方

取をお勧めしたい。院内で採取し，時間の経った尿を評価する場合には，冷蔵した採取後4時間以内のものを用いる。この際に，必ず検体を室温以上の温度にしてから評価することを忘れないでほしい。基本的に結晶以外の沈渣やpH，蛋白質，グルコース，ケトンについては，4℃で保管されていれば，採尿後48時間は安定している。

採取した尿の処理

　採取した尿は，基本的に尿定性試験（試験紙法），尿比重測定，遠心沈渣の観察（尿沈渣検査），尿培養検査の4つを行い，評価することになる。後で述べるが，尿培養時に定量培養も必要になるため，原尿をあらかじめ1 mL分注し，冷蔵しておく。

　ここでは，感染症を疑う際に特に重要な検査について解説する。

尿定性試験（試験紙法）

　尿定性試験では試験紙（ディップスティック）を使う人がほとんどだと思われるが，この際には尿をディップスティックに垂らすのではなく，スピッツ管内の尿にディップスティックを直接浸ける（図2）。説明書に記載されている時間浸けた後に，スピッツ管の縁で余分な水分を除去し，反応時間を待ってから色調を判定する。判定を行う際にはディップスティックを立てず，横にしたまま判定する。この方が観察者間の評価のばらつきが少なくなる[4]。

尿沈渣検査

　尿沈渣検査では正確な評価を行うため，十分な量の尿に対して細胞が壊れない程度の速度で遠心分離する必要がある。基本的なやり方としては，5 mLの尿を1,500 rpmで5分間遠心分離した後

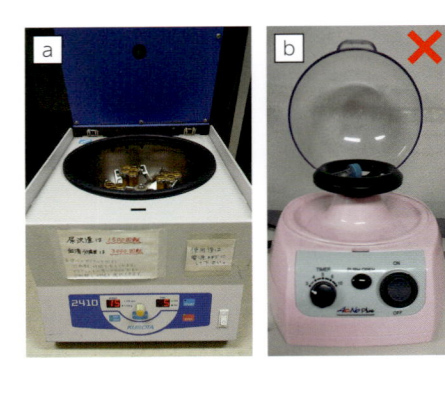

図3　尿の遠心分離を行う際の遠心分離機の選び方
スピッツ管の遠心分離機でも回転速度の間違いが多いため，注意喚起の張り紙をするとよい（a）。また，卓上遠心分離機は使用しない（b）。

表2　各採尿法における有意な細菌量

採尿法	有意な細菌量（CFU/mL）		コンタミネーションの細菌量（CFL/mL）	
	犬	猫	犬	猫
膀胱穿刺	$\geq 10^3$	$\geq 10^3$	$\leq 10^2$	$\leq 10^2$
尿道カテーテル	$\geq 10^4$	$\geq 10^3$	$\leq 10^3$	$\leq 10^2$
フリーキャッチ	$\geq 10^5$	$\geq 10^4$	$\leq 10^4$	$\leq 10^3$

文献6より引用・改変

に，上清を除去して残った沈渣を500 μL の上清尿で再懸濁してから観察へ供する[5]。この際，上清は尿蛋白/クレアチニン比（UPC）などの測定に用いることができるため，捨てないように留意する。また，よく小型卓上遠心分離機を使用している人もいるが，卓上遠心分離機は十分な量の尿が入らない上に，遠心速度が速すぎる（6,000 rpm 程度）ため，細胞が壊れてしまうおそれがある（図3）。

　遠心分離後，直接鏡検のみで済ましている人が多いが，ステルンハイマー・マルビン染色や塗抹染色を実施することをお勧めしたい。これは膀胱炎の診断の際に染色をした方が，細菌や細胞の出現の見落としが少なくなるためである。例えば，未染色の標本における細菌尿の診断能力は感度76%，特異度77%であるが，グラム染色を実施すると感度96%，特異度100%で細菌尿を検出できたという報告がある[5]。このため染色は非常に有用であり，筆者はルーチンで何かしらの染色を行っており，特にグラム染色を好んで実施している。

細菌尿の評価

定量培養による評価

　さて，ここまででようやく正確な検査ができるようになったが，顕微鏡学的にどのような所見があれば細菌性膀胱炎といえるのだろうか？　まず有意な細菌尿とは，膀胱穿刺尿で 10^3 CFU/mL 以上細菌が存在することである。尿道カテーテルやフリーキャッチによる採尿では有意な細菌量が異なる（表2）[6]。つまり定量培養をしなければ，正確に細菌尿を判定することは困難である。筆者は，全例で定量培養を実施している。正確な定量培養では採取されたサンプルが迅速に冷蔵され，24 時間以内に培養を始める必要があり[7]，室温保存のサンプルは菌数が大きく変化してしまうため

表3 膀胱穿刺尿における性状評価

細菌数（CFL/mL）	白血球数（個/HPF）	尿性状
$\leqq 10^2$	＜3	ただの尿
$\geqq 10^3$	＜3	細菌尿
$\leqq 10^2$	≧3	無菌性膿尿
$\geqq 10^3$	≧3	細菌性膿尿

評価対象とはならない。したがって，筆者は尿を採取した時点で定量培養用の1 mLを分注して冷蔵しておき，培養しない場合は廃棄するようにしている。

尿沈渣の観察による評価

一方で，定量培養ができない場合はどう判断したらよいのだろうか？　これには尿沈渣のグラム染色が役に立つ。一般的にグラム染色の最低検出感度は 10^5 CFU/mL であり，これは顕微鏡1,000倍視野で1視野あたり平均1個以上の菌体に相当する[8]。前述の標準的な遠心沈渣作製法であれば濃縮濃度は約10倍になっているため，10^4 CFU/mL までは検出可能なはずである。このため，顕微鏡で観察して菌が十分に見えればその時点で細菌尿だと判断することが可能となる。細菌数が $10^3 \sim 10^4$ CFU/mL であれば見逃してしまうが，その点を念頭に入れて評価すればよい。なお，尿定性試験における亜硝酸塩は，人において尿路感染の指標とされているが，酸性物の存在や濃縮尿で陽性になってしまい細菌の出現を特異的に反映するわけではないため，評価対象にならない。

細菌尿と診断されたら，どこから治療対象になるのだろうか。細菌性膀胱炎の症状がみられるだけでは，同じような症状を示す疾患があるため抗菌薬治療の対象とするべきか判断できない。感染が問題となっているのであれば，体が菌を排除しようとするため，通常は膿尿となり，**膿尿の定義とは，膀胱穿刺尿で白血球が3〜5個/HPF（high power field，400倍視野）以上存在する**ことである。これも採取方法によって有意な細胞数が異なり，尿道カテーテル採尿の場合は5〜10個/HPF以上といわれている[6]。

以上を考えると，膀胱穿刺による採尿が一番評価しやすいことが分かったかと思われる。では，これらの性状を整理してみる。まず臨床症状がみられることが前提であるが，有意な細菌数がおらず，膿尿でもない場合はただの尿であり，抗菌薬治療の対象にならない。加えて細菌と白血球のどちらかのみが有意に認められたとしても，抗菌薬は投与しない。つまり，抗菌薬を使用する対象は臨床症状があり，有意な細菌数と白血球数を示した尿をもつ動物だけである（表3）。詳細は「膀胱炎」の項にて述べる。

このように尿検査とは片手間にできるものでもなく，本来であれば検査料をそれなりに高く設定してもよいと個人的に感じている。すべてを実施できる場合には問題ないが，部分的な実施のみで泌尿器感染症の診断・治療を行う場合には，治療反応が乏しい際に必ず再度，正しい尿検査を実施する必要がある。

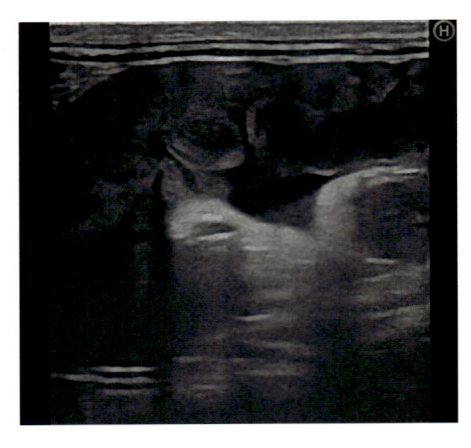

図4　腎盂腎炎と診断された犬の腎臓超音波画像
腎盂の拡張があるが軽度であり，この所見のみでは診断しづらい。本症例は腹痛や尿中の菌出現などで総合的に判断され，アンピシリンのみで良化した。

腎盂腎炎

概要・病態・診断

　腎盂腎炎とは細菌感染を原因とする腎盂ならびに腎実質の炎症である。このため，泌尿器疾患において一番抗菌薬が著効する疾患である。有病率は犬において剖検で 0.4〜1.3％[9]，慢性腎臓病（CKD）症例の 8 ％を占め[10]，猫では剖検で 0.63％[11]，CKD 症例においては 6 〜 7 ％を占める[12, 13]。したがって決してまれな疾患ではないが，その診断は非常に難しい。基本的には発熱や意識変容などの全身症状が認められる症例において，多飲多尿や乏尿，腎盂拡張，細菌性膿尿を伴うことから疑うことが多いが，腎盂腎炎の症状は非特異的であり，どの所見がみられたから腎盂腎炎である，というものはない。つまり，総合的に判断することになる（図4）。

　基本的に培養検査には尿を用いるが，重症化している際には血液培養でも検出可能である（図5）。特に乏尿で尿が採取できない場合などは有用かもしれない。泌尿器感染症のガイドライン[2]上でも血液培養についての記載はあるが検出率は決して高いものではなく，人でも腎盂腎炎患者の 19〜25％程度である[14]。しかし検出されれば適切な抗菌薬選択へつなげられ，また集中管理が必要かどうかの判断が可能となる。

治療

　腎盂腎炎に関連して 1 つ特徴的な点としては，腎盂腎炎となった症例が急性腎障害（AKI）を呈することは，犬でも猫でも珍しいということである。特に発生率は 2 ％程度とされているため[15, 16]，腎盂腎炎かつ AKI となっている場合は，レプトスピラ症を鑑別疾患に挙げる必要がある[17]。レプトスピラ（*Leptospira* 属菌）の感染は最近のシックコンタクト（病原体と触れるような機会があったか）を調べる必要があり，渡航歴や水辺へ行ったかも確認する[18]。重症度と関連するため，ワクチンの接種歴，価数（何種か），回数を聞いておくことも大切である[17, 19, 20]。

　レプトスピラ症は血管炎を主軸に肝障害や腎障害，肺出血を引き起こす。レプトスピラは発症から 3 日程度は血中に留まるため，発症直後であれば血液汚染したものは消毒対象となる[21, 22]。4 日目以降はレプトスピラが尿中にも排出されるようになり尿が触れたものすべてが消毒対象となるため，環境コントロールが大切となる[17]。治療は急性期ではアンピシリンの静脈内投与を行い，慢性

穿刺尿	検 査 項 目		培 養 同 定 検 査	
	5523 培養同定（泌生）	①	Escherichia coli（大腸菌）	
右頚静脈	検 査 項 目		培 養 同 定 検 査	
	5524 培養同定（血穿）	①	Escherichia coli（大腸菌）	
左頚静脈	検 査 項 目		培 養 同 定 検 査	
	5524 培養同定（血穿）	①	Escherichia coli（大腸菌）	

検 査 項 目	化療略号	薬剤名	穿刺尿 ①	右頚 ①	左頚 ①
5530 感受性（細菌）	1 ABPC	アンピシリン	R >16	R >16	R >16
	2 SBT/ABPC	スルバクタム・アンピシリン	....		....
	3 AMPC	アモキシシリン	R	R	R
	4 CVA-AMPC	クラブラン酸アモキシシリン	S <8	S <8	S <8
	5 GM	ゲンタマイシン	S <4	S <4	S <4
	6 AMK	アミカシン	S <16	S <16	S <16
	7 DOXY	ドキシサイクリン	S	S	S
	8 MINO	ミノサイクリン	S <2	S <2	S <2
	9 EM	エリスロマイシン	....	....	....
	10 CP	クロラムフェニコール	S	S	S
	11 CEZ	セファゾリン	S <4	S <4	S <4
	12 CEX	セファレキシン	S	S	S
	13 CPDX-PR	セフポドキシムプロキセチル	S <1	S <1	S <1
	14 CMZ	セフメタゾール	S <16	S <16	S <16
	15 CLDM	クリンダマイシン	....	....	....
	16 OBFX	オルビフロキサシン	S	S	S
	17 ERFX	エンロフロキサシン	S	S	S
	18 LVFX	レボフロキサシン	S <2	S <2	S <2
	19 ST	スルファメトキサゾール・トリメトプリム	S <2	S <2	S <2
	20 FOM	ホスホマイシン	S <4	S <4	S <4
	21 IPM/CS	イミペネムシラスタチン	S <1	S <1	S <1
	22 MEPM	メロペネム	S <1	S <1	S <1

図5　腎盂腎炎発症時に血液培養が陽性となった症例
同日に採取された検体（膀胱穿刺尿・左右頚静脈血）すべてから大腸菌が検出され，すべて同じ感受性を示している。

期になったらドキシサイクリンの経口投与へ移行し，2週間の投与後，臨床症状をみて中止を判断する。

薬剤感受性試験と抗菌薬の選択

　単なる細菌性の腎盂腎炎であった場合，尿の薬剤感受性試験を実施する必要があるが，腎皮質への抗菌薬の移行性を考慮する必要があるため，培養検査・薬剤感受性試験は軟部組織条件で実施してもらう必要がある。薬剤感受性試験が実施できない際には抗菌薬を推定して投与することになるが，グラム染色像およびアンチバイオグラムから抗菌薬を選択できる。最も多いのは大腸菌であり，その他に腸球菌，ブドウ球菌，*Proteus mirabilis*，*Enterobacter* 属と続く（表4）[23]。泌尿器感染症のガイドライン上はフルオロキノロン系抗菌薬やセフポドキシム，セフォタキシム，セフタジジムが使えるとあるが，筆者はこの選択を合理的だとは思わない。フルオロキノロン系抗菌薬の中にはエンロフロキサシンのように腎移行性が悪いものがあり，使うのであればオルビフロキサシンが選択される。また，セフェム系抗菌薬は人の腎盂腎炎において他の薬より有効性が低く，治療期間を短縮できるか検討した報告に乏しい[24]。特にセフタジジムは動物における代謝が早く，頻回投与が必要となり非常に手間がかかるため使いづらい[25]。さらに，セフポドキシムに関しては膀胱からの排出率が高いことのみを根拠として推奨されており，起炎菌情報を考慮せずに選択されているようである[26]。セフォタキシムにおいても基質特異性拡張型 β-ラクタマーゼ（ESBL）産生菌には

表4 腎盂腎炎と再発性膀胱炎の起炎菌

	腎盂腎炎 % (頭)	再発性膀胱炎 % (頭)
計	(86)	(1,028)
グラム陽性菌	18.6 (16)	33.5 (344)
ブドウ球菌	7.0 (6)	15.0 (154)
腸球菌	9.3 (8)	14.4 (148)
グラム陰性菌	81.4 (70)	66.5 (684)
大腸菌	58.1 (50)	49.3 (507)
Proteus mirabilis	7.0 (6)	5.1 (52)
Enterobacter 属	7.0 (6)	1.6 (16)
Klebsiella 属	3.5 (3)	4.2 (43)
Pseudomonas 属	2.3 (2)	3.6 (37)

文献23 より引用・改変

無効であり，起炎菌の大半が腸内細菌群（主に大腸菌，*Klebsiella* 属菌）・ブドウ球菌である[23] ことを考えると，セフメタゾールの方が使いやすい[27]。

　抗菌薬投与後，48 時間以内に反応性をチェックする必要がある。これは腎盂腎炎が命にかかわる疾患であるため，効果のない抗菌薬を投与している場合は速やかに変更する必要があるためである。この「48 時間以内」に獣医療上の根拠はないが，人の尿路疾患関連敗血症では48 時間以内に血液培養の陰転化が起こらないことが予後の悪化と関連していると報告されており[28]，筆者の感覚的には正しいと考えている。また良化してきた際の治療期間は，かつては4 〜 6 週間といわれていたが，現在は10〜14 日間が推奨されている。これは動物の知見ではなく，人においてレボフロキサシンまたはST 合剤の経口投与の場合，治療期間は7 〜14 日間で十分であるという結果に基づいている[24]。

膀胱炎

　「膀胱炎＝抗菌薬」という考え方になっている獣医師が多いと思われるが，**本来抗菌薬の適応になるのは「細菌性膀胱炎」のみ**である。安直に細菌性膀胱炎という診断を下している獣医師が多いが，どの程度正確に評価しているだろうか？ ぱっと答えられない読者の方は，今一度膀胱炎の定義を見直していただきたい。ここでは感染症診療において一番大切な症例背景の理解は終わっており，十分な問診をとって疾患を疑う状態からの検査を解説する。

細菌性膀胱炎の診断

　尿検査については前述したため，検査が十全に行われ，所見が集まっていると仮定する。臨床症状と尿検査の所見をあわせて初めて正確な診断名をつけることができるようになる（表5）。すなわち，いくら細菌が検出されても臨床症状がなければ治療対象とならない。

表5 尿性状と臨床症状から導かれる診断名

尿性状	臨床症状	診断名
細菌尿	なし	無症候性細菌尿
細菌尿＋膿尿	なし	無症候性細菌性膀胱炎
細菌尿＋膿尿	あり	細菌性膀胱炎

この中で抗菌薬治療が検討されるものは，基本的に細菌性膀胱炎のみである。

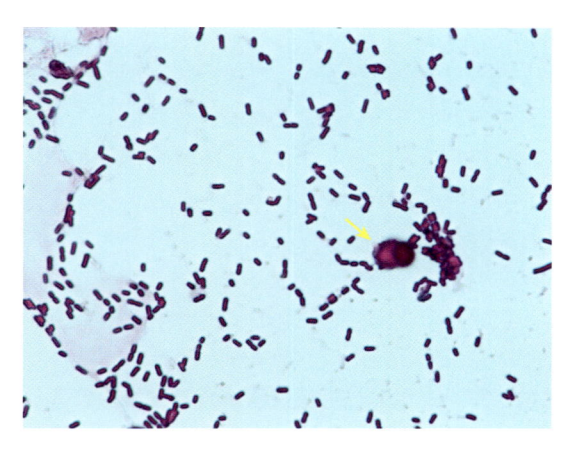

図6 無症候性細菌尿のグラム染色像
全面にグラム陰性桿菌が認められるが，白血球は1つ（矢印）しか観察されていない。

「無症候性」細菌尿／細菌性膀胱炎

　筆者はこの疾患について質問を受けることが多いが，無症候性細菌尿／細菌性膀胱炎は原則治療対象とならない。かつてはよく分かっていなかったが，近年の報告では，無症候性細菌尿は健常犬の2～12%[29,30]，何らかの基礎疾患をもつ犬の15～74%で検出されている[31-33]（図6）。健常猫では1～13%で検出され，特に高齢と関連して発生率が上昇するとされている[34-36]。

　研究としては限定的ではあるが，犬・猫ともに無症候性細菌尿がその他疾患の発生や生存に影響を与えることはなかったと報告されている[32,36]。人においても同様であり，基本的には抗菌薬による治療は必要なく[37]，例外的に治療対象となるのは，妊婦や前立腺手術・泌尿器外科の対象となる人のみである[38]。無症候性細菌性膀胱炎は以前の獣医療における泌尿器感染症のガイドライン上では治療が推奨されていたが[1]，新しいガイドライン上では治療を推奨しないという記述に変わっている[2]。これは，獣医療上における研究や情報はないが，人において膀胱炎の臨床症状がない場合に治療を推奨しないというガイドラインに則ったものである。また，無症候性のいずれの場合においても，多剤耐性菌の出現は治療の対象とならないことも強調しておく。

　しかし，これらの状態がきわめて初期の細菌性膀胱炎を捉えている可能性は残る。このため，動物の臨床症状次第ではあるが，初回は散発性細菌性膀胱炎と同じように治療することは完全に否定されるものではない。また，同様にウレアーゼ産生菌やプラーク産生菌の出現によって症例の状態を悪化させる可能性がある場合も，治療を行うことがある。しかしながら，この際も後述の散発性細菌性膀胱炎と同様に3～5日程度で抗菌薬の投与を終了するべきである。さらに，気腫性膀胱炎

の場合はどのように治療を行うか注意深く検討する必要があり，基礎疾患の治療に役立つかケースバイケースで考える必要がある。

散発性細菌性膀胱炎

散発性細菌性膀胱炎はかつて単純性細菌性膀胱炎と呼ばれた疾患を内包しているが，その定義は1年間で2回以内の膀胱炎を指す。つまり，膀胱炎が原因で何度も来院するような症例は散発性細菌性膀胱炎ではない。また，かつては尿路異常や関連する合併症を有する症例は除外されていたが，これらの症例でも1年間に2回以内であれば散発性細菌性膀胱炎として対応することとなる。

鎮痛薬

新しい泌尿器感染症のガイドラインの中では，鎮痛薬による治療について記載されている[2]。これは「鎮痛薬のみで戦え」という意味ではなく，人医療における，複雑性膀胱炎の診断を受けておらず，かつ併発疾患や投薬のない下部泌尿器疾患の女性患者（69人）において抗菌薬と非ステロイド性抗炎症薬（NSAIDs）での治療群に分けると，治癒率に差がなかったという報告から外挿されたものである[39]。しかし実際には，この研究より大規模かつ多施設で実施された複数のランダム化比較試験（RCT）で，抗菌薬の方が治療効果が高いという結論が出されている[40, 41]。だがこれらの研究は新たな知見を示しており，NSAIDs投与群の約半数が臨床的に良化しており，鎮痛薬の反応が悪く投与3日目以降から抗菌薬を開始した群では30日後の症状改善率や治療期間に差がなかったとされている。このため耐性菌発生予防の見地からも，**散発性細菌性膀胱炎では最初の3〜4日間はNSAIDsを使用し，良化しなければ抗菌薬投与へシフトすることも可能**である。

抗菌薬

上記のようにNSAIDsから治療を開始している場合，抗菌薬の使用は基本的に培養検査結果に基づくため，経験的に使用されることはほぼない。しかし培養ができず経験的治療を行う際には，下部尿路疾患の犬では1カ月前までに投与されていた抗菌薬に耐性を示すことが報告されているため[23]，抗菌薬を投与していたかどうかの情報を得るための丁寧な問診やカルテの探索が必要になる。以前のガイドラインではアモキシシリンやアモキシシリン・クラブラン酸，ST合剤の使用が提示されていたが[1]，アモキシシリン・クラブラン酸はアモキシシリン単剤が手に入らない地域のための代替案であり，感受性であれば通常はアモキシシリンから使用することになる。

抗菌薬による治療期間は3〜5日が提示されている。これはST合剤を用いて3日間治療した研究と[42]，エンロフロキサシンを用いて3日間治療した研究に基づいており[43]，どちらの場合でも10〜14日間の治療と比較しても治癒率に差はなかったと結論付けられている。ただし，エンロフロキサシンなどのフルオロキノロン系抗菌薬は前立腺炎や腎盂腎炎，緑膿菌感染症で活躍する抗菌薬であり，**ほぼすべての散発性細菌性膀胱炎の症例においてフルオロキノロン系抗菌薬を使うべきではない**と筆者は考えている。また，マクロライド系抗菌薬は生体内で代謝され，膀胱内では低活性体が排出されているため効果が乏しく，クロラムフェニコールは犬において膀胱移行率が約8％しかないため，基本的に用いることはない。

培養検査結果を待たずに治療を開始した場合，使用している抗菌薬の感受性が耐性だという検査結果が返ってくることがあるが，臨床症状が改善している限り抗菌薬を変更する必要はない。治療効果判定は必ず臨床症状に基づくべきであり，おおよそ48〜72時間以内に臨床症状が改善していない場合は，使用している抗菌薬が耐性であれば抗菌薬を一度変更し，感受性の抗菌薬を投与していればさらなる原因精査を検討するべきである。

再発性細菌性膀胱炎の定義

・1年に3回以上発生
・6カ月に2回以上発生
・過去3カ月以内に細菌性膀胱炎を経験し，再発

図7　再発性細菌性膀胱炎の定義
これらの中で1つでも一致した場合は，再発性膀胱炎として治療を進めていく。

表6　再発性細菌性膀胱炎において考慮されるべき基礎疾患

内分泌疾患（糖尿病，副腎皮質機能亢進症など）
腎疾患（慢性腎臓病，腎結石など）
肥満
外陰部の形態異常
泌尿生殖路の先天性異常（異所性尿管，中腎管異常など）
前立腺疾患（前立腺膿瘍，前立腺腫瘍など）
膀胱腫瘍（ポリープ，移行上皮癌など）
尿路結石
免疫抑制療法
尿道直腸瘻
尿失禁／尿道閉塞

文献2より引用・改変

再発性細菌性膀胱炎

　再発性細菌性膀胱炎は，かつて複雑性細菌性膀胱炎と呼ばれた疾患の一部である。その大まかな診断基準は，1年間に3回以上の細菌性膀胱炎を起こすことであるが，少し細かく分けると図7のようになる。基本的には何らかの基礎疾患があることが多く，抗菌薬による治療よりは根本的な原因を解決することが再発の抑制につながる。基礎疾患として代表的なものを表6に示した[2]。

治療

　繰り返しになるが，再発性細菌性膀胱炎の治療では，基礎疾患の治療を行うこととなる。ただ，基礎疾患を治す前に膀胱炎としての治療を行うことになる。起炎菌としては表4で示したように大腸菌が圧倒的に多い。治療方針としては散発性細菌性膀胱炎と大きく変わらず，重症でなければNSAIDs の投与によって臨床症状の変化をみることも可能である。かつては4週間の抗菌薬の投与が推奨されていたが，現在は疾患によってはより短くても治療可能である可能性が示唆されている。例えば人の再発性細菌性膀胱炎では，ST 合剤3日，ホスホマイシン1日の投与で治ることも報告されている[44]。このため短期で臨床症状が良化すればすぐに投薬を中止し，抗菌薬の反応を阻害するような疾患の場合（例えば尿崩症による膀胱内における抗菌薬の極端な希釈），臨床症状が改善するまで少し長く投与することになる。

　治療期間中に培養検査を行う獣医師がよくいるが，これは不要である。また，フォローアップ中

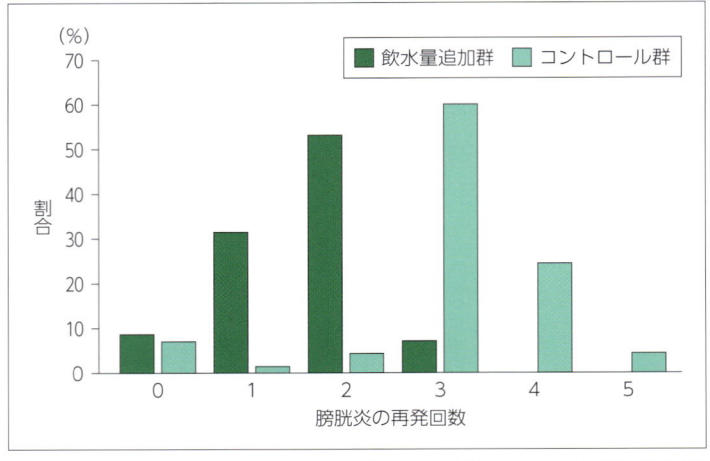

図8　人（女性）における飲水量と1年間における膀胱炎再発の関係

文献47より引用・改変

に臨床症状がないにもかかわらず，再度細菌尿を認めることがある。この場合はどうしたらよいだろうか？　冷静に考えれば，無症候性細菌尿であると判断でき，治療は不要で経過観察を行う。

補助治療

　原因が分からない場合は再発防止策を試みることになるが，現在あまり有効な補助治療は存在しない。しかし筆者は，クランベリーサプリの給与と飲水量の増加を心掛けている。人ではメタアナリシスで尿路感染症の発生率減少にクランベリーが貢献していることが報告されており[45]，犬においてもクランベリーサプリは尿中の大腸菌の出現を低減したことが報告されている。この報告では，クランベリーサプリの給与は細菌尿の減少には寄与していなかったが，投与量の設定や症例数が少ないなどの研究の限界について議論の余地があり，今後に期待される[46]。また，飲水量の増加については人の報告のみだが，1日の水分摂取量に1.5 Lを追加して飲水することによって，膀胱炎の再発率が低下したとされている（図8）[47]。動物においても飲水量を増やすことで尿の濃度が低下し，膀胱壁への刺激を減らす効果があると考えられているため[48]，尿比重が高い症例では積極的に飲水量を増やしてもらうとよい。

前立腺炎[2]

概要・病態

　名前のとおり前立腺の炎症だが，去勢手術を受けた動物での発生は非常にまれである。また，猫では発生率が犬より圧倒的に低い。原発性では，基本的に細菌が尿道から上行性にさかのぼり，前立腺バリア（血液前立腺関門）を超えて前立腺に侵入した際に感染し，発症する。このため，血液前立腺関門が破壊されるような疾患（尿路結石，腫瘍，狭窄，外傷）に続発して発生することもある。臨床症状には多尿，排尿困難，しぶり，血尿などがあるが，急性経過の場合は強い痛みを示すことも多い。

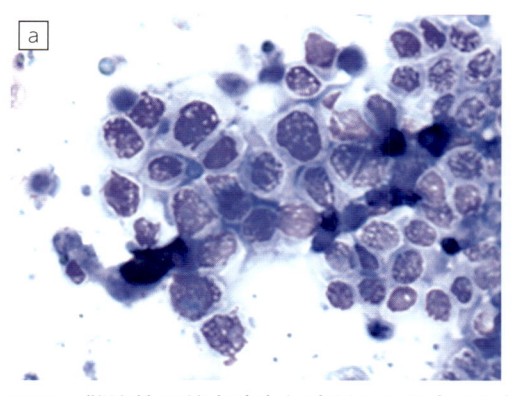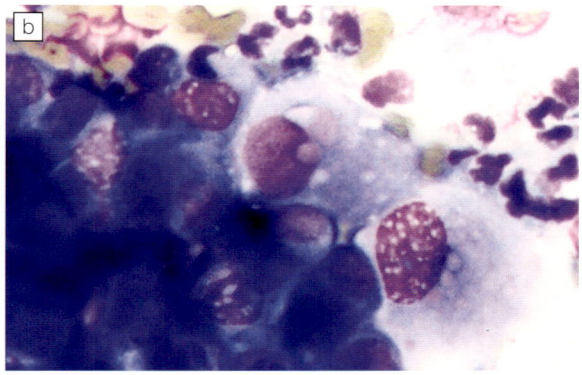

図9　難治性の前立腺炎と診断された犬から採取された前立腺マッサージ液の細胞診
得られた細胞は上皮様であり，大小不同も強く，一部に Melamed-Wolinska 小体を有しており，前立腺癌と診断された。

診断

　厳密な確定診断は病理検査を必要とするが，実臨床上は臨床症状に加えて超音波検査や尿検査，前立腺吸引液の細胞診などによって総合的に判断することになる。ただし，前立腺吸引液に炎症細胞が存在しない場合でも，除外診断されるものではない[49]。

治療

　起炎菌は腸内細菌群とブドウ球菌が多く，他の下部尿路疾患と同じような起炎菌割合を示すが，血液前立腺関門があるため，投与する薬の脂溶性が高くないと十分に前立腺内組織へ分布しない。このため使える抗菌薬が非常に限られてくる。ST 合剤やエンロフロキサシンの前立腺への移行性は高いことが分かっており，クロラムフェニコールも 60％程度移行する。シプロフロキサシン，β-ラクタム系抗菌薬，アミノグリコシド系抗菌薬，テトラサイクリン系抗菌薬は移行率が悪く，マクロライド系抗菌薬やクリンダマイシンは起炎菌への感受性が乏しいため用いられない。

　治療期間は急性前立腺炎で 4 週間，慢性前立腺炎で 4 ～ 6 週間とされている。去勢されていないと治療期間が延びる傾向があるため，去勢手術を実施する。ただし，術後前立腺が縮小してくるのは 3 週間以内だが，臨床症状が改善してくるのは 2 ～ 3 カ月かかることがあり，時間差があることを理解しておく[50]。飼い主が去勢手術を希望しない場合はホルモン治療による前立腺の退縮を狙うこともあるが，嚢胞や膿瘍がある症例では推奨されない。

　治療後の前立腺の再評価は 8 ～ 12 週間後に超音波検査を用いて行い，可能であれば直腸検査を実施し，前立腺の大きさ・硬さを評価する。治療を行っても改善しない場合は再評価を行い，*BRAF* 遺伝子変異検査や前立腺吸引液による細胞診によって前立腺癌の診断を試みる。（図9）。

■ 参考文献

1. Weese JS, Blondeau JM, Boothe D, et al. Antimicrobial use guidelines for treatment of urinary tract disease in dogs and cats: antimicrobial guidelines working group of the international society for companion animal infectious diseases. Vet Med Int. 2011; 2011: 263768.

2. Weese JS, Blondeau J, Boothe D, et al. International Society for Companion Animal Infectious Diseases (ISCAID) guidelines for the diagnosis and management of bacterial urinary tract infections in dogs and cats. Vet J. 2019; 247: 8-25.

3. Neumann S, Fechner K, Czerny CP. Stability of canine urine samples under different storage conditions. Can J Vet Res. 2020; 84(4): 259-264.

4. Boag AM, Breheny C, Handel I, et al. Evaluation of the effect of urine dip vs urine drip on multi-test strip results. Vet Clin Pathol. 2019; 48(2): 276-281.

5. Way LI, Sullivan LA, Johnson V, et al. Comparison of routine urinalysis and urine Gram stain for detection of bacteriuria in dogs. J Vet Emerg Crit Care (San Antonio). 2013; 23(1): 23-8.

6. Bartges JW. Diagnosis of urinary tract infections. Vet Clin North Am Small Anim Pract. 2004; 34(4): 923-33, vi.

7. Patterson CA, Bishop MA, Pack JD, et al. Effects of processing delay, temperature, and transport tube type on results of quantitative bacterial culture of canine urine. J Am Vet Med Assoc. 2016; 248(2): 183-7.

8. Feldman WE. Concentrations of bacteria in cerebrospinal fluid of patients with bacterial meningitis. J Pediatr. 1976; 88(4 Pt 1): 549-52.

9. Bouillon J, Snead E, Caswell J, et al. Pyelonephritis in Dogs: Retrospective Study of 47 Histologically Diagnosed Cases (2005-2015). J Vet Intern Med. 2018; 32(1): 249-259.

10. Wettimuny SG. Pyelonephritis in the dog. J Comp Pathol. 1967; 77(2): 193-7.

11. Lucke VM. Renal disease in the domestic cat. J Pathol Bacteriol. 1968; 95(1): 67-91.

12. DiBartola SP, Rutgers HC, Zack PM, et al. Clinicopathologic findings associated with chronic renal disease in cats: 74 cases (1973-1984). J Am Vet Med Assoc. 1987; 190(9): 1196-202.

13. White JD, Stevenson M, Malik R, et al. Urinary tract infections in cats with chronic kidney disease. J Feline Med Surg. 2013; 15(6): 459-65.

14. Coburn B, Morris AM, Tomlinson G, et al. Does this adult patient with suspected bacteremia require blood cultures? JAMA. 2012; 308(5): 502-11.

15. Legatti SAM, El Dib R, Legatti E, et al. Acute kidney injury in cats and dogs: A proportional meta-analysis of case series studies. PLoS One. 2018; 13(1): e0190772.

16. Vaden SL, Levine J, Breitschwerdt EB. A retrospective case-control of acute renal failure in 99 dogs. J Vet Intern Med. 1997; 11(2): 58-64.

17. Sykes JE, Hartmann K, Lunn KF, et al. 2010 ACVIM small animal consensus statement on leptospirosis: diagnosis, epidemiology, treatment, and prevention. J Vet Intern Med. 2011; 25(1): 1-13.

18. Harland AL, Cave NJ, Jones BR, et al. A serological survey of leptospiral antibodies in dogs in New Zealand. N Z Vet J. 2013; 61(2): 98-106.

19. André-Fontaine G, Branger C, Gray AW, et al. Comparison of the efficacy of three commercial bacterins in preventing canine leptospirosis. Vet Rec. 2003; 153(6): 165-9.

20. Klaasen HL, Molkenboer MJ, Vrijenhoek MP, et al. Duration of immunity in dogs vaccinated against leptospirosis with a bivalent inactivated vaccine. Vet Microbiol. 2003; 95(1-2): 121-32.

21. Sykes JE, Francey T, Schuller S, et al. Updated ACVIM consensus statement on leptospirosis in dogs. J Vet Intern Med. 2023; 37(6): 1966-1982.

22. Schuller S, Francey T, Hartmann K, et al. European consensus statement on leptospirosis in dogs and cats. J Small Anim Pract. 2015; 56(3): 159-79.

23. Wong C, Epstein SE, Westropp JL. Antimicrobial Susceptibility Patterns in Urinary Tract Infections in Dogs (2010-2013). J Vet Intern Med. 2015; 29(4): 1045-52.

24. Gupta K, Hooton TM, Naber KG, et al. International clinical practice guidelines for the treatment of acute uncomplicated cystitis and pyelonephritis in women: A 2010 update by the Infectious Diseases Society of America and the European Society for Microbiology and Infectious Diseases. Clin Infect Dis. 2011; 52(5): e103-20.

25. Monfrinotti A, Ambros L, Prados AP, et al. Pharmacokinetics of ceftazidime after intravenous, intramuscular and subcutaneous administration to dogs. J Vet Pharmacol Ther. 2010; 33(2): 204-7.

26. Kumar V, Madabushi R, Lucchesi MB, et al. Pharmacokinetics of cefpodoxime in plasma and subcutaneous fluid following oral administration of cefpodoxime proxetil in male beagle dogs. J Vet Pharmacol Ther. 2011; 34(2): 130-5.

27. Kusumoto M, Motegi T, Uno H, et al. Pharmacokinetic-pharmacodynamic analysis of cefmetazole against extended-spectrum β-lactamase-producing Enterobacteriaceae in dogs using Monte Carlo Simulation. Front Vet Sci. 2023; 10: 1270137.

28. Shi H, Kang CI, Cho SY, et al. Follow-up blood cultures add little value in the management of bacteremic urinary tract infections. Eur J Clin Microbiol Infect Dis. 2019; 38(4): 695-702.

29. O'Neil E, Horney B, Burton S, et al. Comparison of wet-mount, Wright-Giemsa and Gram-stained urine sediment for predicting bacteriuria in dogs and cats. Can Vet J. 2013; 54(11): 1061-6.

30. Wan SY, Hartmann FA, Jooss MK, et al. Prevalence and clinical outcome of subclinical bacteriuria in female dogs. J Am Vet Med Assoc. 2014; 245(1): 106-12.

31. Peterson AL, Torres SM, Rendahl A, et al. Frequency of urinary tract infection in dogs with inflammatory skin disorders treated with ciclosporin alone or in combination with glucocorticoid therapy: a retrospective study. Vet Dermatol. 2012; 23(3): 201–e43.

32. Rafatpanah Baigi S, Vaden S, Olby NJ. The Frequency and Clinical Implications of Bacteriuria in Chronically Paralyzed Dogs. J Vet Intern Med. 2017; 31(6): 1790–1795.

33. Torres SM, Diaz SF, Nogueira SA, et al. Frequency of urinary tract infection among dogs with pruritic disorders receiving long-term glucocorticoid treatment. J Am Vet Med Assoc. 2005; 227(2): 239–43.

34. Eggertsdóttir AV, Sævik BK, Halvorsen I, et al. Occurrence of occult bacteriuria in healthy cats. J Feline Med Surg. 2011; 13(10): 800–3.

35. Puchot ML, Cook AK, Pohlit C. Subclinical bacteriuria in cats: prevalence, findings on contemporaneous urinalyses and clinical risk factors. J Feline Med Surg. 2017; 19(12): 1238–1244.

36. White JD, Cave NJ, Grinberg A, et al. Subclinical Bacteriuria in Older Cats and its Association with Survival. J Vet Intern Med. 2016; 30(6): 1824–1829.

37. Trautner BW, Grigoryan L. Approach to a positive urine culture in a patient without urinary symptoms. Infect Dis Clin North Am. 2014; 28(1): 15–31.

38. Nicolle LE, Bradley S, Colgan R, et al. Infectious Diseases Society of America guidelines for the diagnosis and treatment of asymptomatic bacteriuria in adults. Clin Infect Dis. 2005; 40(5): 643–54.

39. Bleidorn J, Gágyor I, Kochen MM, et al. Symptomatic treatment (ibuprofen) or antibiotics (ciprofloxacin) for uncomplicated urinary tract infection?–results of a randomized controlled pilot trial. BMC Med. 2010; 8 : 30.

40. Kronenberg A, Bütikofer L, Odutayo A, et al. Symptomatic treatment of uncomplicated lower urinary tract infections in the ambulatory setting: randomised, double blind trial. BMJ. 2017; 359: j4784.

41. Vik I, Bollestad M, Grude N, et al. Ibuprofen versus pivmecillinam for uncomplicated urinary tract infection in women-A double-blind, randomized non-inferiority trial. PLoS Med. 2018; 15(5): e1002569.

42. Clare S, Hartmann FA, Jooss M, et al. Short- and long-term cure rates of short-duration trimethoprim-sulfamethoxazole treatment in female dogs with uncomplicated bacterial cystitis. J Vet Intern Med. 2014; 28(3): 818–26.

43. Westropp JL, Sykes JE, Irom S, et al. Evaluation of the efficacy and safety of high dose short duration enrofloxacin treatment regimen for uncomplicated urinary tract infections in dogs. J Vet Intern Med. 2012; 26(3): 506–12.

44. Arnold JJ, Hehn LE, Klein DA. Common Questions About Recurrent Urinary Tract Infections in Women. Am Fam Physician. 2016; 93(7): 560–9.

45. Wang CH, Fang CC, Chen NC, et al. Cranberry-containing products for prevention of urinary tract infections in susceptible populations: a systematic review and meta-analysis of randomized controlled trials. Arch Intern Med. 2012; 172(13): 988–96.

46. Olby NJ, Vaden SL, Williams K, et al. Effect of Cranberry Extract on the Frequency of Bacteriuria in Dogs with Acute Thoracolumbar Disk Herniation: A Randomized Controlled Clinical Trial. J Vet Intern Med. 2017; 31(1): 60–68.

47. Hooton TM, Vecchio M, Iroz A, et al. Effect of Increased Daily Water Intake in Premenopausal Women With Recurrent Urinary Tract Infections: A Randomized Clinical Trial. JAMA Intern Med. 2018; 178(11): 1509–1515.

48. Westropp JL, Delgado M, Buffington CAT. Chronic Lower Urinary Tract Signs in Cats: Current Understanding of Pathophysiology and Management. Vet Clin North Am Small Anim Pract. 2019; 49(2): 187–209.

49. Rodak O, Dzimira S, Podolak A, et al. Accuracy of ultrasonography and fine-needle aspiration cytology in the diagnosis of prostate diseases in dogs. Reprod Domest Anim. 2018; 53 Suppl 3 : 79–84.

50. Barsanti JA, Finco DR. Canine prostatic diseases. Vet Clin North Am Small Anim Pract. 1986; 16(3): 587–99.

11 生殖器感染症

Point

- 子宮蓄膿症は重症感染症であり，死亡に至る可能性もある。
- 子宮蓄膿症の治療には卵巣子宮摘出術が必要であるが，術前からの抗菌薬投与は死亡率に影響がなかったとする報告もあり，抗菌薬の投与は周術期のみでよいかもしれない。
- 膣炎や精巣炎／精巣上体炎の原因としてブルセラ症が鑑別に挙がるため，疑われる場合は慎重に診断を進める。

生殖器感染症のうち，多くの文献では子宮蓄膿症のみを取り上げているが，他にも様々な疾患がある。しかしながら，これらについて解説している資料は少ないように思われる。ここでは，これらの疾患を1つずつ紹介する。

子宮蓄膿症[1]

概要・病態

子宮蓄膿症では子宮壁の化膿性炎症がみられるが，典型的には子宮内膜過形成，子宮内膜腺の嚢胞性拡張，子宮内腔における膿の蓄積の3つが起きている（図1）。犬はプロゲステロン優位の発情期をもつため発生しやすいが，猫でも起きないわけではない。通常は発情の2～4カ月後に発症する。高齢になるにつれて発生率が高くなり，好発年齢は7歳齢以上である。好発犬種については明確なものがあまりないが，バーニーズ・マウンテン・ドッグ，ロットワイラー，ラフ・コリー，好発猫種としてはエキゾチックショートヘア，オリエンタルショートヘアがスウェーデンから報告されている[2,3]。通常は細菌の定着によって起こるが，犬の10～26％，猫の20％では子宮内容物から細菌が分離されないことがある。一般的に分離される細菌は大腸菌であり，それ以外ではブドウ球菌，*Klebsiella*属菌，*Proteus*属菌，緑膿菌，レンサ球菌など，あらゆる菌が検出される。

診断

臨床症状は多岐にわたるが，一般状態が悪いことが多いのが特徴である（表1）[1]。特に子宮頚部が閉鎖している場合は重症化しやすくなる。また，それ以外に多飲多尿を示すことも多い。これはバソプレシンの分泌不全ではなく[4]，腎臓においてバソプレシン受容体のダウンレギュレーションが起きていることと[5]，尿細管間質の炎症による透過性亢進がかかわっていると考えられている[6]。

診断は臨床症状から画像検査を行い，液体が貯留した子宮を認めることによって診断される。特に超音波検査により犬では93％，猫では78％で診断されるため，X線検査より感度がよいとされている[7]。

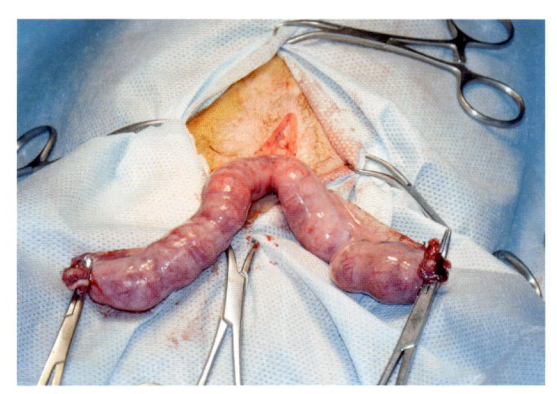

図1　子宮蓄膿症に罹患した子宮の摘出

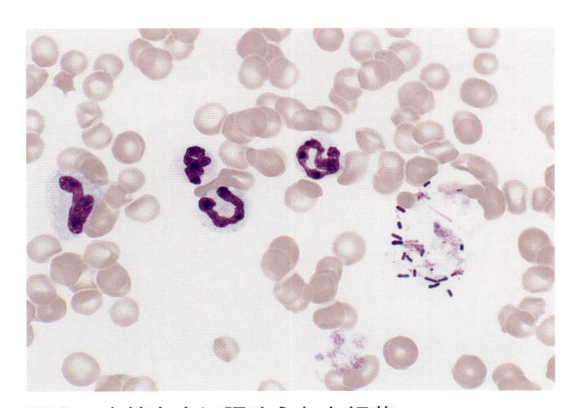

図2　末梢血中に認められた細菌

表1　子宮蓄膿症の臨床症状

臨床症状	%
膣分泌物	57〜88
元気低下	63〜100
食欲不振・廃絶	42〜87
多飲	28〜89
多尿	34〜73
嘔吐	13〜38
下痢	0〜27
粘膜の異常	16〜76
脱水	15〜94
触知できる子宮の拡大	19〜40
腹部触診時の痛み	23〜80
跛行	16
腹囲膨満	5
発熱	32〜50
低体温	3〜10
頻脈	23〜28
頻呼吸	32〜40
全身性炎症反応症候群	57〜61

文献1より引用・改変

治療

　子宮蓄膿症は日常的に遭遇する疾患だが，重症感染症である。診断時に13％に腹膜炎があり，19％で入院期間の延長が起こり，1％が死亡する[8]。腹膜炎を起こしている症例の方が起こしていない症例よりも重症である可能性が高く，超音波検査で腹膜炎の所見をみつけた際には要注意である。このため，術前から抗菌薬投与を急ぎたいと思われるかもしれないが，術前からの抗菌薬投与が死亡率を変えなかったという報告もあり[9]，効果については不明である。卵巣子宮摘出術の前に抗菌薬を投与することで子宮内の菌体が多量に死亡し，エンドトキシンショックを起こす可能性も考えられるため，周術期からの投与開始でよい可能性もある。投与する抗菌薬は手術を考慮するとセファゾリンとなるが，抗菌薬耐性の大腸菌が多いため，アモキシシリン・クラブラン酸かST合剤の使用も考慮される。しかし重症感染症であることを考えると，抗菌薬投与が始まっていても，最終的な治療判断のために子宮内容物で薬剤感受性試験を実施しておく必要がある。また，末梢血中に細菌が出現している場合は術前から抗菌薬を投与する必要がある（図2）。バフィーコート塗抹を作製し，染色することで細菌が検出できる場合もある。もちろん感度の低い検査（16％）ではあるが，特異度は非常に高く（98％）[10]，血液培養ができないような環境下では緊急事態に実施して

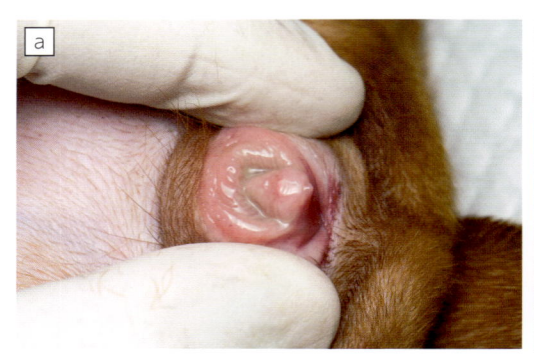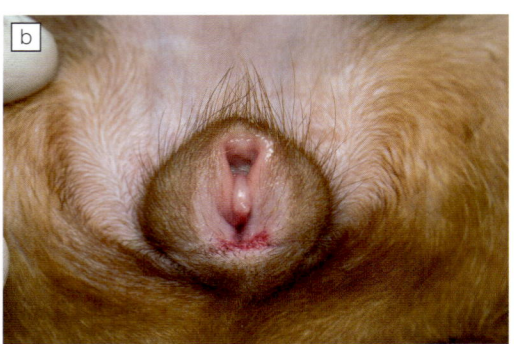

図3　若齢性膣炎

みるのも1つの手である。

　根本的な治療として卵巣子宮摘出術を行うが，重症感染症であるため術前に輸液やアシドーシスの補正など，安定化手段をとる必要がある。また，術後24〜48時間はきちんとモニタリングし，臨床的変化に対応していく。

　繁殖を目的としている場合で重症感がなく，排膿できる（特に敗血症・子宮破裂・腹膜炎・子宮頚部閉鎖型子宮蓄膿症・子宮内胎子遺残ではない）ときにのみ内科療法が検討されることもあるが，再発率が高いため推奨される方法ではない。主な薬剤としてプロゲステロン受容体アンタゴニスト（アグレプリストン）やプロスタグランジン（PG）F2α，ドパミンアゴニスト（カベルゴリン）などが使用され，子宮を収縮させ，排膿を促す。5日以内に反応しない場合は卵巣子宮摘出術へ切り替える。

膣炎[11]

概要・病態

　膣から排膿がみられるため初学者がときおり子宮蓄膿症と間違えるのが，膣炎である。炎症は膣または膣前庭で発生することが多いが，年齢によって対応が異なる。一次性膣炎で最も特徴的なものは発情前に起こる若齢性膣炎であり（図3），それ以外のものは特発性であったり，解剖学的異常によって発生する。

診断

　肉眼的には膣からの排膿が特徴的であり，細胞診では好中球増加を主体とするが，発情周期で膣スメアの所見が変化することを念頭に置いて鏡検する。いずれの場合にしても細菌性膣炎となることはほぼなく，抗菌薬の使用は基本不要である。保護施設であったり野良犬が多い地域などでブルセラ症を疑う場合には診断を行うが，抗体検査が一般的であり[12]，分離培養による病原体の検出は難しいためあまり行われない。また，*Brucella* 属菌は BSL3（バイオセーフティーレベル3）に分類され，検体の保管・所持に「感染症の予防及び感染症の患者に対する医療に関する法律（感染症法）」の規制を受けることから，送付には事前の問い合わせが必要である。さらに各検査では偽陽

性となることがあるため，注意して診断する必要がある。

　また，基本的にブルセラ症は交尾によって伝播するため感染個体を繁殖に供することは禁忌であり，感染した雄個体は無症候キャリアとなる場合や，精巣炎や前立腺炎を引き起こすことがある[13]。確定後は安楽死または治療を検討するが，ブルセラ症の犬をどのように扱うかについての法的根拠はない。治療，安楽殺処置が選択肢として考えられるが，現状ではその判断はあくまでも犬の所有者に委ねられている。

治療

　若齢性膣炎であれば初回発情まで待つことで臨床症状が改善することが多い。すでに避妊手術がなされていた場合は，経口エストロゲン補充療法によって膣壁の発達を促すことが可能である[14]。また，排膿による汚染がひどい場合は膣洗浄を行うこともできる。この場合は消毒液などを使用せずに単なる水道水による洗浄で問題ない。プロバイオティクスが正常な微生物叢の形成を促す可能性も示唆されている。

　ブルセラ症の場合は，避妊手術後にエンロフロキサシンとドキシサイクリンを抗体陰性になるまで投与する。また，感染することは少ないものの，人獣共通感染症であることを飼い主に伝えておく必要がある。

産後子宮炎

　産後3〜7日後に発生する子宮内膜−筋層の感染症であり，基本的には犬の疾患である。臨床症状は発熱，食欲不振，嘔吐，多飲多尿であり子宮蓄膿症に似ているが，発生メカニズムとしては別の疾患である。繁殖に供さない場合は授乳に問題ないため，卵巣子宮摘出術を行う[15]。繁殖に供する場合はPGF2α・オキシトシンなどを使用して排膿するが，子宮破裂のおそれがあるため，注意深く観察しながら使用することになる。抗菌薬は経験的には大腸菌をカバーするように投与することになるが，細菌培養検査・薬剤感受性試験に基づいて投与することが望ましい。乳汁中に抗菌薬や他薬剤が混ざるおそれがあるため，治療中は子犬を親と離して育てる必要がある。

精巣炎／精巣上体炎[16]

概要・病態

　犬でみられる疾患であり，猫では外傷性を除いてほとんどみられない。管系が共通しているため，初発は精巣と精巣上体のどちらかの臓器から起きているが，波及して最終的に両者に炎症を起こすことがある（図4）。

　血行性や外傷性，上行性細菌感染に起因するものがあり，一般的な起炎菌は大腸菌，レンサ球菌，*Pasteurella*属菌などが挙げられるが，少ないながらも必ず*Brucella*属菌の感染を鑑別に考えておく必要がある。臨床症状は精巣の痛みや浮腫・皮膚炎，外尿道口からの膿の分泌，発熱，元気・食欲低下がある。

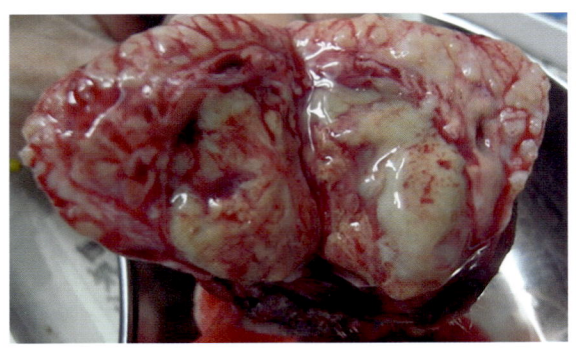

図4　犬の精巣炎・精巣上体炎
割面から大量の膿が出現しており，大腸菌が分離された。

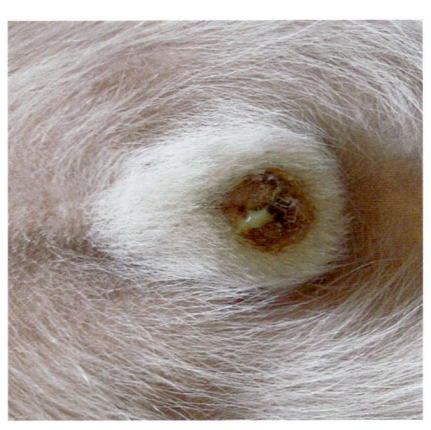

図5　犬の亀頭包皮炎
包皮の隙間から排膿している。
出典：Thesis4Eva. Prepuce discharge, indicative of balanoposthitis. Animal pictured is four year old dog, mixed breed. (CC-BY-3.0) https://commons.wikimedia.org/wiki/File:Balanoposthitis_canine_prepuce_discharge.jpg

治療

　治療は外科的摘出が第一だが，抗菌薬の全身投与が必要になる。前立腺と同じく抗菌薬が分布しづらい臓器のため，ST 合剤やエンロフロキサシン，クロラムフェニコールなどが用いられ，2週間程度治療される。「膣炎」の項でも述べたが，*Brucella* 属菌の感染である場合は通常安楽死が検討されるため，飼い主ときちんと話し合う必要がある。

亀頭包皮炎[16]

概要・病態

　実は犬の生殖器感染症において最も遭遇頻度の高い疾患だが，最も意識されていない疾患でもある。犬の包皮・陰茎疾患の 20％を占めるとされている。猫ではほとんどみられない。炎症による包皮からの粘液の過剰分泌によって起きる（図5）。原因は不明であることも多いが，潜在的な原因として包皮や陰茎の形成不全・損傷・異物・感染症・腫瘍などがある。

治療

　ほとんどの場合は治療を必要としないが，全身性疾患や腫瘍がある場合のみ治療が必要になることがある。支持療法を行う場合は生理食塩水での洗浄を行う。成書には包皮腔に抗菌薬を入れるといった記載があるが，必要性については疑問である。全身投与の場合は薬剤感受性試験に基づき2～4週間実施するようであるが，筆者は全身性疾患や腫瘍をもつような治療の必要がある症例に遭遇したことはない。

■ 参考文献

1．Hagman R. Pyometra in Small Animals. Vet Clin North Am Small Anim Pract. 2018; 48(4): 639-661.
2．Egenvall A, Hagman R, Bonnett BN, et al. Breed risk of pyometra in insured dogs in Sweden. J Vet Intern Med. 2001; 15(6): 530-8.
3．Hagman R, Ström Holst B, Möller L, et al. Incidence of pyometra in Swedish insured cats. Theriogenology. 2014; 82(1): 114-20.
4．Asheim A. Renal Function in Dogs with Pyometra. 8. Uterine Infection and the Pathogenesis of the Renal Dysfunction. Acta Pathol Microbiol Scand. 1964; 60: 99-107.
5．Heiene R, van Vonderen IK, Moe L, et al. Vasopressin secretion in response to osmotic stimulation and effects of desmopressin on urinary concentrating capacity in dogs with pyometra. Am J Vet Res. 2004; 65(4): 404-8.
6．Heiene R, Kristiansen V, Teige J, et al. Renal histomorphology in dogs with pyometra and control dogs, and long term clinical outcome with respect to signs of kidney disease. Acta Vet Scand. 2007; 49(1): 13.
7．Hiew MWH, Loi SDY. Clinical Presentation, Diagnosis, Treatment and Outcome of 77 Dogs and 137 Cats with Pyometra. World Small Animal Veterinary Association Congress Proceedings, 2018.
8．Jitpean S, Ström-Holst B, Emanuelson U, et al. Outcome of pyometra in female dogs and predictors of peritonitis and prolonged postoperative hospitalization in surgically treated cases. BMC Vet Res. 2014; 10: 6.
9．Turkki OM, Sunesson KW, den Hertog E, et al. Postoperative complications and antibiotic use in dogs with pyometra: a retrospective review of 140 cases (2019). Acta Vet Scand. 2023; 65(1): 11.
10．Allen BA, Evans SJM. Diagnostic accuracy of cytology for the detection of bacterial infection in fluid samples from veterinary patients. Vet Clin Pathol. 2022; 51(2): 252-257.
11．Purswell BJ. Vaginal Disorders. In: Textbook of Veterinary Internal Medicine. 7 ed. Ettinger SJ, Feldman EC, ed. Saunders, 2010, p. 1929-1933.
12．Cortina ME, Novak A, Melli LJ, et al. Development of improved enzyme-based and lateral flow immunoassays for rapid and accurate serodiagnosis of canine brucellosis. Vet Microbiol. 2017; 208: 174-180.
13．Cosford KL. Brucella canis: An update on research and clinical management. Can Vet J. 2018; 59(1): 74-81.
14．Johnson CA. Diagnosis and treatment of chronic vaginitis in the bitch. Vet Clin North Am Small Anim Pract. 1991; 21(3): 523-31.
15．Rosenberg LM, Marinoff J, Crouch EE, et al. Uterine perforation secondary to metritis and placenta percreta in a postpartum bitch. Can Vet J. 2020; 61(6): 584-588.
16．Barsanti JA. Genitourinary Infections. In: Infectious Diseases of the Dog and Cat. 4 ed. Sykes JE, Greene CE, ed. Saunders, 2012, p. 1031-1036.

12 神経・運動器疾患

- □ 神経・運動器（骨・関節）において，抗菌薬の臓器移行性については，正常な組織中における濃度と臨床上の治療効果が乖離することもあり，移行性が悪い抗菌薬でも薬剤感受性試験において有効であれば使用することもある。
- □ 神経・運動器（骨・関節）における細菌性感染症では，抗菌薬の投与期間が長くなることが多い。

　神経・運動器（骨・関節）の感染症は一見独立しているように思われるが，近傍の臓器で発症した場合は波及することも多い。このため，神経と運動器を一緒に理解しておくと，緊急事態に役立つ。

髄膜炎

概要・病態

　脳および脊髄の髄膜に発生するすべてのタイプの炎症を指す。臨床症状は発作や精神状態の変化，失明，脳神経異常，前庭障害，小脳障害，知覚過敏，疼痛，発熱，無気力，食欲不振などがみられる[1-3]。項部硬直[※]を示すことがあるが，犬・猫は四足動物のためか，人とは異なりjolt accentuation（頭部を素早く左右に振ると頭痛が増悪する現象）[4]は筆者の経験上起こらなかった。若齢犬であればステロイド反応性髄膜動脈炎か起源不明脳炎が一番多いが[2, 5]，感染性であれば中耳炎から内耳を経て髄膜まで波及したものが多い[6]（図1）。猫では猫伝染性腹膜炎（FIP）に伴うものが多い[7]。

診断・治療

　診断には脳脊髄液（CSF）が必要となり，採取できない場合は暫定診断で対応することになる。特に細菌性髄膜炎は急激に進行するため，抗菌薬投与が必要になる。血液脳関門があるため水溶性の高い抗菌薬では中枢神経への移行性が悪いとされており，実際にウサギの髄膜炎モデルにおけるセファゾリンの到達率は3％である。実臨床上，人の脊髄硬膜外膿瘍におけるドレナージ後の抗菌薬投与は，ともにβ-ラクタム系抗菌薬であるセファゾリンとクロキサシリンにおいて死亡率・治療の失敗に差がないため[8]，薬剤感受性試験の結果のみから抗菌薬を選択することも完全な間違いではないのかもしれない。治療期間に決められたものはないが，2週間程度実施されることが多い。真菌性であれば通常経口投与により効果が期待できる抗真菌薬がアゾール系のみのため，3カ

※ 髄膜や神経根部に浮腫が生じた結果，後頭部と頚部の項部の筋肉が緊張し，頚部を屈曲させようとすると抵抗を示す身体所見。疾患特異的な所見ではなく，椎間板ヘルニアなどでも引き起こされる。

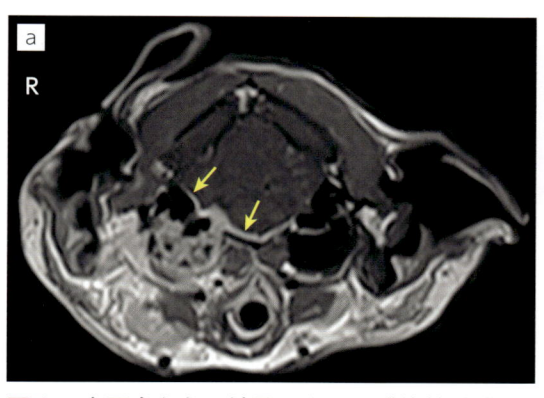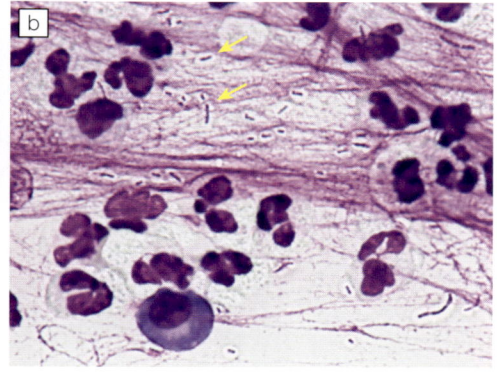

図1　中耳炎からの波及によって感染性髄膜炎を引き起こした症例

a：MRI（ガドリニウム造影 T1 強調画像）。鼓室胞から小脳領域に向かって炎症が波及し，髄膜の造影増強が認められる（矢印）。

b：同一症例の脳脊髄液（CSF）のライトギムザ染色像。莢膜をもつ小型のグラム陰性桿菌が出現しており，培養検査の結果，*Pasteurella* 属菌であった。

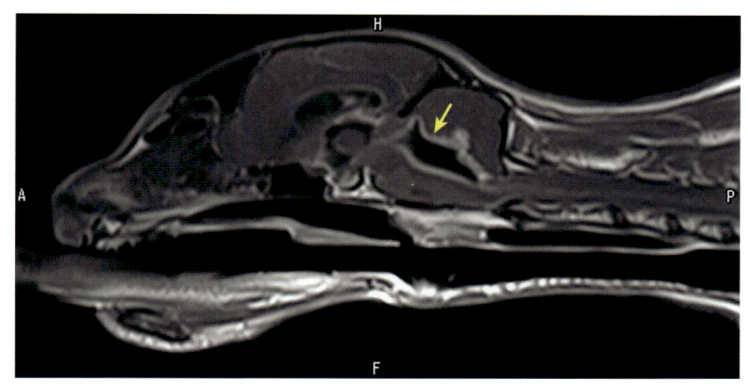

図2　中枢神経型 FIP 症例における MRI
（ガドリニウム造影 T1 強調画像）

髄膜と上衣における特徴的な造影増強と脳室拡大を示している（矢印）。

月程度の治療期間となることも珍しくない。

中枢神経型 FIP

　中枢神経に FIP ウイルスが侵入することで起こり，脈絡叢で過剰な CSF 産生を引き起こす。このため MRI 検査によって髄膜や脈絡叢領域の造影増強，脳室拡大，脊髄空洞症，大後頭孔ヘルニアなどの特徴的な所見を示す（図2）。本所見の感度は非常に高いが，*Toxoplasma gondii* でもまれに起こるため特異度100％の所見ではない[7]。確定診断は，通常は CSF の PCR により行う。

　治療は現在様々な薬剤が使えるようになっており，GS-441524，GS-5734（レムデシビル）やモルヌピラビルが使用される[9, 10]。中枢神経型であれば用量を非中枢神経型 FIP で用いられる量の倍にして，治療期間を長くして治療することも多い。

犬ジステンパー脳脊髄炎

　非常にまれに起こる感染症で，自然発症の他，6カ月齢未満でのワクチン接種で発生することもある[11]。自然発症した場合，髄膜炎に伴う神経症状の他，呼吸器症状や消化器症状がみられる。

　ワクチンによって引き起こされる場合（MLV株接種で 1/50,000）は，自然発症例のように呼吸器症状や消化器症状を示さない。家族性に発生することもあり，ウイルスの侵入や感受性に遺伝要因が関与する可能性も示唆されている。通常の犬ジステンパーでみられる神経症状以外に，ナルコレプシーや唾液分泌過多などがみられた報告もある[12]。

クリプトコッカス症

　Chapter2-4「上気道感染症」を参照されたい。

椎間板脊椎炎[13]

概要・病態

　椎間板および椎体終板，椎体の炎症であり，通常は細菌か真菌の血行性感染を原因として疑うが，尿路や歯周病などの別の感染巣から血行性に波及することもあり，全身の感染巣探索が必要となる[14]。症状としては痛みが最も代表的であり，骨破壊などによる直接的な痛みだけでなく，炎症による知覚過敏から痛みが生じることもある。神経症状は進行性であり，初期は非特異的な症状が多く，脊柱管まで感染が及んでいなければ麻痺は軽度であることが多い。胸腰椎での発生が多く，中年齢の大型犬で好発し，雄雌比は2：1である。

診断

　診断はX線検査により隣接する2つの椎体終板と椎体の端にびらん性病変を認めることで強く疑われる。多くの場合，影響を受けた椎間板腔の狭小化を伴っており，これが痛みにつながっていることも多い。X線画像上の変化は臨床症状の発現から3〜6週間経って出現することもあり，疑診した場合は時間経過に伴い複数回撮影する必要がある。これ以外にCT検査やMRI検査を用いると，より詳細な変化を捉えることができる。

　椎間板腔からの吸引物を培養することで75％の症例では陽性になるが，25％では検出できない[15]。手術を実施する場合は感染部位の組織を一部採取し，培養検査に供する必要がある。これで起炎菌が分からない場合は疫学的に推定することとなり，ブドウ球菌が多く，次いでレンサ球菌，*Brucella* 属菌，大腸菌が多い[16, 17]。真菌の場合は *Aspergillus* 属菌，*Blastomyces* 属菌，*Histoplasma* 属菌，*Coccidioides* 属菌が代表的であるが，その居住している地域ごとで発生のある真菌に鑑別を絞ることができる。基本的に日本においてブラストミセス症，ヒストプラズマ症，コクシジオイデス症の発生はないため，渡航歴の確認が必要となる。

治療

　治療は内科療法±外科的切除となる。切除は単一の脊椎への影響時のみ適応となり，複数箇所の手術は基本的に実施されない。内科療法としては起炎菌次第だが，ブドウ球菌であればセフェム系

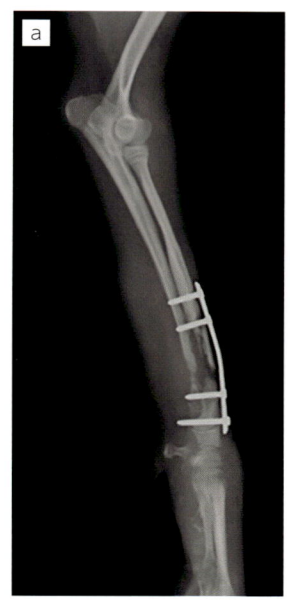
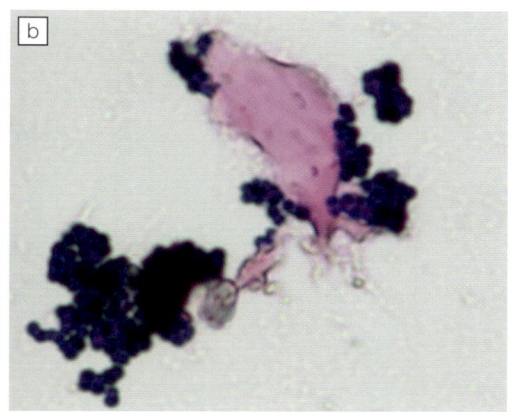

図3　骨折整復後に創部感染した症例

術中のプレート（a）をスワブでぬぐって採取した検体をグラム染色したところ，コアグラーゼ陽性を疑うブドウ球菌が出現している（b）。

抗菌薬の投与が行われ，平均2〜3カ月，最長で52週間投与されたという報告もある[13]。骨・関節領域は経口薬の移行性が悪いように思われるが，人では骨・関節疾患における抗菌薬の経口投与と静脈内投与による1年後の治療成績を比較した報告において，経口投与は静脈内投与に劣らなかったと判断されたため[18]，現在は移行性が悪くとも経口投与される場合も多い。治療評価は6週間ごとにX線検査によって実施されることが好ましい。疼痛が強い疾患のため，非ステロイド性抗炎症薬（NSAIDs）に加えてガバペンチンやプレガバリンなどを投与することも多い。

骨髄炎[19]

概要・病態

　骨髄という名前だが，皮質骨・髄腔・骨膜の炎症を指す。基本的には細菌感染が主な原因であり（87％），無菌性骨髄炎は非常にまれである。まれに土壌中真菌の感染を認めることもある。また，椎間板脊椎炎と異なり血行性感染はまれであり[20]，骨髄炎と診断した場合は，まず外傷を探すことになる[21]。起炎菌はブドウ球菌が大半ではあるが，咬傷事故の場合は口腔内細菌を考えておく必要がある。ブドウ球菌以外ではレンサ球菌，*Pasteurella* 属菌，大腸菌，*Bacillus* 属菌の割合が高く，嫌気性菌は基本的に少ない[22]。手術による感染の場合は周術期に抗菌薬が使われているにもかかわらず感染しているため，メチシリン耐性ブドウ球菌（MRS）などの耐性菌であることが多い[23]（図3）。このため，特に手術による感染の場合は，抗菌薬の選択は可能な限り薬剤感受性試験の結果に基づき，経験的投与を行わないことが推奨される。

診断

　診断は発熱，跛行，リンパ節腫脹，患部を触知した際の疼痛，瘻孔形成などの臨床症状から疑う

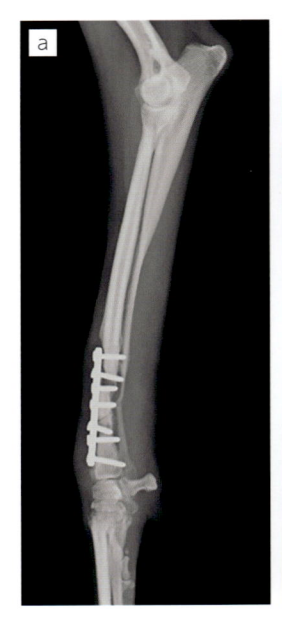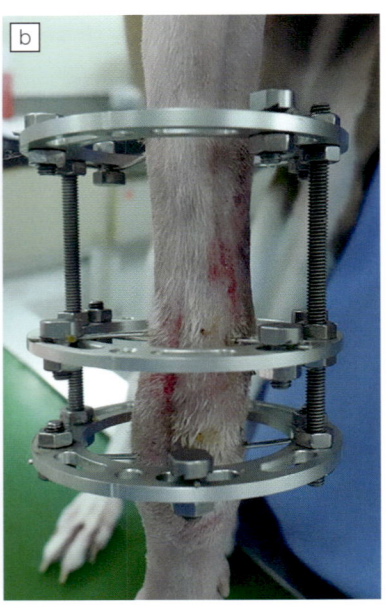

図4　プレート感染から壊死を伴う骨髄炎となっていた症例
感染源となったaのプレートを抜去し，創外固定を実施した（b）。抗菌薬は術中のセファゾリンが継続されており，腐骨の培養検査・薬剤感受性試験からセファレキシンに確定した。

が，初期は軟部組織の腫脹しか認めない場合もある。腫脹は感染後24時間で示すことがあり，進行するにつれてX線画像上で検出できるような異常を認める[24]。しかしX線画像所見を診断に用いた場合，感度63％・特異度57％と決して高くはないため[25]，培養検査・薬剤感受性試験用の検体をしっかりと採取する必要がある。この場合，瘻孔の検体は外界に汚染されているため，使用してはならない。基本的に外界に開口していない皮膚病変や壊死組織，腐骨やこの領域から吸引された液体を用い，嫌気・好気培養検査の両方を実施する。血行性を疑う場合は，血液培養を試みることも可能である。

治療

治療は感染物の除去および抗菌薬の投与が基本となるが，特に感染物の除去を行う際には非常に悩ましい場面もある。腐骨とプレートを除去すると支持するものがなくなってしまうため，創外固定に頼ることが多くなるが（図4），飼い主と動物のアドヒアランスが非常に悪い。このため，外科処置の実施前に消毒などの処置のどこまでを家で行うかをきちんと確認しておく必要がある。抗菌薬は全身投与を行うが，「椎間板脊椎炎」の項でも述べたように，骨移行性についてはあまり考える必要がない可能性もある。薬剤感受性試験の結果に基づいて投与するが，慢性化していた場合は投与期間が2カ月を超えることも珍しくない。

化膿性関節炎

概要・病態

通常，犬・猫において遭遇する関節炎は大半が免疫介在性であり，感染性のものは少ない。化膿性関節炎の主な原因は手術や関節穿刺，咬傷，移動性異物，銃撃で[26-29]，敗血症によって起こるこ

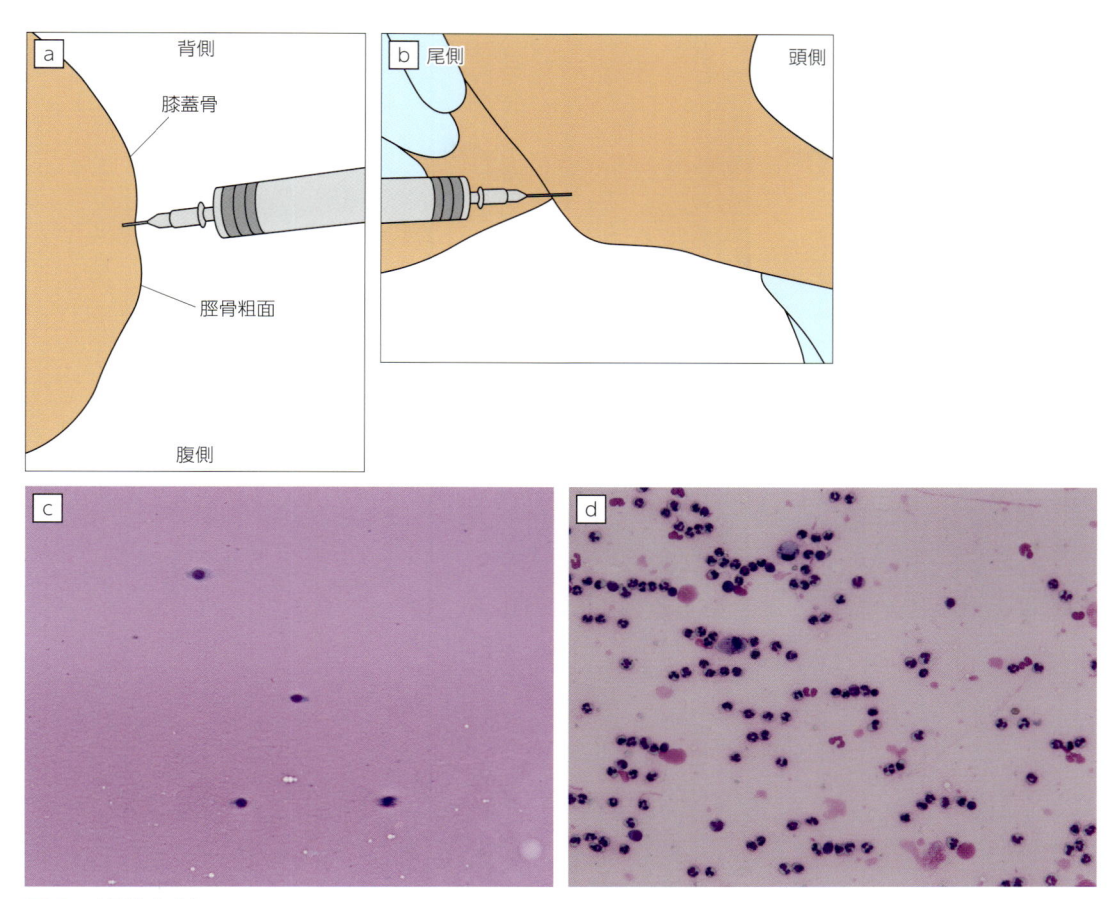

図5　関節穿刺

a：膝関節の穿刺。膝は関節を部分的に曲げ，膝蓋靱帯のすぐ横に針を挿入する。その後，針を内側（約35～45度の角度）に向け，大腿顆間の十字靱帯の起点にわずかに上向きに進め，膝蓋骨，膝蓋靱帯，脛骨，大腿骨外側顆の三角領域にある関節腔へ刺入する。
b：肘関節の穿刺。肘は関節を尾側に伸展し，肘頭の横方向から関節の中央に向かってまっすぐ針を刺入した後，上腕骨顆と接触した時点で少し引いて吸引する。
c：正常な関節液細胞診。正常では有核細胞の密度は低く，3個/HPF であり，好中球は有核細胞の6％未満である。
d：化膿性関節炎の関節液細胞診。有核細胞の密度が上昇し，好中球の割合も高い。感染性であっても微生物が認められないことがある。

ともあり，関節鏡の術後敗血症は 3/353 頭（0.85％）で発生している[30]。

診断

　好発部位は肘関節と膝関節であり，症状は跛行や罹患関節の腫脹・疼痛，関節可動域の減少，関節内での捻髪音などがある。診断には関節穿刺（図5）が有効となり[29]，粘稠性の低下した好中球優位の関節液が採取され，微生物を認めることがある。主な起炎菌はブドウ球菌，大腸菌，*Pasteurella* 属菌であり，それ以外では緑膿菌や *Brucella* 属菌，嫌気性菌では *Bacteroides* 属菌，*Fusobacterium* 属菌なども挙げられる。このため，検体が多量に採れている場合は嫌気培養を検討する必要がある。

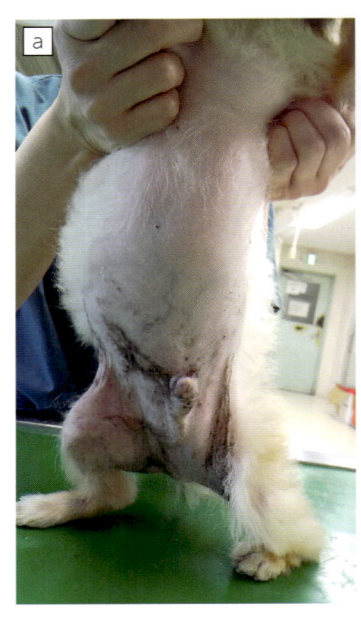 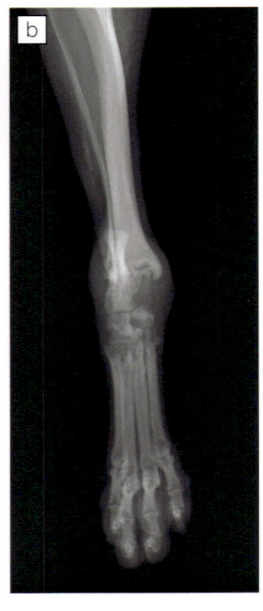

図6　感染性関節炎の治療後に跛行が残った症例

右後肢は負重しているが，関節が破壊されており蹴行している。

治療

　診断さえしてしまえば，感染を抑えることは難しくない。しかし，感染を素早くコントロールしないと関節が破壊されてしまい，歩行ができなくなってしまう。このため，治療の目標は関節が破壊されるよりも前に炎症を抑えることである。したがって，薬剤感受性試験の結果が出る前から抗菌薬の投与を行うことがあり，この場合はブドウ球菌が起炎菌として多いことからセファレキシンの投与を行う。理想的には最初の48〜72時間は静脈内投与し，その後は経口薬へ切り替えることが好ましく，治療期間は6〜8週間と長くなることが多い。敗血症性であっても抗菌薬の投与によりよい予後を得られることが割とあるが，治療後跛行が残ることも多い[31, 32]（**図6**）。

■ 参考文献

1．Estey CM, Scott SJ, Cerda-Gonzalez S. Necrotizing meningoencephalitis in a large mixed-breed dog. J Am Vet Med Assoc. 2014; 245(11): 1274-8.

2．Granger N, Smith PM, Jeffery ND. Clinical findings and treatment of non-infectious meningoencephalomyelitis in dogs: a systematic review of 457 published cases from 1962 to 2008. Vet J. 2010; 184(3): 290-7.

3．Nessler J, Wohlsein P, Junginger J, et al. Meningoencephalomyelitis of Unknown Origin in Cats: A Case Series Describing Clinical and Pathological Findings. Front Vet Sci. 2020; 7 : 291.

4．Iguchi M, Noguchi Y, Yamamoto S, et al. Diagnostic test accuracy of jolt accentuation for headache in acute meningitis in the emergency setting. Cochrane Database Syst Rev. 2020; 6 (6): CD012824.

5．Lau J, Nettifee JA, Early PJ, et al. Clinical characteristics, breed differences, and quality of life in North American dogs with acute steroid-responsive meningitis-arteritis. J Vet Intern Med. 2019; 33(4): 1719-1727.

6．Rawson F, Foreman M, Mignan T, et al. Clinical presentation, treatment, and outcome of 24 dogs with bacterial meningitis or meningoencephalitis without empyema (2010-2020). J Vet Intern Med. 2023; 37(1): 223-229.

7．Crawford AH, Stoll AL, Sanchez-Masian D, et al. Clinicopathologic Features and Magnetic Resonance Imaging Findings in 24 Cats With Histopathologically Confirmed Neurologic Feline Infectious Peritonitis. J Vet Intern Med. 2017; 31(5): 1477-1486.

8. Antosz K, Battle S, Chang J, et al. Cefazolin in the treatment of central nervous system infections: A narrative review and recommendation. Pharmacotherapy. 2023; 43(1): 85-95.

9. Cook S, Wittenburg L, Yan VC, et al. An Optimized Bioassay for Screening Combined Anticoronaviral Compounds for Efficacy against Feline Infectious Peritonitis Virus with Pharmacokinetic Analyses of GS-441524, Remdesivir, and Molnupiravir in Cats. Viruses. 2022; 14(11): 2429.

10. Roy M, Jacque N, Novicoff W, et al. Unlicensed Molnupiravir is an Effective Rescue Treatment Following Failure of Unlicensed GS-441524-like Therapy for Cats with Suspected Feline Infectious Peritonitis. Pathogens. 2022; 11(10): 1209.

11. Cornwell HJ, Thompson H, McCandlish IA, et al. Encephalitis in dogs associated with a batch of canine distemper (Rockborn) vaccine. Vet Rec. 1988; 122(3): 54-9.

12. Cantile C, Baroni M, Arispici M. A case of narcolepsy-cataplexy associated with distemper encephalitis. Zentralbl Veterinarmed A. 1999; 46(5): 301-8.

13. Burkert BA, Kerwin SC, Hosgood GL, et al. Signalment and clinical features of diskospondylitis in dogs: 513 cases (1980-2001). J Am Vet Med Assoc. 2005; 227(2): 268-75.

14. Calvert CA, Greene CE, Hardie EM. Cardiovascular infections in dogs: epizootiology, clinical manifestations, and prognosis. J Am Vet Med Assoc. 1985; 187(6): 612-6.

15. Fischer A, Mahaffey MB, Oliver JE. Fluoroscopically guided percutaneous disk aspiration in 10 dogs with diskospondylitis. J Vet Intern Med. 1997; 11(5): 284-7.

16. Kerwin SC, Lewis DD, Hribernik TN, et al. Diskospondylitis associated with Brucella canis infection in dogs: 14 cases (1980-1991). J Am Vet Med Assoc. 1992; 201(8): 1253-7.

17. Turnwald GH, Shires PK, Turk MA, et al. Diskospondylitis in a kennel of dogs: clinicopathologic findings. J Am Vet Med Assoc. 1986; 188(2): 178-83.

18. Li HK, Rombach I, Zambellas R, et al. Oral versus Intravenous Antibiotics for Bone and Joint Infection. N Engl J Med. 2019; 380(5): 425-436.

19. Johnson KA. Osteomyelitis in dogs and cats. J Am Vet Med Assoc. 1994; 204(12): 1882-7.

20. Sainato D, Cinti F, Renfrew H. Sterile osteomyelitis in the ulnar diaphysis of a young indoor cat. JFMS Open Rep. 2020; 6 (1): 2055116919899754.

21. Rabillard M, Souchu L, Niebauer GW, et al. Haematogenous osteomyelitis: clinical presentation and outcome in three dogs. Vet Comp Orthop Traumatol. 2011; 24(2): 146-50.

22. Mouro S, Vilela CL, Niza MM. Clinical and bacteriological assessment of dog-to-dog bite wounds. Vet Microbiol. 2010; 144(1-2): 127-32.

23. Välkki KJ, Thomson KH, Grönthal TSC, et al. Antimicrobial prophylaxis is considered sufficient to preserve an acceptable surgical site infection rate in clean orthopaedic and neurosurgeries in dogs. Acta Vet Scand. 2020; 62(1): 53.

24. Greene CE, Bennett D. Musculoskeletal Infections. In: Infectious Diseases of the Dog and Cat. 4 ed. Sykes JE, Greene CE, ed. Saunders, 2012, p. 892-899.

25. Fossum TWL. Other Diseases of Bones and Joints. Small Animal Surgery Textbook. 3 ed. Mosby, 2007, p. 1353-1356.

26. Arzi B, Vapniarsky N, Fulton A, et al. Management of Septic Arthritis of the Temporomandibular Joint in Dogs. Front Vet Sci. 2021; 8 : 648766.

27. Brisson BA, Bersenas A, Etue SM. Ultrasonographic diagnosis of septic arthritis secondary to porcupine quill migration in a dog. J Am Vet Med Assoc. 2004; 224(9): 1467-70, 1453-4.

28. Clarke SP, Ferguson JF. Bacterial infective arthritis following a penetrating stick injury of the stifle joint in a dog. J Small Anim Pract. 2012; 53(8): 483-6.

29. Phillips TF, Bleyaert HF. Retrospective evaluation of 103 cases of septic arthritis in dogs. Vet Rec. 2022; 190(5): e938.

30. Ridge PA. A retrospective study of the rate of postoperative septic arthritis following 353 elective arthroscopies. J Small Anim Pract. 2011; 52(4): 200-2.

31. Clements DN, Owen MR, Mosley JR, et al. Retrospective study of bacterial infective arthritis in 31 dogs. J Small Anim Pract. 2005; 46(4): 171-6.

32. Mielke B, Comerford E, English K, et al. Spontaneous Septic Arthritis of Canine Elbows: Twenty-One Cases. Vet Comp Orthop Traumatol. 2018; 31(6): 488-493.

13 眼科感染症

□ 検体採取を確実に，かつ安全に行うことで，正しい診断を行うことができる。
□ 各部位における疾患の背景を理解しておくことで，原因や検査を絞り込むことができる。

眼科疾患は大きく眼球の疾患と眼付属器の疾患に分類され，眼球の疾患として，眼表面の感染性疾患では角膜炎，結膜炎などを生じる。眼球内に病原体が侵入した場合は，ぶどう膜炎や眼内炎を生じる。また，眼付属器には眼瞼や眼窩組織があり，眼瞼炎の他，眼窩は鼻腔や歯根と隣接しているため，それらの組織から病原体が侵入して生じる眼窩膿瘍にも臨床現場ではたびたび遭遇する。本節では，獣医臨床で遭遇しやすい角膜・結膜・眼瞼などの前眼部に生じる感染性疾患について記載する。

感染性角膜炎

概要・病態

角膜は眼球の外壁の一部を担う透明な組織であり，網膜への光を集約する機能をもつ他，物理的な傷害や感染症に対するバリアの役割を果たしている。角膜はその透明性を維持するために，本来血管やリンパ管はなく，常在する炎症細胞も少ない。感染性角膜炎はこれらの角膜の生体防御機構が破綻し，感染性微生物に対する生体反応が生じ，角膜輪部から血管新生が誘導され，炎症細胞が動員されることで生じる。

感染性角膜炎の原因として，ブドウ球菌や緑膿菌などの細菌[1]，*Aspergillus* 属，*Candida* 属，*Cladosporium* 属などの真菌[2]，犬ヘルペスウイルス1型といったウイルス[3]の感染が報告されているが，犬・猫においては細菌性角膜炎に多く遭遇する。細菌性角膜炎は一般的に外傷やドライアイなどによって角膜上皮のバリア機能が損傷し，細菌が侵入することで発症するため，角膜潰瘍を伴っていることが多い。さらに細菌が産生する外毒素および内毒素によって，角膜実質にあるマトリックスメタロプロテアーゼ（MMP）が活性化され，角膜融解が生じることがある[4]。特に緑膿菌は，毒素により角膜上皮細胞の死滅を誘導し，宿主免疫から逃避しながら角膜実質内に定着するため，広範囲かつ急速な角膜融解を生じることがあり，臨床上注意が必要である（図1）。

細菌性角膜炎の起炎菌については世界各国で調査が行われており，主な起炎菌としてブドウ球菌，レンサ球菌，緑膿菌，大腸菌が報告されている（表1）[5-11]。各地域によって起炎菌の分布は多少異なっているが，本邦においてはブドウ球菌，特に *Staphylococcus pseudintermedius* が多いことが報告されている[10, 11]。注目すべきこととして，メチシリン耐性ブドウ球菌（MRS）の各国での発生率は様々であるが（表2）[8, 10-13]，近年本邦で行われた調査では，すべてのブドウ球菌においてメチシリン耐性がみられていた[11]。このような背景から，これまで以上に適切に抗菌薬を使用していく必要があると考えられる。

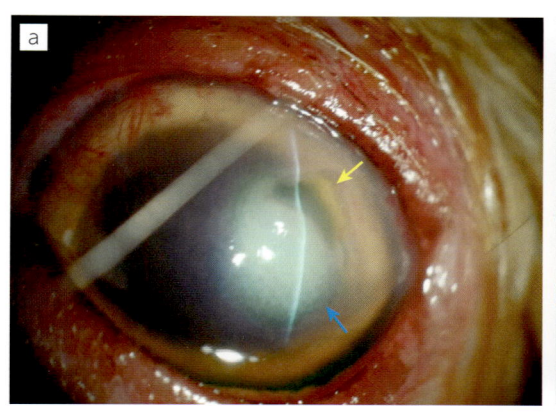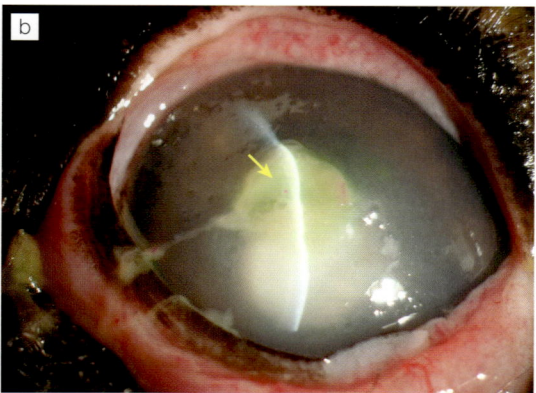

図1 細菌感染による融解性角膜潰瘍

a：チワワ，12歳齢，未避妊雌。角膜背外側に深層性角膜潰瘍を生じており（黄矢印），潰瘍腹側には黄緑色の細胞浸潤がみられた（青矢印）。潰瘍部からは緑膿菌が検出された。

b：トイ・プードル，12歳齢，去勢雄。角膜中央やや背側に角膜実質に至る角膜潰瘍がみられ（黄矢印），その周囲には角膜融解がみられた。潰瘍部からは緑膿菌が検出された。

表1 各国における犬の細菌性角膜炎の主な起炎菌の報告

文献	5	6	7	8	9	10	11
年代	2006	2007	2016	2018	2021	2013	2022
国／都道府県	アメリカ	台湾	オーストラリア	スイス	イギリス	広島	東京
Staphylococcus spp.	29%	49%	18%	40.70%	5.7%	58%	38%
Streptococcus spp.	17%	7 %	31%	25.70%	12.3%	15%	14%
Pseudomonas aeruginosa	21%	7.6%	31%	10.60%	24.5%	15%	16%
Corynebacterium spp.	－	7 %	2.20%	2.70%	－	－	12%
Pasteurella multocida	－	－	6.70%	7.10%	0.9%	－	4 %
Escherichia coli	－	5.80%	6.70%	3.50%	－	－	2 %

表2 各国におけるブドウ球菌のメチシリン耐性率の報告

文献	12	8	13	10	11
年代	2015	2018	2018	2013	2022
国／都道府県	アメリカ	スイス	タイ	広島	東京
ブドウ球菌のメチシリン耐性率	23.9%	6.52%	90.90%	15.80%	100%

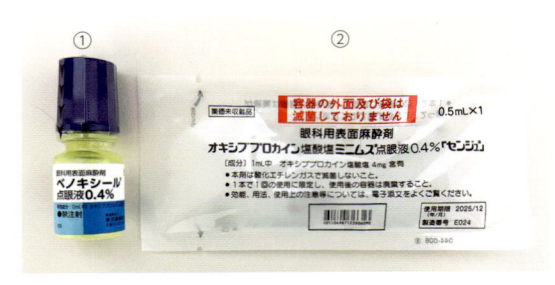

図2　局所麻酔点眼薬
①：動物病院で一般的に使用されている防腐剤入り
　のオキシブプロカイン点眼薬
②：個包装の防腐剤フリーのオキシブプロカイン点
　眼薬

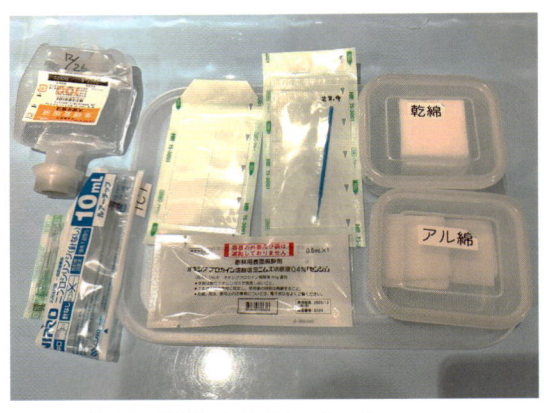

**図3　筆者の施設で用意している
　　　検体採取セット**

診断

　細菌性角膜炎は病変部から起炎菌を検出することで診断される。検体の採取は，角膜表面をマイクロブラシでこする角膜擦過により行われる。検査を行う上で眼科疾患が他科と異なることは，**細菌性角膜炎により深層性角膜潰瘍やデスメ膜瘤を生じている場合，検体採取の際に角膜穿孔を起こして病態が悪化する危険性があることである**。そのため筆者は，リスクのある症例に対して細胞診や培養検査のための菌体採取を実施する前には，必ず飼い主に角膜穿孔を生じるリスクがあることを伝えた上で，適切な治療を行うためには診断する必要があると説明し，同意を得るようにしている。

　角膜擦過を行う際に点眼による局所麻酔を行うことが望ましいが，一般の動物病院で使用されている局所麻酔点眼薬には防腐剤が含まれており，防腐剤による抗菌作用によって培養検査が偽陰性となることがある[14]。そのため，培養検査の実施を検討している際には，防腐剤フリーの局所麻酔点眼薬を使用することが望ましい（図2）。また，細菌性角膜炎における起炎菌のメチシリン耐性率がとても高いという背景を考慮し，筆者の施設では院内感染を防ぐ目的で，感染が疑われる際に使用するディスポーザブルな道具をセットとして用意している（図3）。このようなセットを1組だけでも準備しておくことで，迅速に検査を行え，より円滑に診断をつけることが可能である。以下に筆者の施設で行っている角膜ブラシサイトロジー（マイクロブラシを用いた細胞診）の手順について記載する。

角膜ブラシサイトロジー（図4）

　まず，問診時に感染性の角膜潰瘍を疑った場合は，菌の死滅を防ぐために[15]，フルオレセイン染色やローズベンガル染色を実施する前に角膜擦過を行うようにしている。加えて，細菌感染を強く疑う場合は防腐剤フリーの局所麻酔点眼薬を使用し検体を採取している。角膜擦過の際には，余分な水分があると菌の検出率が下がるため，乾綿などでメニスカス（下眼瞼と眼球の間の空間）に貯留した水分を優しく拭き取るようにしている。局所麻酔点眼後1分ほど待ち，マイクロブラシを用いて角膜潰瘍の辺縁部，特に細胞浸潤がみられる部位を優しく擦過し，細胞を採取する。

　次にスライドガラス2枚にマイクロブラシの先端を塗布する。この際，眼科検体は皮膚検体と違い細胞数が少ないため，スライドガラスにこすり付けるようにマイクロブラシを塗布すると，細胞

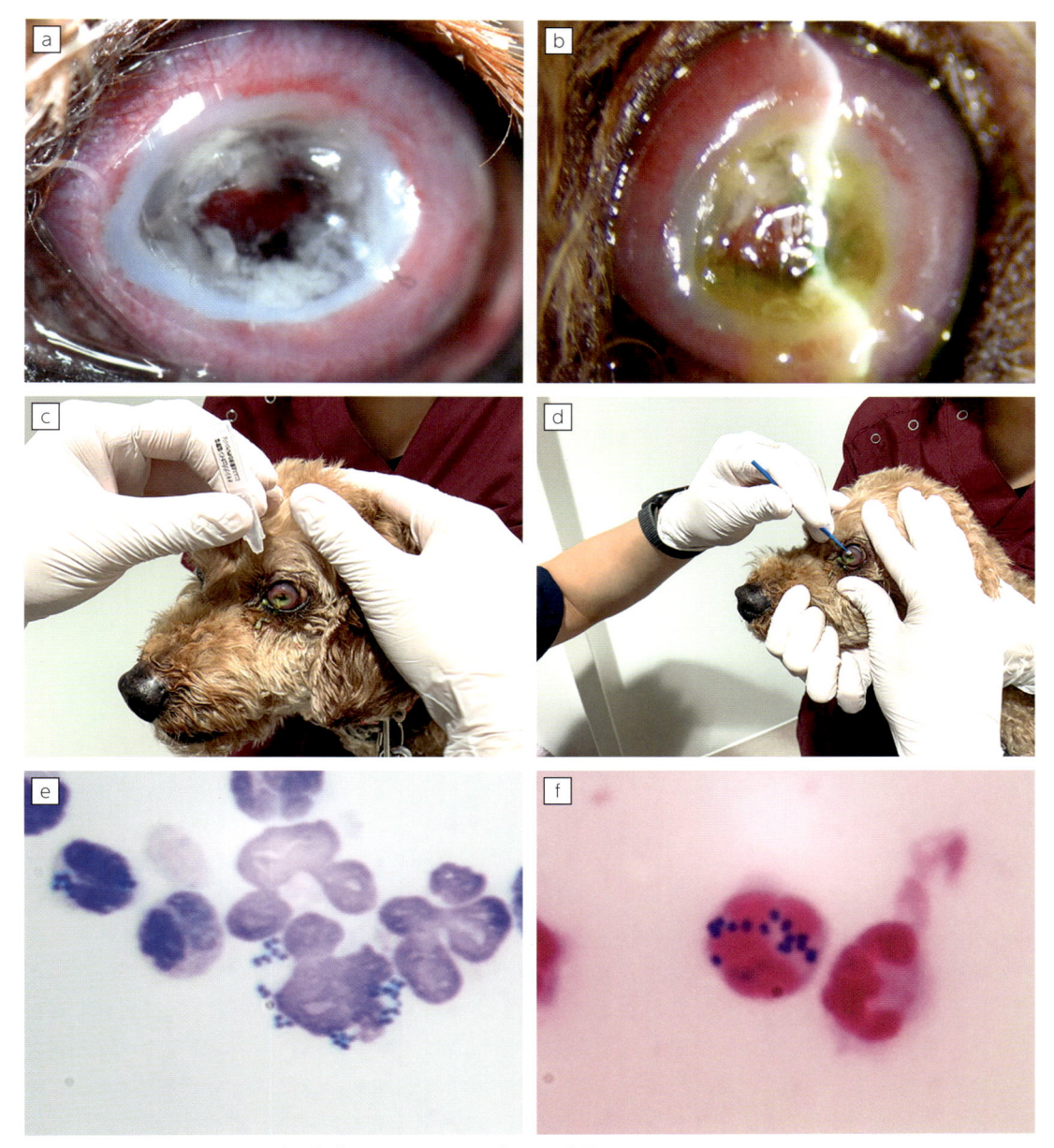

図4 筆者が行っている角膜ブラシサイトロジーの手順

トイ・プードル，14歳齢，去勢雄。近医で角膜潰瘍に対して抗菌薬の点眼治療を行っていたが，角膜穿孔に至り，緊急的に来院した。

a：角膜中央に角膜穿孔に至った部位がみられ，フィブリンの膜により一時的に穿孔部の閉塞が認められた。

b：フルオレセイン染色では，角膜潰瘍辺縁部のみ染色され，中央部は染色されなかった。

c，d：感染が疑われたため防腐剤フリーの局所麻酔点眼薬を使用し（c），滅菌マイクロブラシを用いて角膜潰瘍辺縁部を優しく擦過した（d）。

e，f：2枚のスライドガラスに塗抹を作製し，1枚を簡易染色にて鏡検したところ，球菌の貪食像がみられたため（e），もう1枚のスライドガラスでグラム染色を実施し，グラム陽性球菌と判断した（f）。培養検査では *S. pseudintermedius* と同定され，薬剤感受性試験では近医で使用していた抗菌点眼薬には耐性であった。

が破壊されてしまい評価が困難となることがある。そのため，マイクロブラシは転がすように塗布するか，優しくスタンプするように塗布すると細胞の形態が保たれ，菌体の貪食像の確認などがしやすくなる。筆者の施設では1枚のスライドガラスで簡易染色を行い，鏡検で病原体が確認できる場合はもう1枚のスライドガラスでグラム染色を行い，菌種の推定を行う。加えて，細菌感染が確認された場合には，培養検査および薬剤感受性試験に提出する検体の採取も行うようにしている。

　細菌性角膜炎で重要な点は，感染のコントロールができなければ角膜融解が進行し，数日で角膜穿孔に至る危険性があることを理解しておくことである。そのため，重度の角膜潰瘍を生じている場合は初診時に可能な限り起炎菌の特定を行い，治療反応が悪い場合にはすぐに次の治療に移行できるようにしておくことが重要である。

治療

細菌性角膜炎

　細菌性角膜炎の治療では，同定された菌種に対して適切な抗菌薬を選択する。しかし，起炎菌の薬剤感受性試験の結果が出るまで数日かかるため，鏡検から推定された菌種や症例のこれまでの抗菌薬の使用歴を考慮し，適切な抗菌点眼薬を選択して治療する。初期治療としては，人の感染性角膜炎の治療に準じて[16]，軽症の場合は1剤の抗菌薬点眼を用いており，重症の場合は鏡検で推定される菌種に応じてフルオロキノロン系，セフェム系，アミノグリコシド系から2剤の抗菌薬を選択している。例えば，グラム陰性桿菌が疑われる場合はフルオロキノロン系＋アミノグリコシド系を選択し，グラム陽性球菌が疑われる場合はフルオロキノロン系＋セフェム系を選択するなどである。

　表3に主要な抗菌点眼薬のリストを記載した。フルオロキノロン系点眼薬は様々な種類が市販されているが，主に第3世代と第4世代で特徴が分かれている。第3世代のフルオロキノロン系抗菌薬はグラム陰性菌に対して抗菌活性が高いのに対し[17]，第4世代ではグラム陽性菌に対して抗菌活性が高く，また眼内移行性がよい[18]。そのため筆者の施設では，緑膿菌などのグラム陰性菌の感染を疑う際には第3世代のフルオロキノロン系点眼薬を使用しており，白内障手術などの眼内手術の周術期には第4世代を処方することが多い。フルオロキノロン系点眼薬は広域スペクトルを有し，かつ角膜浸透性もよいことから汎用性が高い薬剤であるが，耐性化しやすく，また交差耐性もできやすいため，安易な使用は避けることが望ましい[19]。さらに，第3世代のセフェム系抗菌薬であるセフメノキシムは使用期限が短期間であることや，アミノグリコシド系点眼薬は角膜上皮毒性があるなどの特徴があるため，抗菌薬の選択の際にはそれぞれの点眼薬の特性について理解しておく必要がある。なお，同じアミノグリコシド系点眼薬でも，トブラマイシンはゲンタマイシンよりも創傷治癒遅延を生じにくい[20]。抗菌点眼薬の使用上の注意については，他書にも詳細が記載されているため，参考にしていただきたい[21]。

真菌性角膜炎

　抗真菌点眼薬については，市販されている点眼薬はピマリシン点眼液5％「センジュ」しかないため，人医療ではボリコナゾールやミカファンギンナトリウムを自家調整点眼として使用する場合もある[22]。

角膜潰瘍・角膜融解への対応

　角膜融解を生じている場合は，抗コラゲナーゼ作用があるアセチルシステイン点眼（パピテイン）や血清点眼の使用も考慮する。筆者は細菌性角膜炎であれば数日以内の再診を促しており，特に角膜融解が重度かつ急速な病態の進行が予想される症例については，翌日の再診を強く促してい

表3　国内で市販されている主な抗菌点眼薬（2023年12月現在）

【抗菌薬】

系統		一般名	主な製品名	後発品	備考
セフェム系		セフメノキシム塩酸塩	ベストロン点眼用0.5%	なし	ベストロン耳鼻科用は1%
アミノグリコシド系		ゲンタマイシン硫酸塩	ゲンタマイシン硫酸塩点眼液0.3%「ニットー」	あり	
		トブラマイシン	トブラシン点眼液0.3%	なし	
		ジベカシン硫酸塩	パニマイシン点眼液0.3%	なし	
		フラジオマイシン硫酸塩	－	－	リンデロンA，ネオメドロールEE軟膏に含有
フルオロキノロン系	第3世代	オフロキサシン	タリビッド点眼液0.3%，タリビッド眼軟膏0.3%	あり	
		ノルフロキサシン	ノフロ点眼液0.3%	あり	
		ロメフロキサシン塩酸塩	ロメフロン点眼液0.3%	なし	動物用医薬品としてロメワンがある
		トスフロキサシントシル酸塩水和物	トスフロ点眼液0.3%，オゼックス点眼液0.3%	なし	
		レボフロキサシン水和物	クラビット点眼液0.5%，クラビット点眼液1.5%	あり	
	第4世代	ガチフロキサシン水和物	ガチフロ点眼液0.3%	なし	
		モキシフロキサシン塩酸塩	ベガモックス点眼液0.5%	あり	
マクロライド系		エリスロマイシンラクトビオン酸塩	エコリシン眼軟膏	なし	
		アジスロマイシン水和物	アジマイシン点眼液1%	なし	
クロラムフェニコール系		クロラムフェニコール	クロラムフェニコール点眼液0.5%「ニットー」，オフサロン点眼液	あり	
ポリペプチド系		コリスチンメタンスルホン酸ナトリウム	－	－	エコリシン眼軟膏，オフサロン点眼液に含有
グリコペプチド系		バンコマイシン塩酸塩	バンコマイシン眼軟膏1%	なし	

【抗真菌薬】

系統	一般名	主な製品名	後発品	備考
ポリエン系	ナタマイシン	ピマリシン点眼液5%「センジュ」	なし	市販されている唯一の抗真菌点眼薬

る。再診時には再度潰瘍部の細胞診を行い，菌体が消失していることを確認する。重要なのは，<mark>飼い主に細菌性角膜炎は進行が早く，角膜穿孔を生じると失明するリスクがあることを理解してもらうことである</mark>。また，すでに他院で抗菌点眼薬を使用している場合や，皮膚疾患の治療で抗菌薬の内服をしているなどの場合には耐性が生じている可能性もあるため，問診時に治療の既往を聞いておくことも重要である。

　点眼の回数については，筆者は表層性角膜潰瘍で細胞浸潤が少ない場合は，1日3～4回の点眼を指示しており，深層性角膜潰瘍や角膜融解を生じている場合は，1時間おきの点眼を勧めている。ただし，1時間ごとの点眼は飼い主への負担となることが多いため，数日以内に再診に来てもらい細胞診を再度実施し，菌体の消失を確認した後に回数を減量するようにしている。深層性角膜潰瘍の場合は角膜穿孔に至るリスクが高いため，内科療法だけでなく，角結膜転移術や結膜フラップなど，外科療法の実施についても検討する必要がある。

その他の治療

　筆者は経験がないが，すべての点眼薬に対して耐性であった場合はヨード系の消毒用点眼薬（サンヨード）が販売されているため，適宜使用を検討する。ヨード系点眼薬は副作用として充血や痒みなどを生じる可能性があるため，使用の際には飼い主にその点を説明しておく必要がある。

　また，重度の角膜炎を生じると，治療後に角膜混濁が残存することで視力低下を引き起こし，quality of vision が著しく低下する。そのため，人医療では角膜混濁がなるべく生じないよう，炎症を早期に鎮静化させることを目的として感染初期からステロイド点眼を併用することがある[23, 24]。しかし，人医療においても感染に対するステロイドの使用は賛否両論があることや，犬・猫では角膜混濁による視力障害が問題となることが少ないため，ステロイド使用による感染の悪化や角膜融解の助長といったデメリットを考慮し，筆者は細菌性角膜炎の感染初期の治療時にステロイド点眼の併用は行っていない。

感染性結膜炎

概要・病態

　結膜は眼瞼や強膜を覆う疎性結合組織の粘膜であり，眼瞼の裏側を覆う部分の眼瞼結膜，眼球表面を覆う部分の眼球結膜に分類される。結膜上皮にはムチンを産生する杯細胞が存在しており，涙膜形成の一端を担っている。また，結膜の固有層には結膜関連リンパ組織（CALT）や粘膜関連リンパ組織（MALT）と呼ばれる局所リンパ組織があり，生体防御系として眼球表面の免疫をつかさどっている。

　結膜炎は結膜に炎症が生じている状態であり，犬・猫の結膜炎は臨床でよく遭遇する症状ではあるが，細菌の増殖を主原因とする病態は多くない。細菌が増殖する要因として，睫毛異常や異物などによる構造上の問題や，涙液減少やマイボーム腺機能不全などによる涙膜の恒常性の破綻があり，それによって二次的に細菌が増殖している症例が多い[25]。そのため，細菌感染を伴う結膜炎を診断した場合には，細菌が増殖する根本的な要因が背景にないかを考える必要がある。結膜炎は大きく感染性結膜炎と非感染性結膜炎に分類されるが，感染性結膜炎の原因として犬では細菌，真菌，ウイルス，リケッチア，寄生虫などが知られており[25]，猫では *Bordetella* 属，*Chlamydia* 属，*Mycoplasma* 属などの細菌や，猫ヘルペスウイルス1型（FHV-1）および猫カリシウイルスによる

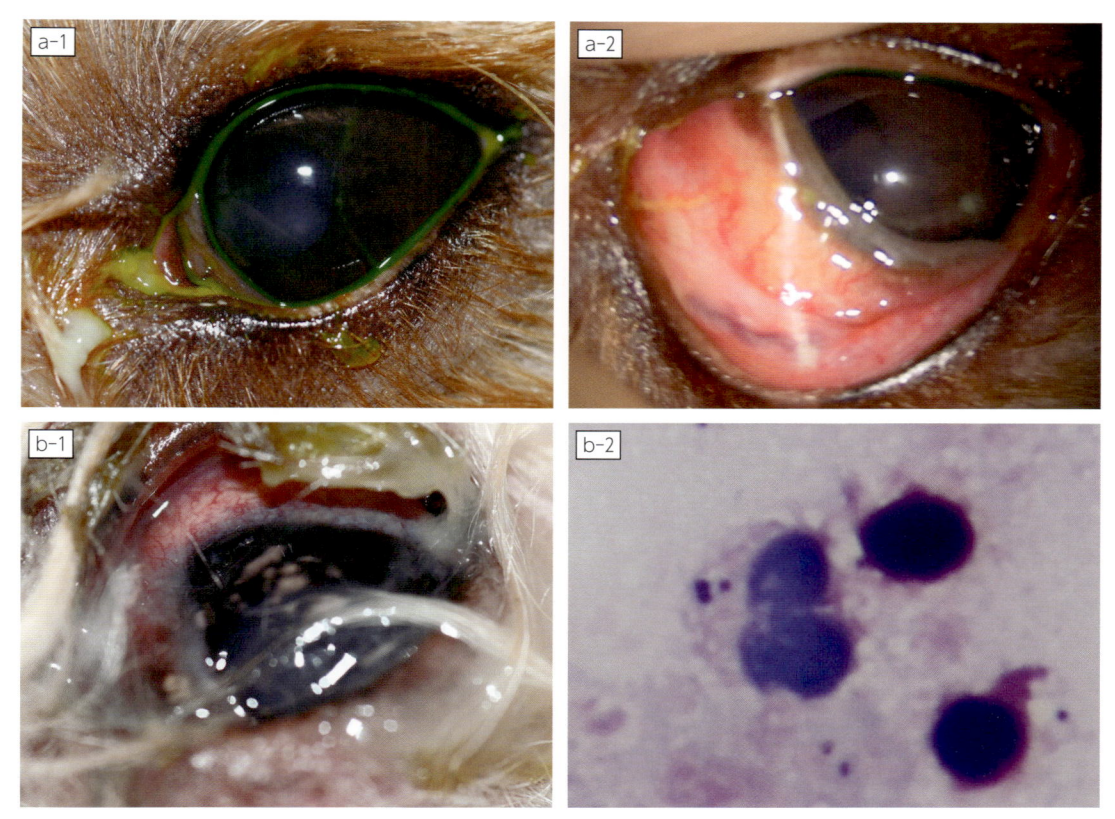

図5 結膜炎

a：雑種犬，4歳齢，去勢雄。左眼の眼瞼痙攣と眼脂を主訴に来院した。内眼角には膿性眼脂がみられ（a-1），眼瞼結膜および瞬膜には充血がみられた（a-2）。

b：トイ・プードル，14歳齢，避妊雌。右眼の慢性緑内障の治療中の再診時に，眼脂が多くなったとのことであった。右眼には結膜充血および角膜周擁充血がみられ，眼瞼周囲には膿性眼脂が付着していた（b-1）。細胞診では，球菌の貪食像が確認された（b-2）。

結膜炎が報告されている[26, 27]。

　細菌性結膜炎の起炎菌として，犬ではブドウ球菌や他のグラム陽性球菌が一般的である[28, 29]。また，*Chlamydia* 属では犬で *Chlamydia psittaci* が検出された報告があり[30]，猫では *Chlamydia felis* による結膜炎が報告されている[31, 32]。

診断

　結膜炎は，結膜充血などの臨床所見から診断される（図5）。充血は結膜充血以外にも，毛様充血や上強膜血管の怒張としてみられることもある。毛様充血はぶどう膜炎を示唆する所見であり，上強膜血管の怒張は緑内障を示唆する所見であるが，ぶどう膜炎や緑内障の際にはこれらの充血が混在することも多いため，筆者はこれらの充血の鑑別は必ずしも必要とは考えていない。重要な点は，炎症の主座がどこにあるのかを，前房フレアの有無や眼圧測定，細胞診などとあわせて評価することである。

　細菌性結膜炎を生じる背景として，睫毛異常や異物の他，東洋眼虫などの寄生虫感染が挙げられるため，スリットランプにより眼瞼の精査を行ったり，結膜円蓋や瞬膜裏などを丁寧に観察したり

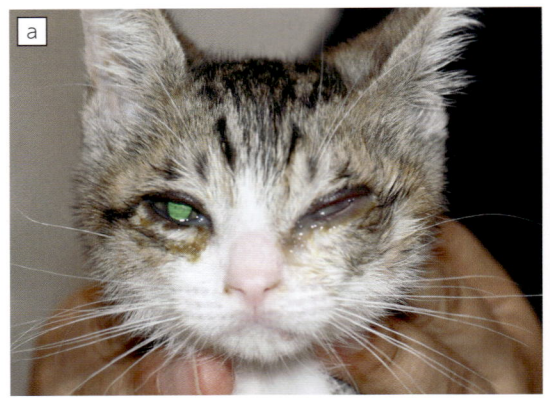

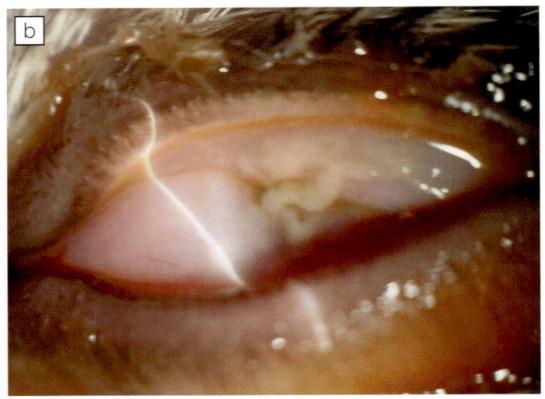

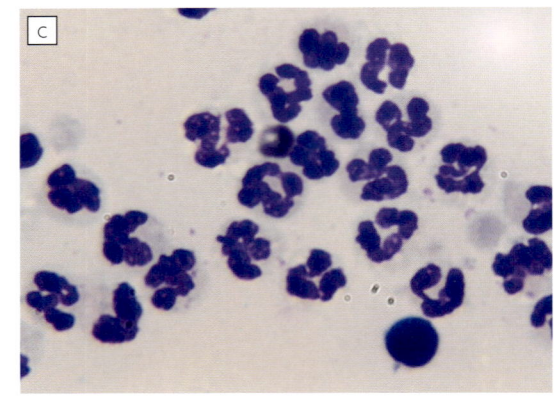

図6　猫の *M. felis* 感染による結膜炎

雑種猫，2カ月齢，未避妊雌。2週間前に保護され，近医で抗菌薬による点眼治療を行っていたが，左眼の腫れが治らないとの経緯で来院した。左眼には眼瞼痙攣がみられ（a），重度の結膜浮腫および膿性眼脂が認められた（b）。細胞診では，多量の好中球の浸潤がみられたが，明らかな病原体の増殖はみられなかった（c）。結膜擦過物の定性 PCR で *M. felis* 陽性であったため，ビブラマイシン内服による治療を実施した。2週間後には，結膜浮腫は軽減されていた。

する必要がある。細菌性結膜炎では眼脂の粘性や色調から細菌感染を疑い，最終的には結膜の擦過物から起炎菌を検出することによって診断される。結膜炎の精査の際に，眼脂をサンプルとして鏡検を実施することがあるかもしれないが，貯留している眼脂内に二次的に細菌が増殖していることが多いため，眼脂で大量に菌が検出されたからといって，必ずしも細菌性結膜炎を生じているわけではないことに留意する必要がある。猫の場合は，鏡検で検出されにくい *C. felis* や *Mycoplasma felis* が他の菌と混合感染していることも少なくない。そのため，特に保護猫であったり重度の結膜浮腫などの症状を伴っている場合は，結膜ぬぐい液による PCR が診断に有効となることもある[33-35]（図6）。

治療

　細菌性角膜炎と同様に，細胞診で検出された菌種に対して抗菌薬を選択する。前述したように，結膜炎では病原体の感染のみが主原因となることは少ないため，必ず感染を生じる要因を考える必要がある。根本治療を行わずに短期間の抗菌点眼薬の処方を繰り返すことは，耐性菌を生み出して蔓延させる原因となる。そのため，細菌性結膜炎を生じる要因を追求し，原因に対しても適宜治療を行うことが重要である。猫の場合は細菌感染を生じる背景として，FHV-1 がかかわっていることが多いため，結膜炎がみられる際には FHV-1 の治療についても検討する[36]。猫の *C. felis* や *M. felis* に対する治療に関しては，Chapter2-4「上気道感染症」も参照していただきたいが，文献ではドキシサイクリン 10 mg/kg SID の経口投与による治療を2～4週間継続することが推奨されている[33, 37, 38]。

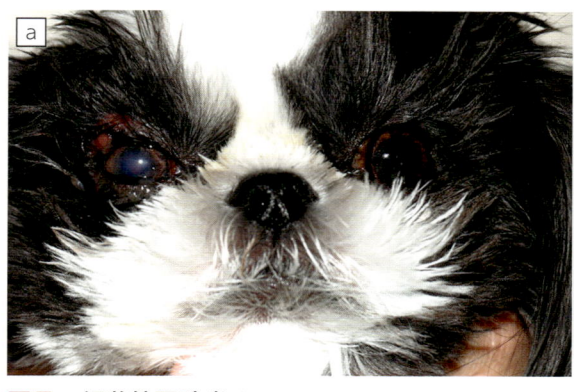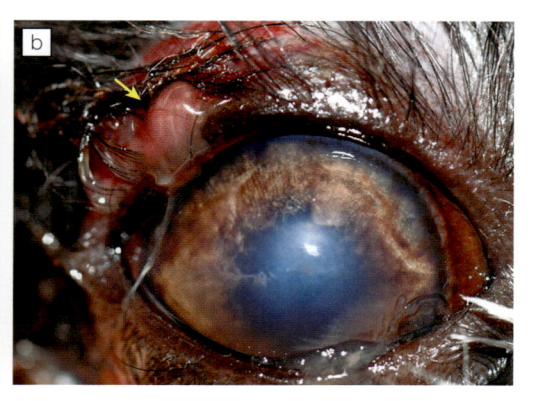

図7　細菌性眼瞼炎

シー・ズー，1歳齢，未去勢雄。マイボーム腺機能不全症の治療中に，眼瞼が腫れているとの主訴で来院した。右眼には上下眼瞼ともに腫脹がみられ（a），上眼瞼外側からは排膿がみられた（b 矢印）。培養検査では，黄色ブドウ球菌（*Staphylococcus aureus*）が同定された。

感染性眼瞼炎

概要・病態

　眼瞼は上眼瞼と下眼瞼で構成されており，眼球を保護して涙液を眼球表面に分配する役割がある。眼瞼炎は主に感染性，アレルギー性，免疫介在性が原因として挙げられる[39]。細菌性眼瞼炎の発生はまれであるが，犬ではび漫性の表在性眼瞼炎，眼瞼皮下組織の化膿性肉芽腫，およびマイボーム腺炎として現れることがある。また，子犬では若年性膿皮症の一部として生じることがある（図7）。

　真菌性眼瞼炎はさらにまれであるが，若齢犬では *Microsporum* 属菌や *Trichophyton* 属菌の全身感染の症状の一部としてみられるとの報告がある[40]。また，常在真菌であるマラセチアも眼瞼炎の起炎菌となることが報告されている[41]。

　猫ではFHV-1や猫カリシウイルスによるウイルス感染症が最も多く臨床で遭遇する眼瞼炎の原因であるが[42, 43]，他にも *Microsporum canis* による皮膚糸状菌症[40]，毛包虫（*Demodex* 属）といった寄生虫による眼瞼炎[44] などが報告されている。

診断

　眼瞼炎は臨床所見から診断することが多い。臨床所見として，眼瞼の腫脹や脱毛などがみられる。眼瞼炎は皮膚疾患の一部として生じていることが多いため，眼瞼炎を診断した際には全身の皮膚にも病変がないかを丁寧に観察する必要がある。

治療

　眼瞼炎の治療は，眼瞼炎を生じている原因に応じて行う。犬では臨床的に，アレルギー性や免疫介在性の眼瞼炎に遭遇する機会が多いため，その際はステロイドや免疫抑制薬による治療を適宜行う。重要なこととして，感染性眼瞼炎が潜在していると，ステロイドや免疫抑制薬により病態が悪

化する可能性があるため，感染が疑わしい場合には他科疾患と同様に慎重に治療を行う。感染性眼瞼炎については，抗菌薬点眼または眼軟膏による局所治療か，抗菌薬の全身投与により治療を行う。

麦粒腫

概要・病態

　眼瞼には主に３つの腺組織があり，涙膜の油層成分を担うマイボーム腺（瞼板腺），睫毛根部にあるツァイス腺（皮脂腺），その近傍にあるモル腺（汗腺）がある。麦粒腫，いわゆる「ものもらい」はこれら眼瞼の腺組織に生じた細菌感染と定義されており，マイボーム腺に感染した場合は内麦粒腫またはマイボーム腺炎，ツァイス腺やモル腺に感染した場合は外麦粒腫に分類される。類似した所見として霰粒腫が挙げられるが，霰粒腫はマイボーム腺に生じる慢性肉芽腫性炎症であり，非感染性である。麦粒腫と霰粒腫の違いとして，痛みを伴うかどうかが鑑別するための１つのポイントであり，麦粒腫の場合は通常痛みを伴うが，霰粒腫の場合は痛みを伴うことは少ない[39]。また，他にも非感染性の病態として肉芽腫性眼瞼炎も眼瞼の腫脹を生じるため鑑別の必要があるが，両眼性にみられることが多く，免疫介在性に生じるとされているが，詳細な発症機序は分かっていない[45]（図8）。

診断

　診断は臨床所見から行われることが多い。眼瞼結膜に膿瘍形成がみられたときには，針またはメス刃を用いて切開を加えて排膿し，排出物から病原体を検出することで診断される。また，眼瞼には腫瘍性疾患として肥満細胞腫や扁平上皮癌が発生することがあり，腫瘍により眼瞼炎が生じて二次的に感染が引き起こされることもある。そのため，鏡検により細菌を検出して麦粒腫として治療を開始した後に治療への反応性が悪い場合は，背景に腫瘍性疾患が存在していないかを調べるために，もう一度細胞診や生検などの実施を検討する必要がある。

治療

　麦粒腫では，抗菌薬点眼または眼軟膏を用いた局所治療と抗菌薬の全身投与による治療を行う。また，限局した膿瘍であれば，眼瞼皮膚または眼瞼結膜から腫脹に沿って針またはメス刃を用いて切開し，排膿させる方法もある。実施後は出血が生じたり眼瞼が腫れるため，実施前に飼い主にその旨を説明しておく必要がある。通常は切開部を縫合する必要はなく，二次的に治癒させる。

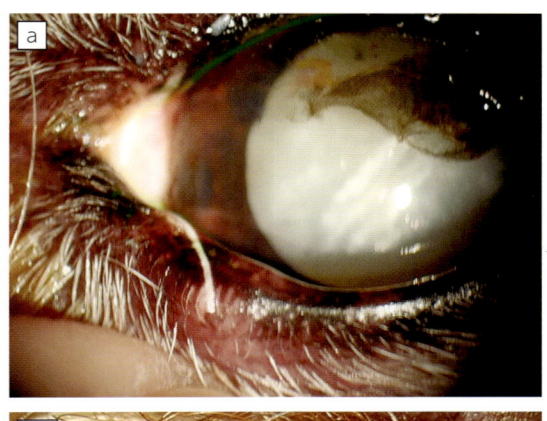
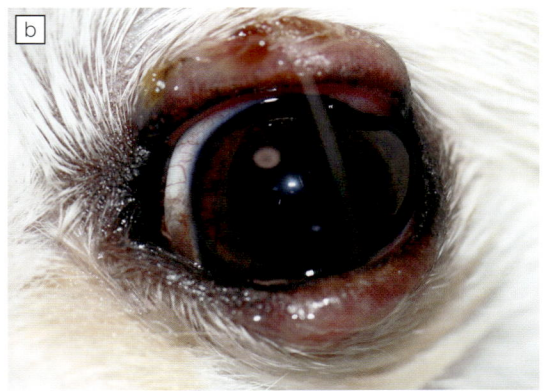
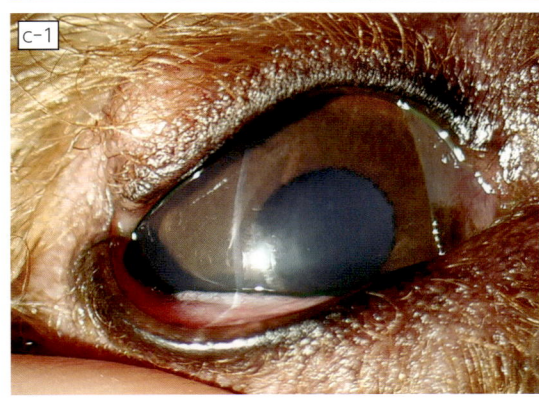
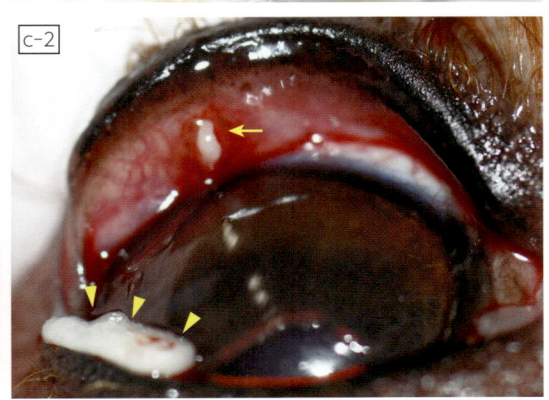

図8 非腫瘍性眼瞼腫瘤

a：麦粒腫。チワワ，15歳齢，避妊雌。左眼の角膜潰瘍の治療中，下眼瞼が腫れているとの主訴で来院した。左眼下眼瞼内側に発赤を伴う局所的な眼瞼腫脹がみられ，触診に対して嫌がる様子がみられた。麦粒腫の可能性を疑い，試験的治療として抗菌薬眼軟膏の塗布を行ったところ，1週間後には眼瞼腫脹は消失した。

b：肉芽腫性眼瞼炎。ポメラニアン，5歳齢，避妊雌。近医で両眼瞼の腫脹に対して抗菌薬による治療を行ったが，反応が悪いため精査を目的に来院した。左眼の上下眼瞼に腫脹がみられたが，明らかな眼瞼痙攣はみられなかった。細胞診では好中球およびマクロファージが確認されたが，明らかな病原体の増殖はみられなかった。肉芽腫性眼瞼炎と臨床診断し，ステロイドの内服を実施したところ，腫脹の改善がみられた。

c：霰粒腫。トイ・プードル，8歳齢，去勢雄。右眼の腫れを主訴に来院した。右眼上眼瞼には発赤を伴わない眼瞼腫瘤がみられ，明らかな眼瞼痙攣はみられなかった（c-1）。試験的治療として抗菌薬を投与したが反応が悪いため，眼瞼切開を実施した。25G針で眼瞼結膜の腫瘤の切開を実施したところ（c-2矢印），白色の貯留物が排出された（c-2矢頭）。1週間後の再診では腫瘤は消失していた。

■ 参考文献

1. McKeever JM, Ward DA, Hendrix DVH. Comparison of antimicrobial resistance patterns in dogs with bacterial keratitis presented to a veterinary teaching hospital over two multi-year time periods (1993-2003 and 2013-2019) in the Southeastern United States. Vet Ophthalmol. 2021; 24(6): 653-658.

2. Scott EM, Carter RT. Canine keratomycosis in 11 dogs: a case series (2000-2011). J Am Anim Hosp Assoc. 2014; 50(2): 112-8.

3. Ledbetter EC. Canine herpesvirus-1 ocular diseases of mature dogs. N Z Vet J. 2013; 61(4): 193-201.

4. Ollivier FJ, Gilger BC, Barrie KP, et al. Proteinases of the cornea and preocular tear film. Vet Ophthalmol. 2007; 10(4): 199-206.

5. Tolar EL, Hendrix DV, Rohrbach BW, et al. Evaluation of clinical characteristics and bacterial isolates in dogs with bacterial keratitis: 97 cases (1993-2003). J Am Vet Med Assoc. 2006; 228(1): 80-5.

6. Lin CT, Petersen-Jones SM. Antibiotic susceptibility of bacterial isolates from corneal ulcers of dogs in Taiwan. J Small Anim Pract. 2007; 48(5): 271-4.

7. Hindley KE, Groth AD, King M, et al. Bacterial isolates, antimicrobial susceptibility, and clinical characteristics of bacterial keratitis in dogs presenting to referral practice in Australia. Vet Ophthalmol. 2016; 19(5): 418-26.

8. Suter A, Voelter K, Hartnack S, et al. Septic keratitis in dogs, cats, and horses in Switzerland: associated bacteria and antibiotic susceptibility. Vet Ophthalmol. 2018; 21(1): 66-75.

9. Tsvetanova A, Powell RM, Tsvetanov KA, et al. Melting corneal ulcers (keratomalacia) in dogs: A 5-year clinical and microbiological study (2014-2018). Vet Ophthalmol. 2021; 24(3): 265-278.

10. 上岡尚民，上岡孝子，金岡かなこ．細菌感染により重篤な実質融解を起こした感染性角膜潰瘍の治療に関する一考察．広島県獣医学術学会．2012．55，28.

11. 宇佐美研介，伊従慶太，角井真名美ほか．犬の細菌性角膜潰瘍における原因菌の薬剤耐性化の調査．比較眼科学会年次大会講演要旨集．2022．41，39.

12. LoPinto AJ, Mohammed HO, Ledbetter EC. Prevalence and risk factors for isolation of methicillin-resistant Staphylococcus in dogs with keratitis. Vet Ophthalmol. 2015; 18(4): 297-303.

13. Ekapopphan D, Srisutthakarn A, Moonarmart W, et al. Identification and antimicrobial susceptibility of microorganisms isolated from severe corneal ulcers of dogs in Thailand. J Vet Med Sci. 2018; 80(8): 1259-1265.

14. Mullin GS, Rubinfeld RS. The antibacterial activity of topical anesthetics. Cornea. 1997; 16(6): 662-5.

15. Ferreira TAC, Warth JFG, Dos Santos LL, et al. Antimicrobial activity of topical dyes used in clinical veterinary ophthalmology. Vet Ophthalmol. 2020; 23(3): 497-505.

16. 鈴木崇，江口洋，戸所大輔ほか．感染性角膜炎治療ガイドライン（第3版）．日眼会誌．2023．127（10），859-895.

17. Sousa J, Alves G, Fortuna A, et al. Third and fourth generation fluoroquinolone antibacterials: a systematic review of safety and toxicity profiles. Curr Drug Saf. 2014; 9(2): 89-105.

18. Hamers R, Grooten J, Vaeck M, et al. Modulation of the immune response by antibacterial antibodies. Bull Eur Physiopathol Respir. 1983; 19(2): 179-87.

19. Chatterjee S, Agrawal D, Gomase SN, et al. Fluoroquinolone resistance in bacterial isolates from ocular infections: Trend in antibiotic susceptibility patterns between 2005-2020. Indian J Ophthalmol. 2022; 70(12): 4391-4398.

20. Nelson JD, Silverman V, Lima PH, et al. Corneal epithelial wound healing: a tissue culture assay on the effect of antibiotics. Curr Eye Res. 1990; 9(3): 277-85.

21. 小林義崇，森田希輔．点耳薬．伴侶動物の処方ガイド．馬場健司 監．緑書房，2023，p.304-308.

22. 眞鍋禮三，木下茂，大橋裕一ほか 監．角膜クリニック 第3版．医学書院．2021.

23. Ray KJ, Srinivasan M, Mascarenhas J, et al. Early addition of topical corticosteroids in the treatment of bacterial keratitis. JAMA Ophthalmol. 2014; 132(6): 737-41.

24. Ni N, Srinivasan M, McLeod SD, et al. Use of adjunctive topical corticosteroids in bacterial keratitis. Curr Opin Ophthalmol. 2016; 27(4): 353-7.

25. Hartley C, Hendrix DVH. Diseases and Surgery of the Canine Conjunctiva and Nictitating Membrane. In: Veterinary Ophthalmology. 6 ed. Gelatt KN, Ben-Shlomo G, Gilger BC, et al, ed. Wiley-Blackwell, 2021, p. 1045-1081.

26. Bannasch MJ, Foley JE. Epidemiologic evaluation of multiple respiratory pathogens in cats in animal shelters. J Feline Med Surg. 2005; 7(2): 109-19.

27. Cai Y, Fukushi H, Koyasu S, et al. An etiological investigation of domestic cats with conjunctivitis and upper respiratory tract disease in Japan. J Vet Med Sci. 2002; 64(3): 215-9.

28. Gerding PA Jr, McLaughlin SA, Troop MW. Pathogenic bacteria and fungi associated with external ocular diseases in dogs: 131 cases (1981-1986). J Am Vet Med Assoc. 1988; 193(2): 242-4.

29. Murphy JM, Lavach JD, Severin GA. Survey of conjunctival flora in dogs with clinical signs of external eye disease. J Am Vet Med Assoc. 1978; 172(1): 66-8.

30. Sprague LD, Schubert E, Hotzel H, et al. The detection of Chlamydophila psittaci genotype C infection in dogs. Vet J. 2009; 181(3): 274-9.

31. Studdert MJ, Studdert VP, Wirth HJ. Isolation of Chlamydia psittaci from cats with conjunctivitis. Aust Vet J. 1981; 57(11): 515-7.

32. Tirziu A, Herman V, Imre K, et al. Occurrence of Chlamydia spp. in Conjunctival Samples of Stray Cats in Timişoara Municipality, Western Romania. Microorganisms. 2022; 10(11): 2187.

33. Gruffydd-Jones T, Addie D, Belák S, et al. Chlamydophila felis infection. ABCD guidelines on prevention and management. J Feline Med Surg. 2009; 11(7): 605-9.
34. Płoneczka-Janeczko K, Kiełbowicz Z, Bania J, et al. Real-time PCR detection of Mycoplasma felis in domestic cats suffering from chronic conjunctivitis (Poland). Pol J Vet Sci. 2011; 14(4): 679-81.
35. Chalker VJ. Owen WM, Paterson CJ, et al. Development of a polymerase chain reaction for the detection of Mycoplasma felis in domestic cats. Vet Microbiol. 2004; 100(1-2): 77-82.
36. Thiry E, Addie D, Belák S, et al. Feline herpesvirus infection. ABCD guidelines on prevention and management. J Feline Med Surg. 2009; 11(7): 547-55.
37. Dean R, Harley R, Helps C, et al. Use of quantitative real-time PCR to monitor the response of Chlamydophila felis infection to doxycycline treatment. J Clin Microbiol. 2005; 43(4): 1858-64.
38. Kompare B, Litster AL, Leutenegger CM, et al. Randomized masked controlled clinical trial to compare 7-day and 14-day course length of doxycycline in the treatment of Mycoplasma felis infection in shelter cats. Comp Immunol Microbiol Infect Dis. 2013; 36(2): 129-35.
39. Stades FC, van der Woerdt A. Diseases and Surgery of the Canine Eyelid. In: Veterinary Ophthalmology. 6 ed. Gelatt KN, Ben-Shlomo G, Gilger BC, et al, ed. Wiley-Blackwell, 2021, p. 923-987.
40. Moriello KA, Coyner K, Paterson S, et al. Diagnosis and treatment of dermatophytosis in dogs and cats.: Clinical Consensus Guidelines of the World Association for Veterinary Dermatology. Vet Dermatol. 2017; 28(3): 266-e68.
41. Newbold GM, Outerbridge CA, Kass PH, et al. Malassezia spp on the periocular skin of dogs and their association with blepharitis, ocular discharge, and the application of ophthalmic medications. J Am Vet Med Assoc. 2014; 244(11): 1304-8.
42. Stiles J. Ocular manifestations of feline viral diseases. Vet J. 2014; 201(2): 166-73.
43. Maggs DJ. Update on pathogenesis, diagnosis, and treatment of feline herpesvirus type 1. Clin Tech Small Anim Pract. 2005; 20(2): 94-101.
44. Kano R, Hyuga A, Matsumoto J, et al. Feline demodicosis caused by an unnamed species. Res Vet Sci. 2012; 92(2): 257-8.
45. Grahn B, Peiffer R, Wilcock B. Disease of the eyelid, conjunctiva, lacrimal, and nasolacrimal systems. In: Histologic Basis of Ocular Disease in Animals. Wiley-Blackwell, 2019, p. 105-142.

14　手術部位感染

Point

- □ 手術部位感染（SSI）は想像以上に発生しているが，無菌操作と衛生管理を徹底して手術に臨むことで，その頻度を減らすことが可能となる。
- □ SSIを減らすためには，手術前消毒を実施した上で，汚染度から手術を分類し，その区分に沿った抗菌薬・投与期間を選択する。

　日常的に手術を行う獣医師にとって，手術時の感染は最も避けたい事象であろう。しかし，それを避けたいがあまりに，一番基本的な無菌操作がおろそかになっていると感じるときもある。この節では，手術時における感染をどのように防ぐべきなのか，基本から学び，考えていきたい。

概要

　外科手術後の死亡率は，全世界でどの程度であろうか？　動物のデータはまだないが，人のデータでは全世界の死因の7.7％を占めており，HIV（ヒト免疫不全ウイルス）やマラリアの死者数を上回るといわれている[1]。この外科手術による死亡のリスクを高めている要因の1つが手術部位感染（surgical site infection：SSI）であり，ある報告では術後30日間以内に感染症を経験した患者では，死亡リスクが1.9倍になるといわれている（図1）[2]。

　日常的な手術ではどのくらい感染が起こりうるのか。犬・猫ではおおむね3〜5％程度といわれている[3, 4]（図2）。これは，読者の皆様の実感よりも多く感じるだろうか？　実は，SSIでは動物病院に動物を連れて行かずに飼い主が自力で処置していることもあり，ある報告では25％以上のSSIが飼い主へのアンケートを行うまで発覚しなかったことが分かっている[4]。このようにSSIは

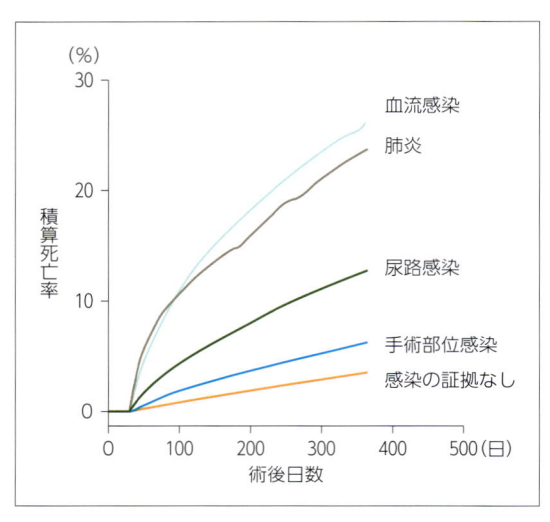

図1　術後30日以内に感染症を引き起こした患者とその長期死亡率

文献2より引用・改変

身近な問題であるが，100％防げるものではない。しかし，しっかりとした手術の考え方をもち，無菌操作と衛生管理を徹底することで頻度を減らすことはできる。

周術期抗菌薬の位置付け

なぜ周術期に抗菌薬を投与するのだろうか？ これは，①手術前消毒操作で排除できなかった菌を排除すること，②手術操作によって発生する感染から動物を守るためである。まず，①の手術前消毒から考えていきたい。

手術前消毒

一般的な環境表面（凹凸が少なく，水分を吸収しないような表面）であれば，消毒によって菌量を限りなくゼロにすることは難しくなく，基本的には消毒のみで感染のリスクはなくなり，抗菌薬はいらないはずである。しかし，皮膚は環境表面のように平滑ではなく，凹凸が存在している。また，表皮の細菌のうち約20％は毛包内に存在しているため，コンタミネーション率０％が達成できないのである[5]（図3）。

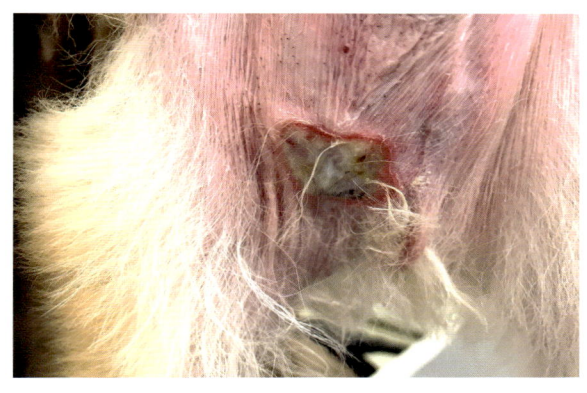

図2　縫合糸に感染が起きたことによって生じた腹部の感染創

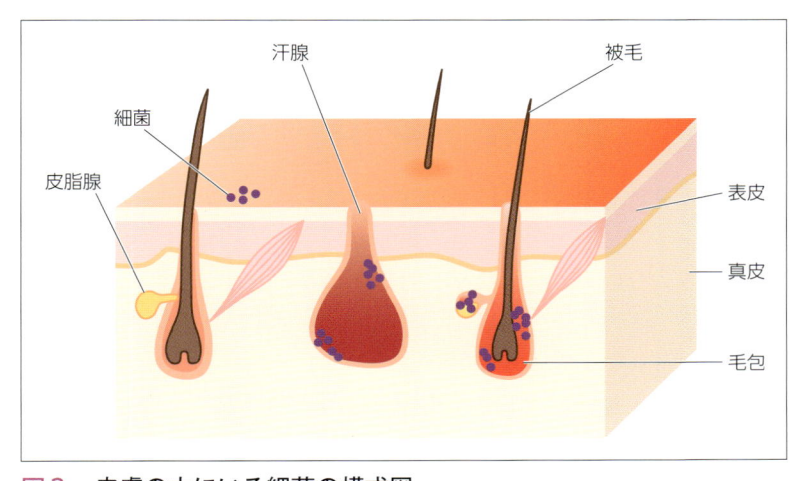

図3　皮膚の中にいる細菌の模式図
模式図では省略しているが，実際には皮膚表面に多くの細菌が存在している。

では，実際にはどれくらいの割合でコンタミネーションしているのだろうか？ 通常の手術前消毒操作を行った犬75頭において，腹部正中切開を実施した後のメス刃を培養すると2頭で陽性になったという報告がある[6]。このように，どうしても残存してしまう感染に対して抗菌薬の投与が必要になるのである。手術前消毒は，正確に行えていれば，基本的には何の消毒薬を用いても構わない。人の血液培養におけるコンタミネーションについて調べた論文では，ポビドンヨード・70%エタノール・クロルヘキシジンを比較しているが，どれにも有意な差は存在していなかった[7, 8]。また，犬46頭の手術前消毒において7.5%ポビドンヨードと2%グルコン酸クロルヘキシジンで比較したところ，消毒後の皮膚ではいずれも70%以上で菌は生えず，菌が生えた症例でも菌量に有意な差はなかったと報告されている[9]。このような状況を鑑みて，筆者はクロルヘキシジンの消毒をお勧めしている。なぜなら，ポビドンヨードの殺菌効果は時間依存性だが，筆者の経験上高確率で術者が2分待たずに手術操作を始めようとするため，十分な消毒が得られないからである。一方で，クロルヘキシジンの殺菌効果は即効性であり，皮膚に残存するため使いやすい。

手術操作による感染の発生

では，手術操作によってどの程度感染が引き起こされるのだろうか？ 先ほどの75頭の犬の報告をみてみると，術後SSIを認めた割合は6/69頭であり，このうちメス刃が培養陽性だったのは1頭のみであった[6]。つまり，腹部正中切開後の何らかの操作によって創に感染が起きたと考えられる。実際にSSIを起こした症例を比較すると，周術期に抗菌薬を投与した群は，投与していない群と比較して6.7倍，SSIの発生率が有意に低かったことが分かっている[3]。このため，周術期抗菌薬投与は一般的に有益であると考えられている。

周術期抗菌薬は，どのタイミングで投与するべきなのか？ 世界保健機関（WHO）の提唱するベストプラクティスによると，人医療では周術期抗菌薬は切皮前60分以内に投与し，使用している抗菌薬の半減期の2倍の時間を超えた時点で再投与するべきであるとされている[10]。犬・猫でも切皮開始の30〜60分前に投与されていれば十分にSSIの予防につながり[11, 12]，抗菌薬の半減期の2倍の時間を超えた時点で再投与することで，大腸菌を十分に防御できるとされている[13]。これを考えると，動物でもWHOのベストプラクティスに則るかたちで問題ないと考えられる。

手術区分における抗菌薬の使用

汚染から考えた手術区分

ここまで周術期抗菌薬の必要性については十分に理解できたと思われる。では，SSI予防のためにいつまで抗菌薬投与が必要になるのか？ これは，手術区分によって変わってくる。手術は汚染の観点から大きく4つに分けることができる（表1）[3]。

Clean surgery

無菌手技が完璧に維持された手術であり，消化管や膀胱，呼吸器系臓器などの外界に接している臓器への接触が一切なく，ドレーンを使用せずに閉創した手術を指す。

Clean-contaminated surgery

無菌手技がわずかに崩された可能性のある手術であり，管腔臓器をさわるが内容物が体腔内へ漏出していない手術や，ドレーンを使用して閉創した手術を指す。

表1　汚染から考えた手術区分とその例

手術区分	代表例
clean surgery	整形外科，避妊／去勢手術，皮膚腫瘤切除
clean-contaminated surgery	呼吸器外科，泌尿生殖器外科，咽頭から下部の消化器外科
contaminated surgery	消化管の異物除去，子宮蓄膿症，胆嚢切除
dirty surgery	開放骨折，全耳道切除，膿瘍の除去，胃穿孔

文献3より引用・改変

表2　手術区分ごとの SSI の発生率

手術区分	文献3		文献14	
	頭数	SSI の割合	頭数	SSI の割合
clean surgery	592	4.9%	656	3.2%
clean-contaminated surgery	112	4.5%	156	3.8%
contaminated surgery	87	9.1%	29	0.0%
dirty surgery	45	17.8%	5	20.0%

Contaminated surgery

手術操作によって管腔臓器を貫通し，体内への汚染が予想されるものや，受傷後4時間以内に行われる手術を指す。

Dirty surgery

糞便などの汚染物が付着しているものや受傷後4時間以上経過した創，管腔臓器に穴が開いて体腔内を著しく汚染している症例に対してアプローチする手術を指す。

汚染があると SSI は発生しやすく，5.56倍になるという研究もある[3]。実際には dirty surgery は inclusion criteria（選択基準）を満たさないことが多いなどの問題で，研究対象とするのが困難な場合が多いが，表2で示した2つの報告からは，SSI の発生率が高くなっているようにみえる[3, 14]。

抗菌薬の選択と投与期間

それでは，手術区分ごとに起炎菌を推定し，さらに治療に必要な抗菌薬とその投与期間を考えてみよう。

Clean surgery

Clean surgery では，起炎菌となりうるのは皮膚の菌のみである。このため，ほとんどの場合はブドウ球菌が起炎菌となると考えられる。事実，SSI で分離された菌のうち58〜74％がブドウ球菌である[14, 15]。したがって，**clean surgery において使用される抗菌薬は第1世代セファロスポリン系抗菌薬である**。そして，手術終了とともに術後の抗菌薬は不要となる。

人では SSI の52の研究，19,273人を対象にメタアナリシスが行われており，術後抗菌薬の利益はないと結論付けている[10]。これは犬でも同様であり，この分野は比較的大規模に研究されてい

研究	外科手術	頭数	発生率（%）
Berzon（1979）	避妊手術（<22.5 kg）	290	2.1
Vasseur（1988）	避妊／去勢手術	478	2.7
Pollan（1996）	避妊／去勢手術	1,016	3.1
Levy（2008）	去勢手術	58	3.4
Burrow（2005）	避妊手術	142	3.5
Reece（2012）（回顧的研究）	避妊手術	1,246	4.6
Reece（2012）（前向き研究）	避妊手術	114	5.3
Airikkala-Otter（2018）（グループA）	避妊／去勢手術	1,996	2.7
Airikkala-Otter（2018）（グループB）	避妊／去勢手術	200	4.5

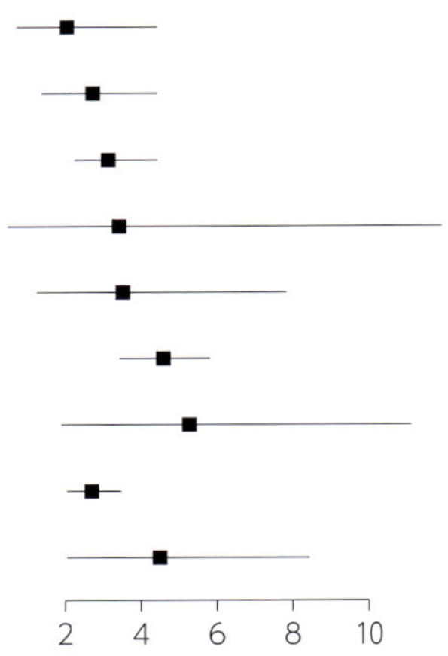

図4　各研究における SSI の発生率とそのフォレストプロット
文献 18 より引用・改変

　る。例えば，脛骨粗面前進術を実施された 1,732 頭の犬を後ろ向きに調べた研究や[16]，脛骨高平部水平化骨切り術を実施した 150 頭の犬における二重盲検無作為化比較試験では[17]，術後抗菌薬の投与で SSI 発生率に有意な差はないと報告されている。整形外科以外でもインドの犬 200 頭で実施された避妊／去勢手術では，術後にトラブルがない場合は抗菌薬の投与をせず観察していたところ，SSI の発生率は 4.5％でありヒストリカルコントロール（historical control）とくらべても同等であったことが報告されている（図4）[18]。

　また，術後に抗菌薬投与を行っていた群ではオキサシリン耐性ブドウ球菌の出現率が有意に高くなることからも[17]，いっそう抗菌薬投与を慎むべきである。さらに一歩進んだ研究では，椎弓切除術を実施した犬 154 頭において周術期の抗菌薬投与を行わなかったが，SSI の発生は 1 頭のみであったという報告もある[19]。もちろん安直な外挿は危険だが，将来的に耐性菌が蔓延してしまうと clean surgery では抗菌薬が使えない世界が来てしまうかもしれない。

Clean-contaminated surgery

　Clean-contaminated surgery における起炎菌は，clean surgery ＋少量の汚染菌である。このため，一般状態がよければ clean surgery と同じく第 1 世代セファロスポリン系抗菌薬で対応可能だが，一般状態が悪い場合は汚染臓器に多い菌をカバーできる抗菌薬を用いる。このとき重要なのは，投与歴のある抗菌薬を排除することである。肺炎や膀胱炎では 4 週間前までに投与されていた抗菌薬に耐性を生じることが多く[20, 21]，また健常犬に 4 日間アモキシシリンを投与しただけで腸内に耐性菌が出現した研究も報告されているため[22]，丁寧な問診やカルテのチェックは大切である。汚染菌が想定できた際には，アンチバイオグラムに基づいて投与することをお勧めしたい。筆者の施設でのアンチバイオグラムを紹介することは可能だが，それは自身の動物病院におけるローカルファクターを反映していないことも多く，安直な使用はお勧めしない。ただ，アンチバイオグラム上は感受性があったとしても，特定の菌に対しては使用しない方がよい抗菌薬もある（表3）[23]。

表3 アンチバイオグラム上自然耐性として記載する菌と抗菌薬

菌名	ABPC	AMPC	ABPC/SBT	AMPC/CVA	セファロスポリン系	カルバペネム系	アミノグリコシド系	マクロライド系	MINO	ST	CLDM	FOM
Staphylococci (MRS)	R	R	R	R	R	R						
Enterococus spp.					R		R			R	R	
Escherichia coli								R			R	
Klebsiella pneumoniae	R							R			R	
Pseudomonas aeruginosa	R		R	R	R			R	R	R	R	R

R は自然耐性であることを示している。これは通常の薬剤感受性試験でも同様であり，これらの抗菌薬が感受性（S）で返ってきた際には注意が必要である。
ABPC：アンピシリン　AMPC：アモキシシリン　ABPC/SBT：アンピシリン・スルバクタム
AMPC/CVA：アモキシシリン・クラブラン酸　MINO：ミノサイクリン　ST：ST 合剤
CLDM：クリンダマイシン　FOM：ホスホマイシン
文献 23 より引用・改変

Contaminated surgery／Dirty surgery

　Contaminated surgery や dirty surgery では，clean-contaminated surgery よりも汚染度が高い。このため感染は必至であり，全例で培養検査を実施するべきである。状態がよければ基本的には第1世代セファロスポリン系抗菌薬から開始するが，状態が悪ければより広域の抗菌薬を使用することになる。ちなみに contaminated surgery からは術後も抗菌薬が必要であると考えられており，人では contaminated surgery で 24～48 時間，dirty surgery では完治するまで抗菌薬を投与することが推奨されている[12]。

　代表的な疾患は子宮蓄膿症だが，近年は基質特異性拡張型 β-ラクタマーゼ（ESBL）産生腸内細菌群（主に大腸菌，*Klebsiella* 属菌）の出現が増えてきており，抗菌薬選択に苦慮することが多い。ただ，日本において臨床的に分離された ESBL 産生大腸菌ではセフメタゾールが著効することが多く[24]，筆者は PK/PD（薬物動態・薬力学）データや有効性・有害事象情報を集めているが，問題なく使用できるようである。また，プラスチックドレープを使用する人が多いが，SSI の発生率低下には寄与しないようである[25]。それよりも，切除縁の保護装置や閉創前の創のポビドンヨード洗浄の方が SSI 発生率低下に寄与しており[25, 26]，少し常識が変わってきた印象を抱いている。さらに筆者は，手術時にチェックリストの活用を提案したい。図5 は非常に簡便なチェックリストだが，チェックリストの使用によって合併症発生率が低下しており，特に SSI 発生率が低下している[27, 28]。

カルテ No. ＿＿＿＿＿＿＿＿＿
症例名 ＿＿＿＿＿＿＿＿＿＿
担当医 ＿＿＿＿＿＿＿＿＿＿

□ 最初の切開前に抗菌薬は投与されていた

□ 切開部は定法どおりこすり洗いされ，その後スクラブブラシでこすり
　洗いした

□ 消化管の切開前に 2 枚目のドレープを症例にかぶせ，そして消化管
　の閉創後に取り除いた

□ 消化管を閉じた後，すべての術者が手袋を交換し，こすり洗いした

□ 閉腹前に新しい器具と手術台が使われた

図5　手術チェックリストの例
文献 28 より引用・改変

■ 参考文献

1．Nepogodiev D, Martin J, Biccard B, et al. Global burden of postoperative death. Lancet. 2019; 393(10170): 401.

2．O'Brien WJ, Gupta K, Itani KMF. Association of Postoperative Infection With Risk of Long-term Infection and Mortality. JAMA Surg. 2020; 155(1): 61-68.

3．Eugster S, Schawalder P, Gaschen F, et al. A prospective study of postoperative surgical site infections in dogs and cats. Vet Surg. 2004; 33(5): 542-50.

4．Garcia Stickney DN, Thieman Mankin KM. The impact of postdischarge surveillance on surgical site infection diagnosis. Vet Surg. 2018; 47(1): 66-73.

5．Selwyn S, Ellis H. Skin bacteria and skin disinfection reconsidered. Br Med J. 1972; 1 (5793): 136-40.

6．Lioce CG, Davis EC, Bennett JW, et al. Scalpel blade contamination and risk of postoperative surgical site infection following abdominal incisions in dogs. BMC Res Notes. 2019; 12(1): 459.

7．Calfee DP, Farr BM. Comparison of four antiseptic preparations for skin in the prevention of contamination of percutaneously drawn blood cultures: a randomized trial. J Clin Microbiol. 2002; 40(5): 1660-5.

8．Washer LL, Chenoweth C, Kim HW, et al. Blood culture contamination: a randomized trial evaluating the comparative effectiveness of 3 skin antiseptic interventions. Infect Control Hosp Epidemiol. 2013; 34(1): 15-21.

9．Belo L, Serrano I, Cunha E, et al. Skin asepsis protocols as a preventive measure of surgical site infections in dogs: chlorhexidine-alcohol versus povidone-iodine. BMC Vet Res. 2018; 14(1): 95.

10．de Jonge SW, Boldingh QJJ, Solomkin JS, et al. Effect of postoperative continuation of antibiotic prophylaxis on the incidence of surgical site infection: a systematic review and meta-analysis. Lancet Infect Dis. 2020; 20(10): 1182-1192.

11．Buote NJ, Kovak-McClaran JR, Loar AS, et al. The effect of preoperative antimicrobial administration on culture results in dogs undergoing cystotomy. J Am Vet Med Assoc. 2012; 241(9): 1185-9.

12．Hardefeldt LY, Crabb HK, Bailey KE, et al. Appraisal of the Australian Veterinary Prescribing Guidelines for antimicrobial prophylaxis for surgery in dogs and cats. Aust Vet J. 2019; 97(9): 316-322.

13．Marcellin-Little DJ, Papich MG, Richardson DC, et al. Pharmacokinetic model for cefazolin distribution during total hip arthroplasty in dogs. Am J Vet Res. 1996; 57(5): 720-3.

14．Turk R, Singh A, Weese JS. Prospective surgical site infection surveillance in dogs. Vet Surg. 2015; 44(1): 2-8.

15．Windahl U, Bengtsson B, Nyman AK, et al. The distribution of pathogens and their antimicrobial susceptibility patterns among canine surgical wound infections in Sweden in relation to different risk factors. Acta Vet Scand. 2015; 57(1): 11.

16．Ferrell CL, Barnhart MD, Herman E. Impact of postoperative antibiotics on rates of infection and implant removal after tibial tuberosity advancement in 1,768 canine stifles. Vet Surg. 2019; 48(5): 694-699.

17．Spencer DD, Daye RM. A prospective, randomized, double-blinded, placebo-controlled clinical study on postoperative antibiotherapy in 150 arthroscopy-assisted tibial plateau leveling osteotomies in dogs. Vet Surg. 2018; 47(8): E79-E87.

18．Airikkala-Otter I, Gamble L, Mazeri S, et al. Investigation of short-term surgical complications in a low-resource, high-volume dog sterilisation clinic in India. BMC Vet Res. 2018; 14(1): 56.

19．Dyall BAR, Schmökel HG. Surgical Site Infection Rate after Hemilaminectomy and Laminectomy in Dogs without Perioperative Antibiotic Therapy. Vet Comp Orthop Traumatol. 2018; 31(3): 202-213.

20．Proulx A, Hume DZ, Drobatz KJ, et al. In vitro bacterial isolate susceptibility to empirically selected antimicrobials in 111 dogs with bacterial pneumonia. J Vet Emerg Crit Care (San Antonio). 2014; 24(2): 194-200.

21．Wong C, Epstein SE, Westropp JL. Antimicrobial Susceptibility Patterns in Urinary Tract Infections in Dogs (2010-2013). J Vet Intern Med. 2015; 29(4): 1045-52.

22. Grønvold AM, L'abée-Lund TM, Sørum H, et al. Changes in fecal microbiota of healthy dogs administered amoxicillin. FEMS Microbiol Ecol. 2010; 71(2): 313-26.

23. 感染症教育コンソーシアム アンチバイオグラム作成ガイドライン作成チーム. アンチバイオグラム作成ガイドライン. AMR 臨床リファレンスセンター. https://amr.ncgm.go.jp/pdf/201904_antibaiogram_guideline.pdf

24. Shimizu T, Harada K, Tsuyuki Y, et al. In vitro efficacy of 16 antimicrobial drugs against a large collection of β-lactamase-producing isolates of extraintestinal pathogenic Escherichia coli from dogs and cats. J Med Microbiol. 2017; 66(8): 1085-1091.

25. Allegranzi B, Zayed B, Bischoff P, et al. New WHO recommendations on intraoperative and postoperative measures for surgical site infection prevention: an evidence-based global perspective. Lancet Infect Dis. 2016; 16(12): e288-e303.

26. Livraghi L, Berselli M, Bianchi V, et al. Glove technique in single-port access laparoscopic surgery: results of an initial experience. Minim Invasive Surg. 2012; 2012: 415430.

27. Bergström A, Dimopoulou M, Eldh M. Reduction of Surgical Complications in Dogs and Cats by the Use of a Surgical Safety Checklist. Vet Surg. 2016; 45(5): 571-6.

28. Launcelott ZA, Lustgarten J, Sung J, et al. Effects of a surgical checklist on decreasing incisional infections following foreign body removal from the gastrointestinal tract in dogs. Can Vet J. 2019; 60(1): 67-72.

15　抗がん剤治療中の感染症

Point

- 抗がん剤治療中の症例においてむやみな予防的抗菌薬の投与は必要なく，症例の状態などから使用を判断する。
- 発熱性好中球減少症を疑った際には，血液培養が診断・治療に有用である。

　一次診療施設で抗がん剤投与を行うことが多くなり，また二次診療施設で投与したものの，その後発熱して一次診療施設で対応するなどということも増えてきた。このため，抗がん剤治療中の感染症に関する知識も，現在はどの動物病院の獣医師でももっておくべき知識となってきている。したがって，本節では抗がん剤治療中に必要な抗菌薬や感染症に関する知識について紹介していくことにする。

抗がん剤投与時における予防的抗菌薬

　抗がん剤投与時における予防的抗菌薬については，全世界で方針を決めている最中ではあるが，基本的には好中球が十分にあれば使用しないということになる。人ではかつて積極的に抗菌薬を使っていたが[1]，多くの場合で耐性菌を増やすだけであり，利益を得られるのは極端に好中球が減少している患者だけであることが分かってきた[2,3]。人は非常に清潔であるため感染のリスクが動物にくらべて低く，好中球数 $100/\mu L$ 以下の状態が 7 日超えて続くような重度の患者に対してフルオロキノロン系抗菌薬の予防的投与を実施することになっており[4]，基本的には予防的抗菌薬の使用を推奨しなくなってきている[5]。

　獣医療では人に準拠していたところが多かったが，現在のところ**最下点において好中球数＞1,000/μL，または好中球数＞750/μL でかつリスクファクターがない場合は，抗菌薬を使用しない**という方向性が示されている[6]。これは，好中球数が $750/\mu L$ 以下の症例から発熱性好中球減少症（febrile neutropenia：FN）が増加するという報告に基づいている[7]。リスクファクターとしては，リンパ腫，体重が 14 kg 未満，犬へのドキソルビシン・ビンクリスチンの投与，猫へのビンクリスチン・ロムスチンの投与，ABCB1（ATP-binding cassette subfamily B member 1）多型犬，長期の入院などが挙げられているが[7]，この研究以降で同様の検討がなされた報告はなく，これ以外に存在している可能性も大いにある。

　予防的抗菌薬は，グラム陰性桿菌に有効な薬剤を使用することが基本である[6]。感染の原因にかかわらず，日本の犬・猫の血液培養において分離された菌の大半が大腸菌であり，ブドウ球菌，肺炎桿菌と続く[8]。抗菌薬の投与後，感染の徴候がみられない場合は投与開始から 3 日後に再度 CBCを行い，好中球数が目標値まで回復していれば抗菌薬を中止する。また，ウイルスについては抗がん剤投与中や免疫抑制下でも抗体価は低下しないため，抗ウイルス薬の投与は不要である[9,10]。抗真菌薬については現在のところ不明だが，実際に真菌性敗血症に遭遇することは珍しい。

　使う抗菌薬については参考になる情報が少ない。人ではフルオロキノロン系抗菌薬で FN の予防

効果を認めていたが[1]，犬では認めておらず[11]，リンパ腫と骨肉腫においてST合剤を使った報告のみがなされている[12]。また，猫ではペニシリン系のみでもFNの予防ができていた報告があるため[13]，原則に則って考えるとアンピシリンを使っても間違いではない。さらに人ではグラム陽性球菌をカバーするような追加の抗菌薬を入れても死亡率に差がなく，副作用が増えたという報告もあるため[14]，過剰に対象菌を広げ複数の抗菌薬を使用することは不要である可能性が高い。犬にST合剤を使用する際には，特にブラックタンの被毛の犬で特異体質性薬物障害に注意する必要がある[15]。

血液培養

　FNは重症感染症が起きているおそれがあるためつい数多くの抗菌薬を使いがちであるが，起炎菌が判明しており感受性が分かっていないと，内服通院治療にできず，必ず入院になる。このため，薬剤感受性試験を行うために血液培養が有用となる。血液培養はFN以外でも実施することがあり，基本的な適応は発熱，低体温，敗血症，原因不明の白血球数異常，代謝性アシドーシス[16]，言葉にできない違和感，採材困難な重症感染症（肺炎・腎盂腎炎・感染性心内膜炎など[17]）が挙げられる。この中で「言葉にできない違和感」は意外と検出能が高く，ベルギーの病院で敗血症・髄膜炎と診断された子どもにおいて最も強く検出できた要因は，子どもにかかわる人（医療者や家族）が「何か変（something is wrong）」と感じたことであった（感度89％，特異度97％）[18]。

培養用血液の採取

　血液を採取する際には，ヘアキャップ・マスク・手袋を着用する[19]。手袋は未滅菌で問題なく，滅菌手袋がコンタミネーションを減らすというエビデンスに乏しく[20]，きちんとした消毒の方が大切である。毛刈り後に消毒し，採血は基本的に左右頚静脈からそれぞれ行い，合計2セット採ることを原則とする[21]。どの消毒法でもコンタミネーション率は変わらないが[22]，筆者は運用の容易さからクロルヘキシジンを使用している（図1）。採血量については，通常のボトルでは要求量の8割以上血液を入れると陽性率が安定するが[23, 24]，小動物医療では大量の血液を採取することが難しいため，高感度ボトル（例：VersaTREK REDOX，図2）を使用することで1mLから検出することが可能である[8]。また余談ではあるが，血液培養ボトルは体腔液の培養も可能である（図2b）。採取したボトルは常温で保存しておき，検査機関へ送付する。

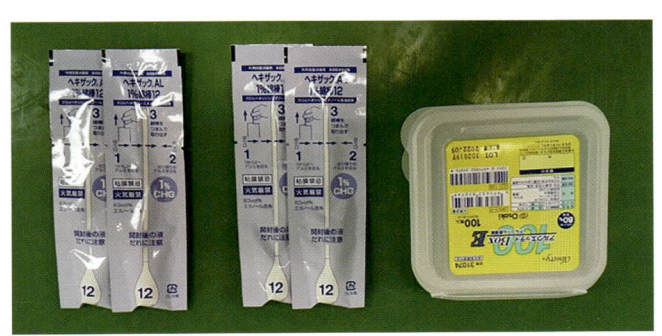

図1　筆者が用いている血液培養時の消毒セット

毛刈り後，アルコール綿で清拭し，クロルヘキシジン綿棒で採血箇所を2回消毒している。2セットを採取するため，クロルヘキシジン綿棒は合計4本用意してある。

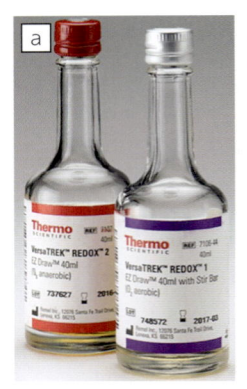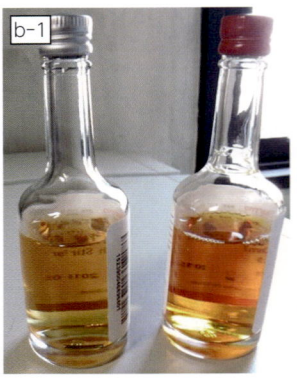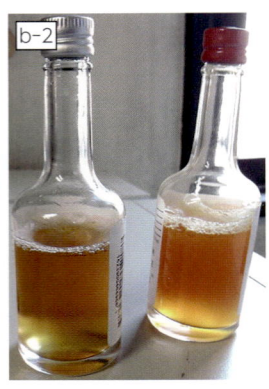

図2 血液培養ボトル（VersaTREK REDOX）

a：好気ボトルと嫌気ボトルをあわせて１セットであり，右頚静脈採血材料を
　２本のボトルに分けて入れる。さらに左頚静脈採血材料も同じように新し
　いボトル２本に分けて入れて，２セットとする。
b：体腔液（腹水を入れたもの）の培養も可能である。培養すると，菌がいれ
　ば濁ってくる（b-2）。
aの画像提供：ベックマン・コールター（株）

血液培養の解釈

　血液培養の解釈は非常に難しいが，**２セット間で結果が一致していればそれが起炎菌である可能性が高い**。腸内細菌群（主に大腸菌，*Klebsiella* 属菌）が１セットのみで検出された場合は起炎菌の可能性ありと考えるが，ブドウ球菌が１セットのみで検出された場合はコンタミネーションの可能性があり，２セット間で菌が食い違っている場合は採材部位の汚染状況を確認する必要がある。２セットとも陽性となる確率は25％程度であり，決して高いものではない。しかし，細菌が検出されれば自信をもって治療ができるようになるため，非常に有用な方法である。

発熱性好中球減少症（FN）の治療

　FN の定義は報告によって異なっているが，好中球数＜3,000/μL で，かつ発熱（39.2℃以上）がある状態というものが，最も広義の定義となる[25]。この場合は重症感染症を引き起こしている可能性が高く，速やかな抗菌薬投与が必要となるため，条件をきっちり満たさなくとも，満たす見込みがあれば治療に移ることが多い。血液培養陽性となる症例が最初は特段の一般状態低下を認めないこともあり[16]，偶然みつけた場合は速やかに治療に移ることを検討する。この際に乳酸濃度が上昇してきていると死亡率が高くなるため[26, 27]，各種検査と同時に乳酸濃度を測定しておくのも１つである。

　人では敗血症性ショックにおいて，適切な抗菌薬投与が１時間遅れるごとに死亡率が7.6％上昇することが分かっており[28]，**これを外挿して犬・猫でも基本的には１時間以内**[29]**，遅くとも３時間以内に投与を開始したい**[30]。この場合は，「抗がん剤投与時における予防的抗菌薬」の項でも述べたように，まずは腸内細菌群をカバーする必要がある。多くの場合，基質特異性拡張型 β-ラクタマーゼ（ESBL）産生菌までカバーしようとするとセフメタゾール[31]，ここに緑膿菌までカバーし

ようとするとカルバペネム系またはアミノグリコシド系抗菌薬が必要となる。人においては第一選択薬としてカルバペネム系抗菌薬を使用しても死亡率が改善しないことが分かっている[32]。ブドウ球菌まで考慮した抗菌薬投与はリスクが高い場合のみ行い、開始時から腸内細菌群とブドウ球菌を対象とした抗菌薬を2剤同時に投与することは、基本的には行わない[33]。先に腸内細菌群を治療対象として、良化してこない場合に追加投与を考える。また、広域スペクトルの抗菌薬を使用しつづけることはかえって死亡リスクを高めることが人で分かっているため[34]、薬剤感受性試験の結果が返ってきたら原則1剤とし、可能な限り狭域のものを選択する。

　基本的に感受性のある抗菌薬を使用していればバイタルサインが速やかに改善していき、早ければ24時間以内に解熱することもある。食事が再開できるようになったら、吸収障害がなければ経口薬へ切り替えても問題ない。人では5日目に経口投与へ切り替えた場合でも、最後まで注射投与した場合と比較して30日間の死亡率に差がないことが報告されている[35]。また、人では長期投与が見直されてきて、7～10日程度の投与でも予後が変わらないといった報告が出ているが、黄色ブドウ球菌感染症の場合は長めに治療する必要があるかもしれない[29]。

■ 参考文献

1. Engels EA, Lau J, Barza M. Efficacy of quinolone prophylaxis in neutropenic cancer patients: a meta-analysis. J Clin Oncol. 1998; 16(3): 1179-87.
2. Bucaneve G, Micozzi A, Menichetti F, et al. Levofloxacin to prevent bacterial infection in patients with cancer and neutropenia. N Engl J Med. 2005; 353(10): 977-87.
3. Muto CA, Pokrywka M, Shutt K, et al. A large outbreak of Clostridium difficile-associated disease with an unexpected proportion of deaths and colectomies at a teaching hospital following increased fluoroquinolone use. Infect Control Hosp Epidemiol. 2005; 26(3): 273-80.
4. Taplitz RA, Kennedy EB, Bow EJ, et al. Antimicrobial Prophylaxis for Adult Patients With Cancer-Related Immunosuppression: ASCO and IDSA Clinical Practice Guideline Update. J Clin Oncol. 2018; 36(30): 3043-3054.
5. Klastersky J, de Naurois J, Rolston K, et al. Management of febrile neutropaenia: ESMO Clinical Practice Guidelines. Ann Oncol. 2016; 27(suppl 5): v111-v118.
6. Bisson JL, Argyle DJ, Argyle SA. Antibiotic prophylaxis in veterinary cancer chemotherapy: A review and recommendations. Vet Comp Oncol. 2018; 16(3): 301-310.
7. Bisson JL, Fournier Q, Johnston E, et al. Evaluation of a 0.75 × 109 /L absolute neutrophil count cut-off for antimicrobial prophylaxis in canine cancer chemotherapy patients. Vet Comp Oncol. 2020; 18(3): 258-268.
8. Tsuyuki Y, Kurita G, Murata Y, et al. Bacteria isolated from companion animals in Japan (2014-2016) by blood culture. J Infect Chemother. 2018; 24(7): 583-587.
9. Henry CJ, McCaw DL, Brock KV, et al. Association between cancer chemotherapy and canine distemper virus, canine parvovirus, and rabies virus antibody titers in tumor-bearing dogs. J Am Vet Med Assoc. 2001; 219(9): 1238-41.
10. Roberts ES, VanLare KA, Roycroft LM, et al. Effect of high-dose ciclosporin on the immune response to primary and booster vaccination in immunocompetent cats. J Feline Med Surg. 2015; 17(2): 101-9.
11. Marrington AM, Killick DR, Grant IA, et al. Toxicity associated with epirubicin treatments in a large case series of dogs. Vet Comp Oncol. 2012; 10(2): 113-23.
12. Chretin JD, Rassnick KM, Shaw NA, et al. Prophylactic trimethoprim-sulfadiazine during chemotherapy in dogs with lymphoma and osteosarcoma: a double-blind, placebo-controlled study. J Vet Intern Med. 2007; 21(1): 141-8.
13. Pierro J, Krick E, Flory A, et al. Febrile neutropenia in cats treated with chemotherapy. Vet Comp Oncol. 2017; 15(2): 550-556.
14. Cruciani M, Malena M, Bosco O, et al. Reappraisal with meta-analysis of the addition of Gram-positive prophylaxis to fluoroquinolone in neutropenic patients. J Clin Oncol. 2003; 21(22): 4127-37.
15. Giger U, Werner LL, Millichamp NJ, et al. Sulfadiazine-induced allergy in six Doberman pinschers. J Am Vet Med Assoc. 1985; 186(5): 479-84.
16. Greiner M, Wolf G, Hartmann K. A retrospective study of the clinical presentation of 140 dogs and 39 cats with bacteraemia. J Small Anim Pract. 2008; 49(8): 378-83.
17. Lappin MR, Blondeau J, Boothe D, et al. Antimicrobial use Guidelines for Treatment of Respiratory Tract Disease in Dogs and Cats: Antimicrobial Guidelines Working Group of the International Society for Companion Animal Infectious Diseases. J Vet Intern Med. 2017; 31(2): 279-294.
18. Van den Bruel A, Aertgeerts B, Bruyninckx R, et al. Signs and symptoms for diagnosis of serious infections in children: a prospective study in primary care. Br J Gen Pract. 2007; 57(540): 538-46.

19. Sanders AM, Agger WA, Gray AM, et al. Use of hair nets and face masks to decrease blood culture contamination rates. Diagn Microbiol Infect Dis. 2019; 95(1): 15-19.
20. Frota OP, Silva RM, Ruiz JS, et al. Impact of sterile gloves on blood-culture contamination rates: A randomized clinical trial. Am J Infect Control. 2022; 50(1): 49-53.
21. Lee A, Mirrett S, Reller LB, et al. Detection of bloodstream infections in adults: how many blood cultures are needed? J Clin Microbiol. 2007; 45(11): 3546-8.
22. Washer LL, Chenoweth C, Kim HW, et al. Blood culture contamination: a randomized trial evaluating the comparative effectiveness of 3 skin antiseptic interventions. Infect Control Hosp Epidemiol. 2013; 34(1): 15-21.
23. Berkley JA, Lowe BS, Mwangi I, et al. Bacteremia among children admitted to a rural hospital in Kenya. N Engl J Med. 2005; 352(1): 39-47.
24. Li J, Plorde JJ, Carlson LG. Effects of volume and periodicity on blood cultures. J Clin Microbiol. 1994; 32(11): 2829-31.
25. Boudreaux B. Antimicrobial use in the veterinary cancer patient. Vet Clin North Am Small Anim Pract. 2014; 44(5): 883-91.
26. Cortellini S, Seth M, Kellett-Gregory LM. Plasma lactate concentrations in septic peritonitis: A retrospective study of 83 dogs (2007-2012). J Vet Emerg Crit Care (San Antonio). 2015; 25(3): 388-95.
27. Parsons KJ, Owen LJ, Lee K, et al. A retrospective study of surgically treated cases of septic peritonitis in the cat (2000-2007). J Small Anim Pract. 2009; 50(10): 518-24.
28. Kumar A, Roberts D, Wood KE, et al. Duration of hypotension before initiation of effective antimicrobial therapy is the critical determinant of survival in human septic shock. Crit Care Med. 2006; 34(6): 1589-96.
29. Rhodes A, Evans LE, Alhazzani W, et al. Surviving Sepsis Campaign: International Guidelines for Management of Sepsis and Septic Shock: 2016. Intensive Care Med. 2017; 43(3): 304-377.
30. Weiss SL, Peters MJ, Alhazzani W, et al. Surviving Sepsis Campaign International Guidelines for the Management of Septic Shock and Sepsis-Associated Organ Dysfunction in Children. Pediatr Crit Care Med. 2020; 21(2): e52-e106.
31. Kusumoto M, Motegi T, Uno H, et al. Pharmacokinetic-pharmacodynamic analysis of cefmetazole against extended-spectrum β-lactamase-producing Enterobacteriaceae in dogs using Monte Carlo Simulation. Front Vet Sci. 2023; 10: 1270137.
32. Umemura Y, Yamakawa K, Tanaka Y, et al. Efficacy of Carbapenems Compared With Noncarbapenem Broad-Spectrum Beta-Lactam Antibiotics as Initial Antibiotic Therapy Against Sepsis: A Nationwide Observational Study. Crit Care Med. 2023; 51(9): 1210-1221.
33. Evans L, Rhodes A, Alhazzani W, et al. Surviving sepsis campaign: international guidelines for management of sepsis and septic shock 2021. Intensive Care Med. 2021; 47(11): 1181-1247.
34. Rhee C, Kadri SS, Dekker JP, et al. Prevalence of Antibiotic-Resistant Pathogens in Culture-Proven Sepsis and Outcomes Associated With Inadequate and Broad-Spectrum Empiric Antibiotic Use. JAMA Netw Open. 2020; 3 (4): e202899.
35. Tamma PD, Conley AT, Cosgrove SE, et al. Association of 30-Day Mortality With Oral Step-Down vs Continued Intravenous Therapy in Patients Hospitalized With Enterobacteriaceae Bacteremia. JAMA Intern Med. 2019; 179(3): 316-323.

索引

【数字】

1,3-β-D-グルカン ···················· 46
30S リボソームサブユニット
······························· 40，43
50S リボソームサブユニット
······························· 41，42

【欧文】

Ambler Class A β-ラクタマーゼ
························ 32，37，39，65
AmpC ·· 66
Aspergillus 属／アスペルギルス
········ 33，45，90，109，178，184
―― *Aspergillus fumigatus*
······································ 108
Bacillus 属 ····················· 32，179
Bacteroides 属 ·············· 152，181
Blastomyces 属 ····················· 178
blaZ 遺伝子 ···················· 64，77
Bordetella 属 ······················ 190
―― *Bordetella bronchiseptica*
········ 104，105，107，108，120
Brucella 属 ····· 172，173，178，181
Burkholderia cepacia／セパシア
菌 ······························ 75，76
Burkholderia 属 ······················ 79
β-ラクタマーゼ ·············· 64，67
β-ラクタマーゼ阻害薬
························ 37，38，66，67
β-ラクタム系（抗菌薬）
········ 36，65，67，77，121，167
Campylobacter 属
···················· 33，137，140，149
Candida 属／カンジダ
···················· 33，109，184
―― *Candida albicans* ········· 33
―― *Candida glabrata* ·········· 33
―― *Candida tropicalis* ········ 33
Chlamydia 属 ·············· 190，191
―― *Chlamydia felis*
···························· 107，191，192
―― *Chlamydia psittaci* ····· 191
Citrobacter freundii ··············· 66
Cladosporium 属 ····················· 184
clean surgery ··············· 200，201
clean-contaminated surgery
····························· 200，202
Clostridioides 属 ···················· 32

―― *Clostridioides difficile*
····························· 138，139
Clostridium 属
···················· 32，130，149，152
―― *Clostridium perfringens*／
ウェルシュ菌
················ 91，137，139，154
coagulase-negative
staphylococci（CNS）···· 29，72
Coccidioides 属 ······················ 178
contaminated surgery
····························· 201，203
Corynebacterium 属 ·········· 32，35
Cryptococcus 属 ····· 90，110，111
―― *Cryptococcus gattii* ··· 112
Cyniclomyces guttulatus ····· 138
dirty surgery ················· 201，203
DNA ジャイレース ··············· 40
D-アラニル-D-アラニン ··············· 37
D テスト ············· 42，65，66，77
Enterobacter 属 ······· 79，152，161
―― *Enterobacter cloacae*
complex ························ 66
Enterococcus 属／腸球菌
··············· 30，67，121，130，148，
152，154，161
―― *Enterococcus faecalis*
···································· 30，67
―― *Enterococcus faecium*
···································· 30，149
erm 遺伝子 ···················· 65，77
ESBL／基質特異性拡張型 β-ラクタ
マーゼ ············· 32，39，66，161，
203，208
Escherichia coli／大腸菌
··············· 31，67，120，149，152，
154，161，165，170，171，173，
178，179，181，184，206
expiratory snap ······················ 118
eye relief ································ 21
fitness cost ···························· 62
FNA ······································ 89
Fusobacterium 属 ····················· 181
Giardia lamblia ······················ 138
goose honk ···························· 118
Helicobacter 属 ·············· 32，142
―― *Helicobacter pylori*／ピロ
リ菌 ························ 32，142
Histoplasma 属 ······················ 178

Hucker 変法 ························ 18
jolt accentuation ················· 176
K1 型 β-ラクタマーゼ ··········· 37，66
Klebsiella 属 ····· 31，79，152，170
―― *Klebsiella aerogenes* ··· 66
―― *Klebsiella oxytoca*
···························· 37，66，67
―― *Klebsiella pneumoniae*
············· 31，37，39，65，67
Leptospira 属／レプトスピラ ··· 160
Listeria monocytogenes ······ 109
Malassezia 属／マラセチア
···················· 33，46，80，91，193
―― *Malassezia*
pachydermatis ··· 34，79，81
mecA 遺伝子 ············ 44，65，77
Microsporum 属 ····················· 193
―― *Microsporum canis*
····························· 46，81，193
―― *Microsporum gypseum*
·· 82
―― *Microsporum persicolor*
·· 82
Morganella morganii ··············· 66
MRS／メチシリン耐性ブドウ球菌
········ 44，53，60，62，74，78，
179，184
MRSA／メチシリン耐性黄色ブドウ
球菌 ···························· 52，77
MRSP／メチシリン耐性
Staphylococcus
pseudintermedius ················· 78
Mycobacterium 属 ············· 18，90
Mycoplasma 属／マイコプラズマ
··············· 18，104，105，107，190
―― *Mycoplasma felis* ······· 192
neo Bartholomew & Mittwer 変
法 ····································· 18
nitrocefin-based test ······ 64，77
Nocardia 属 ····························· 90
oozing sign ···························· 29
Pasteurella 属
····· 91，105，173，177，179，181
―― *Pasteurella multocida*
····························· 34，91
penicillin zone-edge test
····························· 64，77
Pentatrichomonas hominis
·· 140

polymicrobial pattern
·············· 102, 121, 154

post-grooming furunculosis
··············· 79

Proteus 属 ·········· 79, 149, 170

—— *Proteus mirabilis* ··· 67, 161

—— *Proteus vulgaris* ········· 65

Pseudomonas 属 ·········· 32, 67

—— *Pseudomonas aeruginosa*
／緑膿菌 ········ 32, 38-40, 67,
75, 79, 95, 120, 151, 170,
181, 184, 208

PSPP システム ········· 94, 97, 98

Salmonella 属 ··········· 67, 152

Serratia 属 ··············· 66, 79

Simonsiella 属 ················· 34

Spaulding の分類 ················· 50

Staphylococcus 属／ブドウ球菌
·········· 19, 27, 39, 41, 64, 73,
91, 95, 120, 152, 154, 161,
167, 170, 178, 179, 181, 184,
191, 201, 206, 209

—— other *Staphylococcus*
················· 73

—— *Staphylococcus aureus*
／黄色ブドウ球菌 ········· 28, 72

—— *Staphylococcus*
epidermidis ··············· 72

—— *Staphylococcus*
intermedius group ········· 72

—— *Staphylococcus*
pseudintermedius
·········· 28, 72, 184

—— *Staphylococcus schleiferi*
················· 72

Stenotrophomonas maltophilia
··············· 67

Streptococcus 属／レンサ球菌
········· 29, 37, 91, 105, 121,
152, 170, 173, 178, 179, 184

—— *Streptococcus*
dysgalactiae ·············· 29

—— *Streptococcus equi*
subsp. *zooepidemicus* ··· 105

—— *Streptococcus pyogenes*
················· 29

—— *Streptococcus* spp.
viridans group ·········· 30

ST 合剤
···· 41, 164, 167, 171, 174, 207

S-アデノシルメチオニン ······ 152

Toxoplasma gondii ·········· 177

Trichophyton 属 ·········· 193

—— *Trichophyton*
mentagrophytes ········· 82

Tritrichomonas blagburni ····· 140

【あ行】

青染色 ················· 17

アグレプリストン ················· 172

アザチオプリン ················· 146

アシクロビル ············· 47, 106

アジスロマイシン ········· 41, 107

アズトレオナム ················· 66

アスペルギルス／*Aspergillus* 属
··· 33, 45, 90, 109, 178, 184

アセチルシステイン ········· 188

アセトン ············· 17, 19

アゾール系（抗真菌薬）
··· 33, 45, 81, 85, 89, 112, 176

アトピー性皮膚炎
··············· 74, 81, 94, 145

アミカシン ················· 43

アミノグリコシド系（抗菌薬）··· 43,
97, 121, 122, 167, 188, 209

アミノペニシリン ················· 37

アムホテリシンB ········· 44, 112

アモキシシリン
····· 37, 78, 105, 152, 164, 202

アモキシシリン・クラブラン酸
········· 37, 77, 91, 107, 152,
164, 171

アリルアミン系 ················· 46

アルコール ············· 17, 50

アレルギー性皮膚炎 ················· 78

アンチバイオグラム ········· 60, 202

アンピシリン
············· 37, 65, 141, 160, 207

アンピシリン・スルバクタム ······ 37

イトラコナゾール
············· 45, 85, 109, 112

犬アデノウイルス2型 ·········· 104

犬インフルエンザウイルス ········· 104

犬感染性呼吸器疾患／CIRD ····· 104

犬呼吸器コロナウイルス ········· 104

犬ジステンパー ················· 104

—— 犬ジステンパー脳脊髄炎
················· 178

犬ジステンパーウイルス ········· 104

犬ニューモウイルス ········· 104

犬パラインフルエンザウイルス
················· 104

犬パルボウイルス2型（CPV-2）
················· 139

—— 犬パルボウイルス感染症
················· 139

犬ヘルペスウイルス ················· 104

—— 犬ヘルペスウイルス1型
················· 184

イミペネム・シラスタチン
················· 44, 121

医療用はちみつ ················· 97

ウェルシュ菌／*Clostridium*
perfringens
··············· 91, 137, 139, 154

ウッド灯検査 ········· 82, 85

ウルソデオキシコール酸 ········· 152

壊死性胆嚢炎 ················· 149

エタノール ········· 19, 75, 200

エタノールアブレーション ········· 154

エニルコナゾール ················· 109

エリスロマイシン ······ 65, 77, 140

エルゴステロール ········· 44, 46

塩化ベンザルコニウム ················· 50

遠心分離機 ················· 158

エンドトキシンショック ········· 171

エンロフロキサシン ········ 40, 123,
141, 150, 152, 154, 161, 164,
167, 173, 174

黄色ブドウ球菌／*Staphylococcus*
aureus ········· 28, 72

オキサシリン耐性 ······ 65, 74, 202

オキシブプロカイン ········· 186

オクラシチニブ ················· 146

オルビフロキサシン ········· 40, 161

【か行】

外耳炎 ················· 94

咳嗽 ················· 116

外麦粒腫 ················· 194

外膜 ················· 17

火炎固定 ················· 19

化学性肺臓炎 ················· 122

角膜 ················· 184

角膜ブラシサイトロジー ········· 186

隔離 ········· 52, 78, 83

カスポファンギン ················· 46

仮性菌糸 ················· 33

カデキソマーヨウ素 ········· 110

化膿性関節炎 ················· 180

痂皮 ················· 71

カベルゴリン ················· 172

芽胞 ················· 18

芽胞菌 ················· 137

カルバペネマーゼ ················· 67

カルバペネム系（抗菌薬）
········· 30, 36, 44, 65, 67, 209

環境衛生 ················· 50

カンジダ／*Candida* 属 ……… 33，109，184
カンジダ尿症 …………………………… 45
関節穿刺 ……………………………… 181
感染性角膜炎 …………………………… 184
感染性眼瞼炎 …………………………… 193
感染性結膜炎 …………………………… 190
肝膿瘍 ………………………………… 153
顔面神経麻痺 ……………………………… 98
気管支炎 ……………………………… 119
気管支拡張薬 ………………………… 120
気管支肺胞洗浄／BAL …… 119，121
起源不明脳炎 ………………………… 176
基質特異性拡張型 β-ラクタマーゼ
　／ESBL ……… 32，39，66，161，
　　203，208
気腫性胆嚢炎 ………………………… 149
亀頭包皮炎 …………………………… 174
逆くしゃみ …………………………… 103
逆説的呼吸 …………………………… 118
キャリー・ブレア改良培地 ……… 14
キャンディン系 ……………………… 46
吸気努力 ……………………………… 118
丘疹 ……………………………… 71-74
急性下痢 ………………………… 133，139
急性腎障害 …………………… 65，77，160
莢膜 …………… 31，34，90，110，177
菌血症 ………………………………… 128
くしゃみ ……………………………… 103
クラブラン酸 ………………… 37，66，67
クラミジア症 …………………… 41，107
グラム陰性（菌）………………… 17，27
　── グラム陰性桿菌 ………… 31，34
グラム染色 …………………………… 16
グラム陽性（菌）………………… 17，27
　── グラム陽性桿菌 ……………… 32
　── グラム陽性球菌 ……………… 27
クラリスロマイシン ………………… 41
クリスタルバイオレット …… 17，19
クリプトコッカス症
　……………………… 90，110，178
クリンダマイシン ………… 42，65，
　77，123，128，130，167
グルクロン酸抱合 …………………… 42
グルココルチコイド／ステロイド
　…… 91，101，112，120，122，190
クロトリマゾール …………………… 109
クロラムフェニコール
　……… 42，150，164，167，174
クロルヘキシジン
　……… 50，75，81，85，200，207
血液培養
　…… 14，121，160，180，207，208

ケトコナゾール ………………… 81，85
下痢 ………………………………… 133
嫌気性菌 ………………… 44，149，181
ゲンタマイシン ………………… 43，188
ケンネルコフ ………………………… 104
原発性滲出性中耳炎／PSOM …… 98
コアグラーゼ …………………………… 28
抗ウイルス薬 …………………………… 46
光学顕微鏡 …………………………… 21
抗がん剤 ……………………………… 206
抗菌薬 …………………………………… 36
抗菌薬反応性腸症 …………………… 141
口腔内細菌 ………………………… 34，179
抗酸菌 …………………………………… 18
高脂血症 ……………………………… 153
咬傷 …………………………… 34，90，179
抗真菌薬 ………………………………… 44
好中球性胆管炎 ……………………… 150
喉頭炎 ………………………………… 112
喉頭腫瘍 ……………………………… 112
口内炎 ………………………………… 130
項部硬直 ……………………………… 176
酵母様真菌 …………………………… 33
肛門周囲フィステル／肛門周囲瘻
　……………………………………… 146
肛門嚢 ………………………………… 144
肛門嚢炎 ………………………… 145，146
肛門嚢膿瘍 …………………………… 145
誤嚥性肺炎 …………………………… 120
呼気異常音 …………………………… 118
呼気努力 ……………………………… 118
個人防護具 …………………………… 53
骨髄炎 ………………………… 129，179
固定［グラム染色］…………………… 19
鼓膜 …………………………………… 93
根尖周囲膿瘍 ………………………… 129
コンタミネーション
　…………… 14，57，156，199，207

【さ行】
細菌性角膜炎 ………………………… 184
細菌性下痢 ………………………… 138，140
細菌性髄膜炎 ………………………… 176
細菌性鼻炎 …………………………… 107
細菌性膀胱炎 ……………… 156，158，162
細菌尿 ………………………………… 158
細菌培養検査 ………………………… 56
最小発育阻止濃度／MIC …… 9，57
最小薬剤濃度／MEC ………………… 58
再発性細菌性膀胱炎 ………………… 165
細胞壁 …………………………………… 17
細胞壁合成阻害薬 …………………… 36
サフラニン …………………………… 17

サブローデキストロース寒天培地／
　SDA 培地 ………………… 83，110
産後子宮炎 …………………………… 173
三臓器炎 ……………………………… 151
散発性細菌性膀胱炎 ………………… 164
霰粒腫 ………………………………… 194
次亜塩素酸ナトリウム … 50，51，84
ジアルジア …………………………… 136
時間依存性抗菌薬 ……………… 9，36
子宮蓄膿症 ………………… 30，170，203
シクロスポリン
　……… 41，46，106，131，146
耳垢溶解剤 …………………………… 97
歯式 …………………………………… 125
歯周病 ………………………………… 126
糸状菌 ……………………… 33，58，90
自然耐性 ……… 30，32，65，67，203
自然浮遊法 …………………………… 136
持続因 ………………………… 81，94，96
肢端舐性皮膚炎 ……………………… 78
市中肺炎 ……………………………… 120
耳道の洗浄 ……………………… 97，100
歯肉炎 ………………………………… 126
シプロフロキサシン ………………… 167
脂肪織炎 ……………………………… 88
若齢性腟炎 …………………………… 172
シャンプー（療法）
　……………… 53，75，81，83
シャンプー後の深在性膿皮症 …… 79
周術期抗菌薬 ………………………… 199
手指衛生 ………………… 50，53，78
樹枝状角膜潰瘍 ……………………… 105
手術部位感染／SSI ………… 78，198
上気道アスペルギルス症 ………… 108
上気道感染症 ………………………… 104
条虫 …………………………………… 136
小腸性下痢 …………………………… 133
消毒 …………………………………… 75
消毒薬 ………………………………… 52
食事反応性腸症 ……………………… 141
食物アレルギー ……………………… 94
腎盂腎炎 ……………………………… 160
真菌 …………………………………… 33
真菌性角膜炎 ………………………… 188
真菌プラーク ………………………… 109
人工呼吸器関連肺炎 ………………… 120
深在性膿皮症 …………………… 73，75
侵襲性アスペルギルス症 ………… 46
侵襲性カンジダ症 ………………… 46
膵炎 …………………………………… 152
垂直耳道 ……………………………… 93
膵特異的リパーゼ／PLI ………… 152
水平耳道 ………………………… 93-95

髄膜炎 ……………………………… 176
スクアレンエポキシダーゼ ……… 46
スクラルファート ………………… 40
スケーリング ……………………… 128
スターター音 ……………………… 118
スタンプ検査 ………………… 71, 80
ステルンハイマー・マルビン染色
…………………………………… 158
ステロイド／グルココルチコイド
…… 91, 101, 112, 120, 122, 190
ステロイド反応性髄膜動脈炎 … 176
ステロイド反応性腸症 ………… 141
ストライダー音 …………… 112, 118
ストルバイト結晶 ………………… 25
スルバクタム ……………… 37, 66, 67
スルファメトキサゾール・トリメト
プリム ……………………………… 41
スワブ ……………………………… 14
精巣炎 ……………………………… 173
精巣上体炎 ………………………… 173
セパシア菌／Burkholderia
cepacia ……………………… 75, 76
セファゾリン …………… 39, 171, 176
セファマイシン系抗菌薬 ………… 39
セファレキシン ‥ 39, 77, 152, 182
セファロスポリン系抗菌薬
……………………………… 38, 66
セフェム系(抗菌薬) ………… 27,
  30, 32, 36, 38, 65, 67, 102,
  161, 178, 188
セフォキシチン耐性 …………… 65, 77
セフォタキシム ……………… 66, 161
セフタジジム ………………… 39, 161
セフトリアキソン ………………… 39, 66
セフポドキシム ……………… 66, 161
セフメタゾール ………… 32, 39, 66,
  121, 162, 203, 208
セフメノキシム …………………… 188
浅在性膿皮症 ……………………… 73
浅速呼吸 …………………………… 118
前立腺(炎) ……………………… 166
掻爬検査 …………………………… 70

【た行】
第1世代セファロスポリン系抗菌薬
…………………………………… 201-203
耐性菌出現阻止濃度／MPC …… 10
大腸菌／Escherichia coli …… 31,
  67, 120, 149, 152, 154, 161,
  165, 170, 171, 173, 178, 179,
  181, 184, 206
大腸性下痢 ………………………… 133
対物レンズ ………………………… 25

タイロシン ………………………… 141
タクロリムス ……………………… 146
タゾバクタム ………………… 38, 67
脱色［グラム染色］ …………… 17-20
多発性神経根炎 ………………… 140
ダブルディスクシナジーテスト … 66
胆管炎 ……………………………… 150
胆管肝炎 …………………………… 150
胆汁検査 …………………………… 148
胆汁性腹膜炎 …………………… 150
胆嚢炎 ……………………………… 149
胆嚢切除術 ……………………… 150
胆嚢穿刺 …………………………… 148
チアノーゼ ………………………… 119
腟炎 ………………………………… 172
中耳炎 ………………… 98, 176, 177
虫卵 …………………………… 25, 136
腸球菌／Enterococcus 属 …… 30,
  67, 121, 130, 148, 152, 154,
  161
腸内細菌群
  …… 31, 65, 121, 162, 167, 208
鎮咳薬 ……………………………… 120
鎮痛薬 ……………………………… 164
椎間板脊椎炎 …………………… 178
手洗い …………………………… 50
低脂肪食 …………………………… 153
ディスク拡散法 …………………… 57
ディップスティック ……………… 157
定量培養 …………………………… 158
テープストリッピング ……… 71, 81
テオフィリン ……………………… 40
デスモグレイン1 ………………… 73
テトラサイクリン系(抗菌薬)
  ………………………………… 40, 167
テトラサイクリン耐性遺伝子
  ……………………………… 41, 65
テルビナフィン … 46, 81, 85, 109
ドキシサイクリン …………… 40, 65,
  77, 105, 107, 109, 120, 161,
  173, 192
トキソプラズマ症 ………………… 42
特発性急性出血性下痢 ………… 139
トブラマイシン …………………… 188
トリコモナス ………………… 136, 140

【な行】
肉芽腫性大腸炎 ………………… 141
西岡法 ……………………………… 18
尿沈渣検査 ……………………… 157
尿定性試験 ……………………… 157
尿道カテーテル ……… 156, 158, 159

猫カリシウイルス／FCV
  ………………… 106, 130, 190, 193
  ―― FCV 感染症 ……………… 106
猫伝染性腹膜炎／FIP ………… 176
  ―― 中枢神経型 FIP ………… 177
猫の顎ざ瘡／猫の顎ニキビ ……… 91
猫の口腔顔面痛症候群 ………… 131
猫白血病ウイルス／FeLV ……… 130
猫パルボウイルス ……………… 139
  ―― 猫パルボウイルス感染症
  …………………………………… 139
猫ヘルペスウイルス ……………… 130
  ―― 猫ヘルペスウイルス1型／
  FHV-1 ……………… 47, 105, 190
  ―― FHV-1 感染症 …………… 105
猫慢性歯肉口内炎／FCGS …… 130
猫免疫不全ウイルス／FIV ……… 130
ネブライザー ……………………… 122
膿胸 ………………………………… 123
脳脊髄液／CSF ………………… 176
濃度依存性抗菌薬 ……… 9, 36, 40
膿尿 ………………………………… 159
膿皮症 ……………………………… 72
膿疱 ………………………………… 71-74
膿瘍［皮下］ ……………………… 88
ノカルジア症 ……………………… 41

【は行】
肺炎 …………………………… 36, 120
肺炎桿菌 …………………………… 206
バイオフィルム …………………… 67
敗血症 ……………………… 79, 150, 180
敗血症性ショック ……………… 208
敗血症性胆嚢炎 ………………… 149
媒染［グラム染色］ …………… 17, 18
培養検査 …………………………… 14
麦粒腫 ……………………………… 194
播種性アスペルギルス症 ……… 108
破折 ………………………………… 129
発熱性好中球減少症／FN
  ……………………………… 206, 208
抜毛検査 ………………………… 70, 82
バベシア症 ………………………… 42
パラドキシカル呼吸 ……………… 118
バンコマイシン ……………… 65, 77
汎親和性犬コロナウイルス ……… 104
パンティング ……………………… 118
ピーナッツサイン ………………… 31
鼻炎 …………………………… 107, 129
鼻腔内浸漬 ……………………… 110
ピクリン酸 ………………………… 18
鼻汁 ………………………………… 103

非ステロイド性抗炎症薬／NSAIDs
…………………… 164，165
ビタミンE ……………………… 152
ビデオオトスコープ
…………… 94，97，99，100
皮膚糸状菌 …… 24，70，83，84，90
── 皮膚糸状菌症 ………… 81，193
皮膚糸状菌検査培地／DTM 培地
………………… 70，83，84
ピペラシリン ……………………… 38
表在性［膿皮症］………………… 73，74
表皮小環 ………………………… 73，74
表皮剥脱毒素 …………………… 73
表面性［膿皮症］………………… 73
微量検体希釈法 ………………… 57
ピロリ菌／Helicobacter pylori
…………………… 32，142
ファムシクロビル ……………… 47，106
フェノバルビタール ……………… 45
フクシン ……………………… 17，19
腹膜炎 ……………………………… 171
フシジン酸 ……………………… 77
ブドウ球菌／Staphylococcus 属
……… 19，27，39，41，64，73，
91，95，121，152，154，161，
167，170，178，179，181，184，
191，201，206，209
浮遊液 ……………………………… 136
フリーキャッチ …………… 156-158
フルオロキノロン系（抗菌薬）
……… 32，39，121，141，161，
164，188，206
フルコナゾール ……… 45，109，112
ブルセラ症 ……………… 172，173
ブレイクポイント ……………… 57，58
プレドニゾロン …………… 146，152
フロセミド ……………………… 43
糞便検査 ………………………… 135
ペニシリナーゼ活性 ……………… 64
ペニシリン系（抗菌薬）………… 29，
30，32，36，64，65，67，77，
102，123，207
ペネム系 ………………… 30，65
ヘパトゾーン症 ………………… 42
ペプチドグリカン（層）……… 17，43

ベンジルペニシリン／ペニシリンG
……………………………… 37
変法アミーズ改良培地 …………… 14
蜂窩織炎 ………………… 88，129
膀胱炎 ………………… 36，162
膀胱穿刺 ………… 156，158，159
飽和食塩水 ……………………… 136
飽和ショ糖液 …………………… 137
ポサコナゾール ………………… 109
ホスホマイシン ………………… 36，43
ポテトデキストロース寒天培地
……………………………… 109
ポビドンヨード
………… 50，75，200，203
ポリエン系 ………………………… 44
ボリコナゾール ……… 45，112，188

【ま行】
マイコプラズマ／Mycoplasma 属
………… 18，104，105，107，190
── マイコプラズマ症 ………… 41
マイボーム腺（炎）……………… 194
マクロライド系（抗菌薬）
…………………… 41，164，167
マラセチア／Malassezia 属
………… 33，46，80，91，193
── マラセチア皮膚炎 ………… 79
マロピタント …………………… 118
慢性下痢 ………………… 133，141
慢性腎臓病／CKD ……………… 160
慢性組織球性潰瘍性大腸炎 …… 141
慢性腸症 ………………………… 141
ミコール酸 ……………………… 18
ミコナゾール ………… 76，81，85
ミノサイクリン …… 40，65，77，121
耳ダニ …………………………… 94
無症候性細菌性膀胱炎 …………… 163
無症候性細菌尿 ………………… 163
ムピロシン ………… 77，78，91
メタノール固定 ………………… 19
メチシリン耐性 ………………… 65
メチシリン耐性 Staphylococcus
pseudintermedius／MRSP
……………………………… 78

メチシリン耐性黄色ブドウ球菌／
MRSA ………………… 52，77
メチシリン耐性ブドウ球菌／MRS
……… 44，53，60，62，74，78，
179，184
メトクロプラミド ………………… 43
メトロニダゾール
………… 139-141，150，152
メロペネム ……………………… 44
面皰 ……………………………… 91
面皰症候群 ……………………… 79
毛包虫／ニキビダニ
………… 25，70，94，193

【や行】
薬剤感受性試験 ………………… 57
薬剤耐性菌 ……………………… 62
誘導耐性 ………………………… 42
油浸レンズ ……………………… 24
輸送用培地 ……………………… 14
葉酸合成阻害 …………………… 41
ヨウ素 ………………………… 17-19
ヨード系 ………………………… 190

【ら行】
ライトギムザ染色 ………………… 16
らせん菌 ………………… 32，137
卵巣子宮摘出術 ……………… 171-173
緑膿菌／Pseudomonas
aeruginosa ……… 32，38-40，67，
75，79，95，120，151，170，
181，184，208
リンコマイシン系 ………………… 42
リンパ球性胆管炎 ……………… 150
ルートプレーニング ……………… 128
レオウイルス ……………………… 104
レプトスピラ／Leptospira 属
……………………………… 160
── レプトスピラ症 …………… 160
レボフロキサシン ………………… 40
レンサ球菌／Streptococcus 属
……… 29，37，91，105，121，
152，170，173，178，179，184
ロニダゾール …………………… 140

編著者

茂木朋貴（もてぎ ともき）

Boston University Chobanian & Avedisian School of Medicine, Section of Computational Biomedicine, Postdoctoral Associate NRSA，東京大学農学部獣医学課程 獣医臨床病理学研究室 農学特定研究員，一般社団法人 LIVES 理事

獣医師，博士（獣医学），インフェクションコントロールドクター（日本感染症学会）

2013 年岩手大学卒業後，2017 年東京大学大学院農学生命科学研究科獣医学専攻を修了。一次診療施設にて非常勤獣医師として 1 年間診療を行った後，2018 年より東京大学大学院農学生命科学研究科 附属動物医療センターの内科系診療科にて神経・内分泌・泌尿生殖器科診療を行う傍ら，全科の感染症に対するコンサルテーションを担当。2022 年 11 月からボストン大学にて博士研究員として従事。専門は腫瘍学・遺伝学・大規模情報解析。「日本国内の感染症診療の適正化」を目標に，薬剤耐性菌の制御に関する介入研究や，抗菌薬の血中濃度推定プログラムを作成し，国内の複数企業に対し薬剤感受性試験の国際標準への準拠指導を行っている。同時に小動物診療における臨床感染症学の体系化を目指し，多数の感染症診療にかかわる講演を行う。

犬と猫の細菌・真菌感染症診療
抗菌薬適正使用のポイント

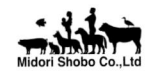

2025 年 2 月 20 日　第 1 刷発行

編著者 ──────── 茂木朋貴

発行者 ──────── 森田浩平

発行所 ──────── 株式会社緑書房
　　　　　　　　　　〒 103-0004
　　　　　　　　　　東京都中央区東日本橋 3 丁目 4 番 14 号
　　　　　　　　　　TEL 03-6833-0560
　　　　　　　　　　https://www.midorishobo.co.jp

編　集 ──────── 道下明日香，駒田英子

カバーデザイン ──── 尾田直美

カバーイラスト ──── ヨギトモコ

印刷所 ──────── アイワード

ⒸTomoki Motegi

ISBN978-4-86811-021-7 Printed in Japan

落丁，乱丁本は弊社送料負担にてお取り替えいたします。